TRICK 17

FASHION & BEAUTY

222 style-rettende Lifehacks

Antje Krause

INHALT

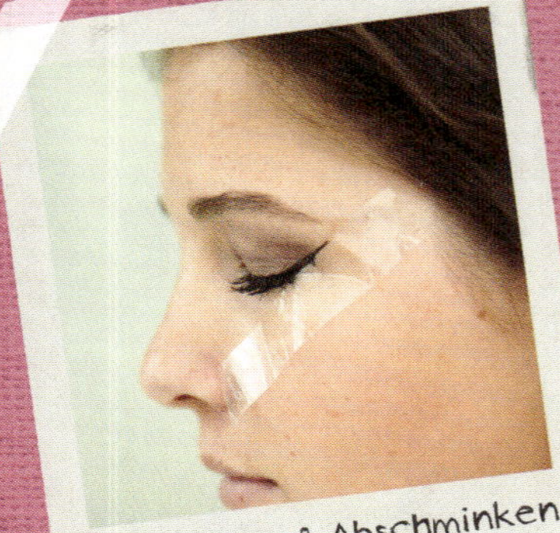

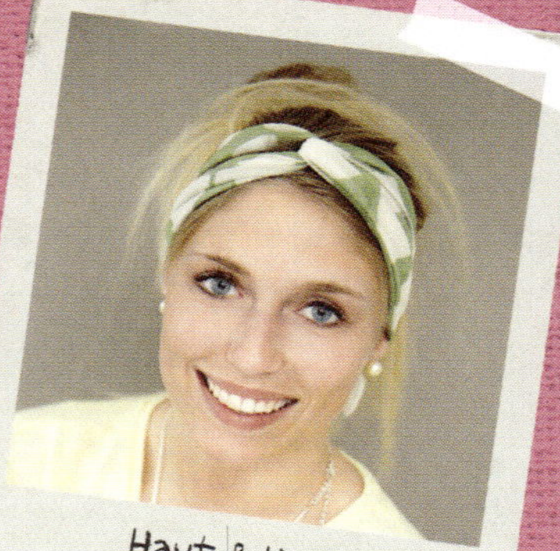

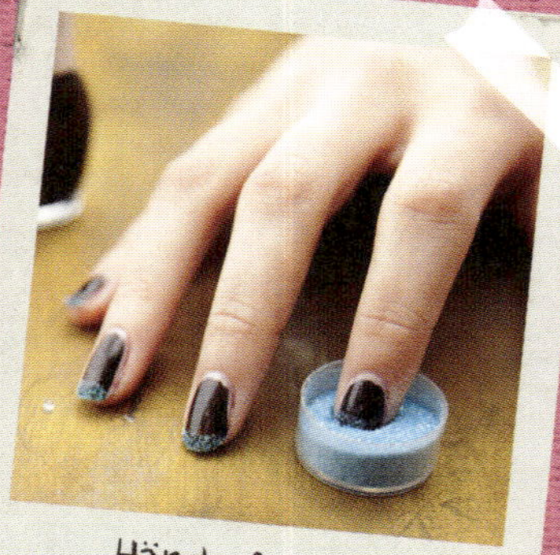

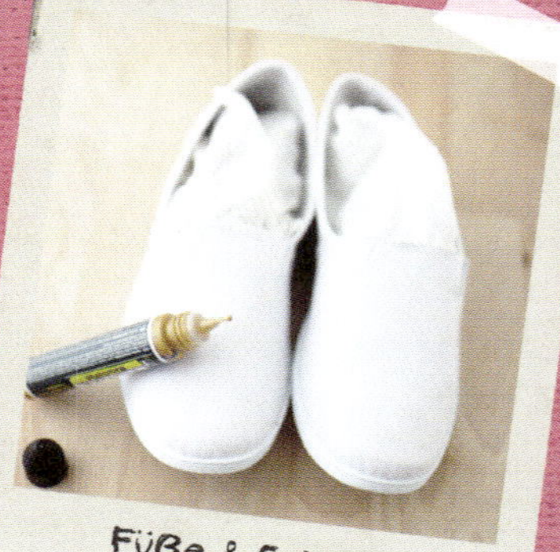

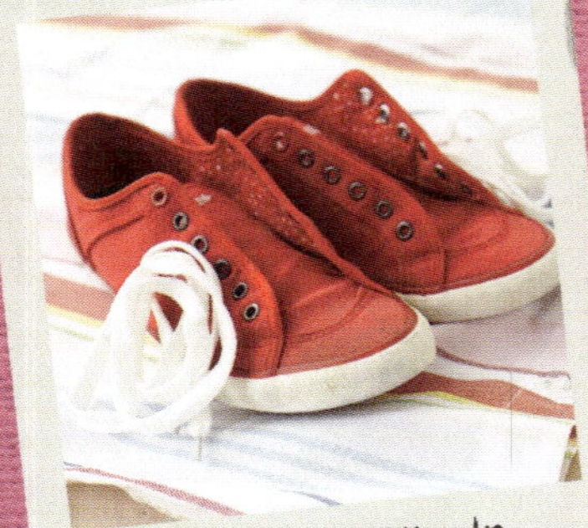

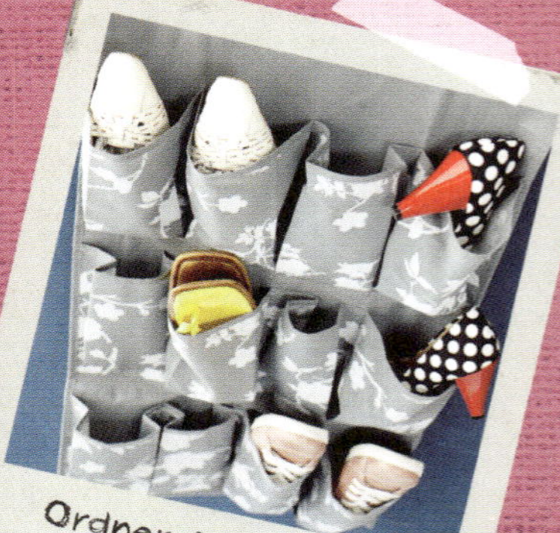

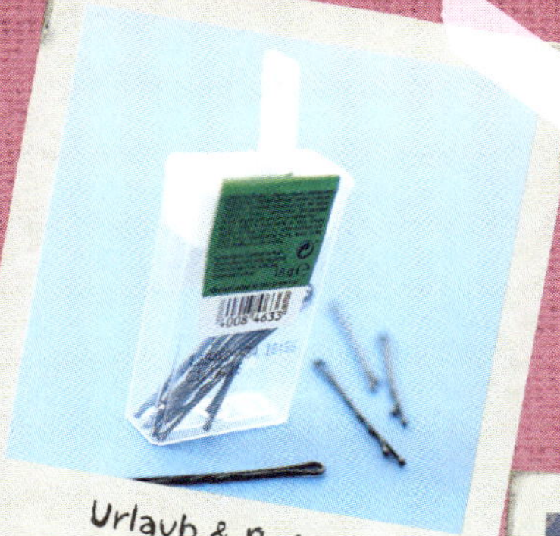

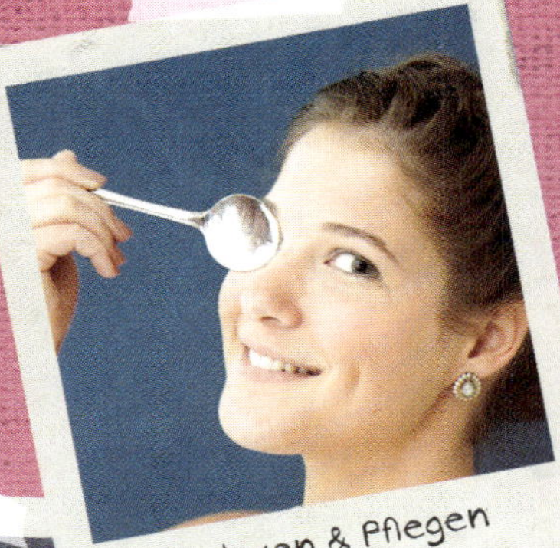

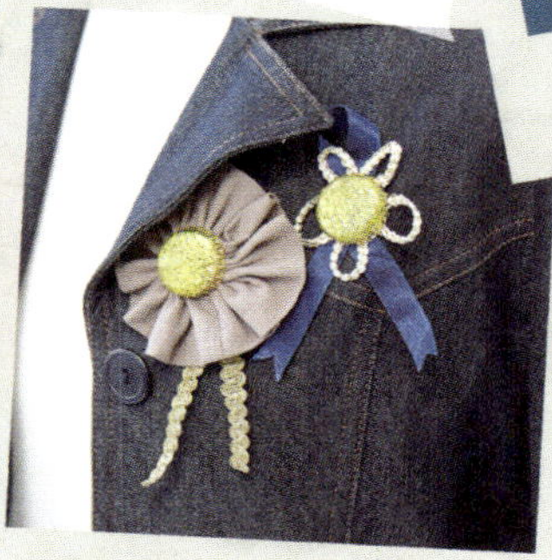

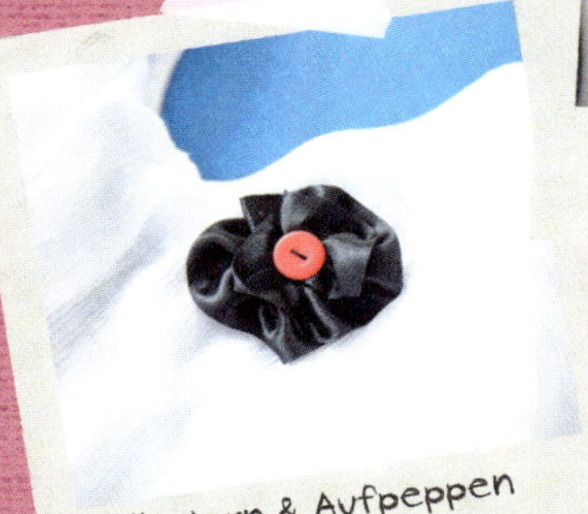

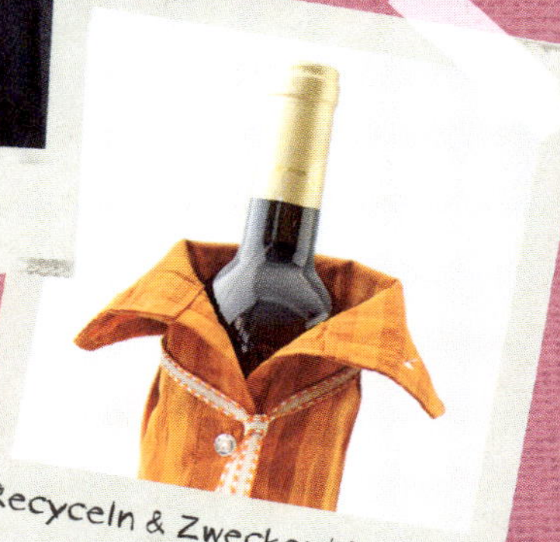

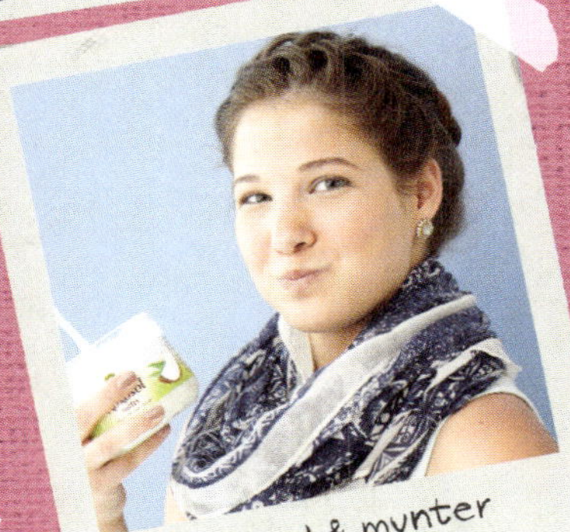

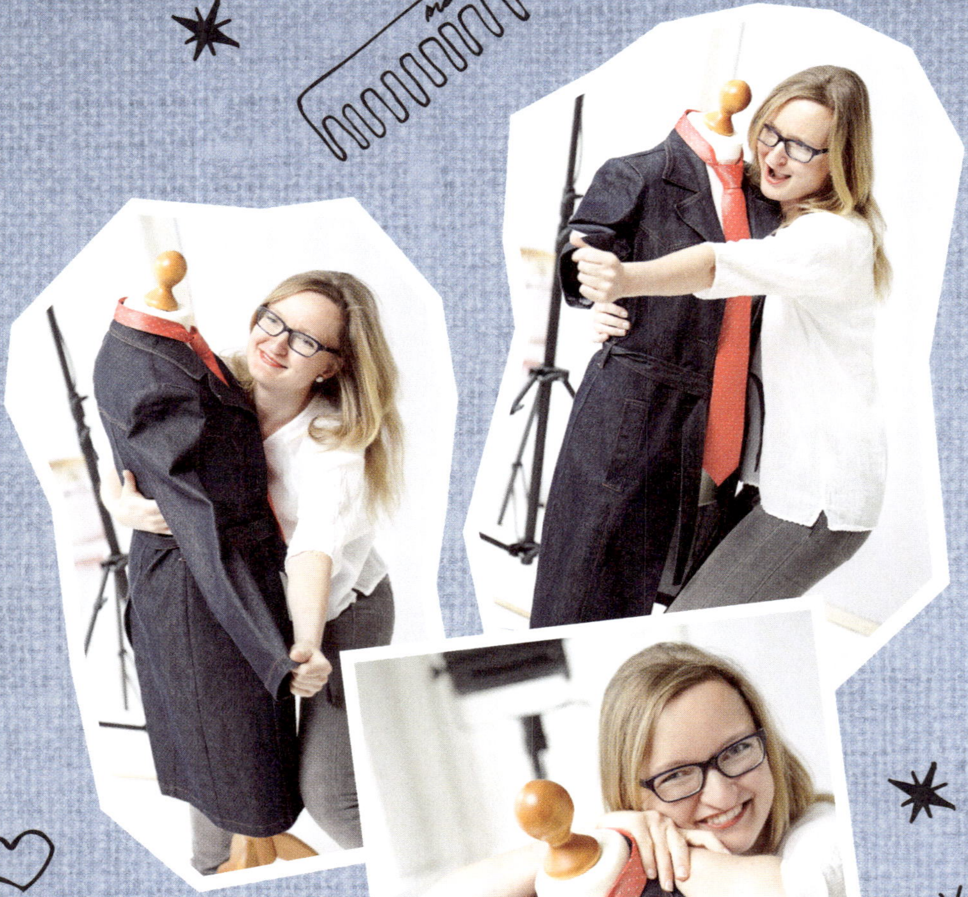

Diese Situation kennt doch wirklich jeder:
Du hast einmal eine richtig wichtige Verabredung und dann ist die Mascara eingetrocknet, die Augenbrauen strubbelig, du hast nichts anzuziehen, der Nagellack passt nicht zum Outfit und deine Haare wollen sowieso nie so wie du.

Natürlich könntest du jetzt verzweifeln. Oder du schaust in dieses Buch. Es gibt so viele Möglichkeiten, Kosmetik selber herzustellen oder sich mit den einfachsten Dingen, die jeder zu Hause hat, die Schminkroutine zu erleichtern. Und das Beste ist: Alle Lifehacks funktionieren garantiert und sind dabei so genial einfach, dass sie selbst im größten Stress anwendbar sind.

Aber auch in ruhigeren Zeiten lohnt sich ein Blick ins Buch. Wenn du (so wie ich) nicht dein ganzes Geld für die neuesten Modetrends ausgeben willst, findest du hier viele Tipps und Tricks zum Thema Outfit, Farbtypen und Frisuren, die dir auf der Suche nach deinem ganz eigenen Style helfen.

Und auch wenn du glaubst, dass du schon alles über Beauty weißt: Ich bin mir sicher, du findest unter diesen 222 stylerettenden Lifehacks noch neue erstaunliche kreative Ideen. ;-)

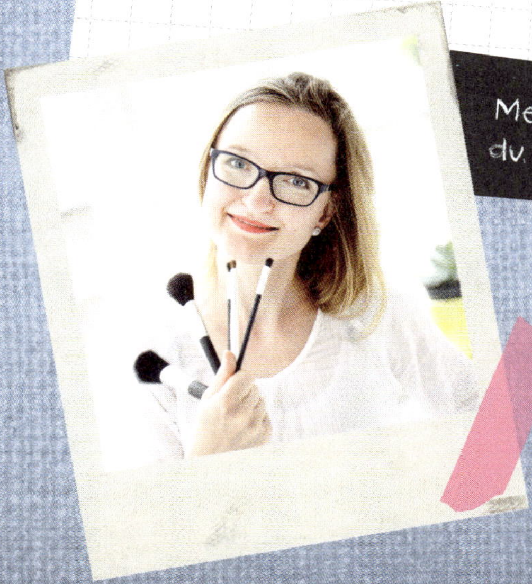

Mehr zum Thema Lifehacks findest du auf www.trick17-dasbuch.de!

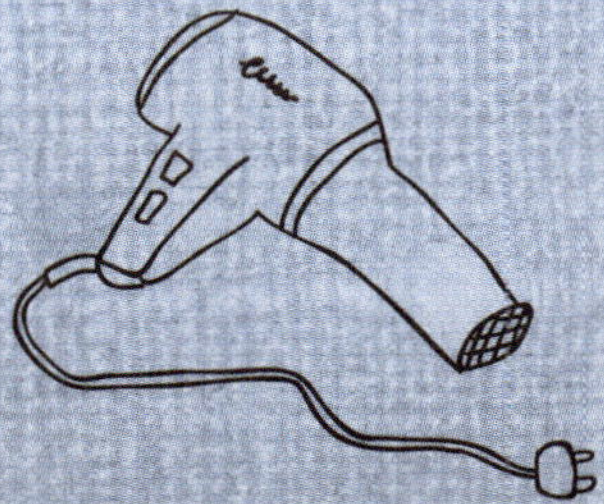

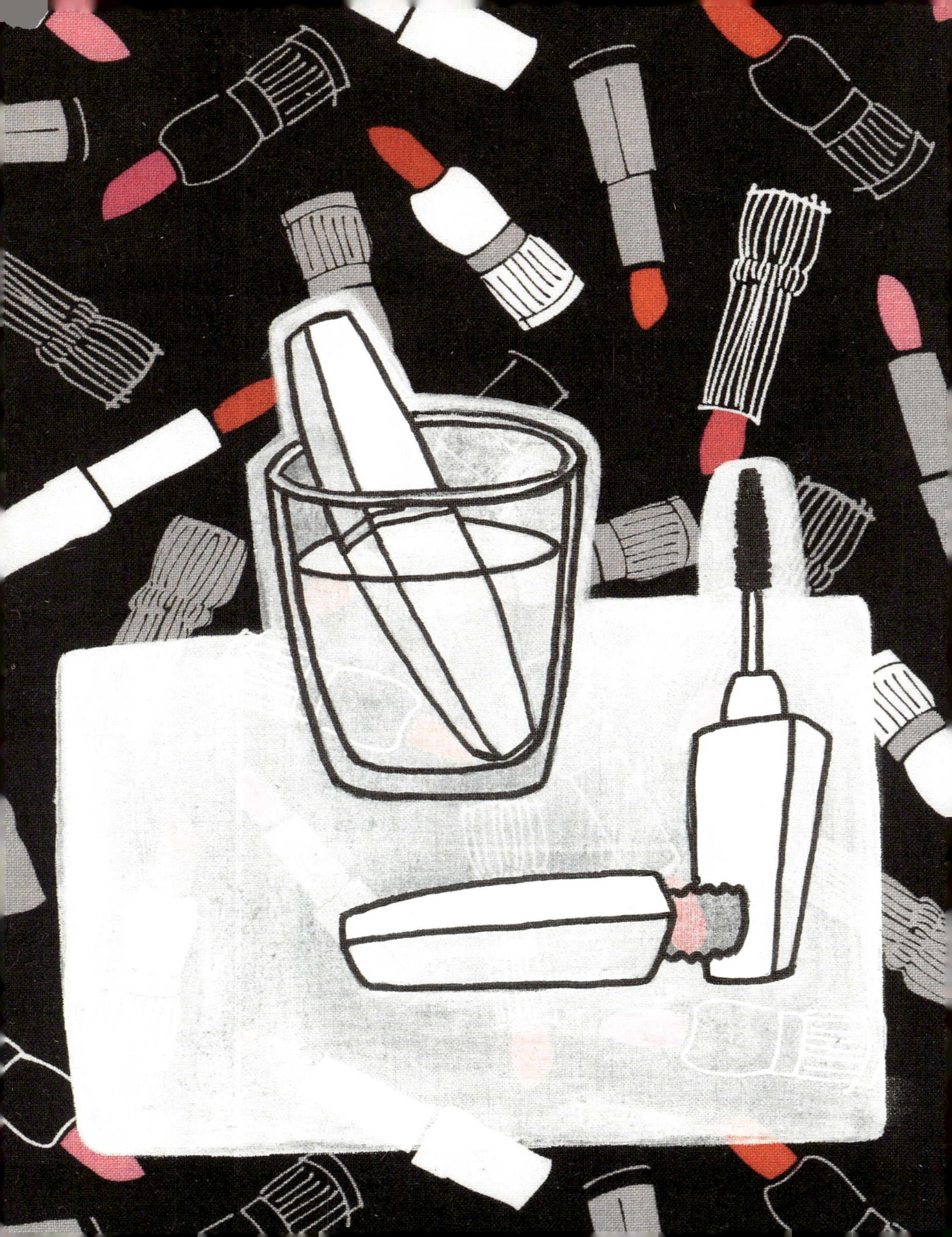

Schminken & Abschminken

Alte Mascara wird wieder geschmeidig, wenn du sie in warmes Wasser stellst.

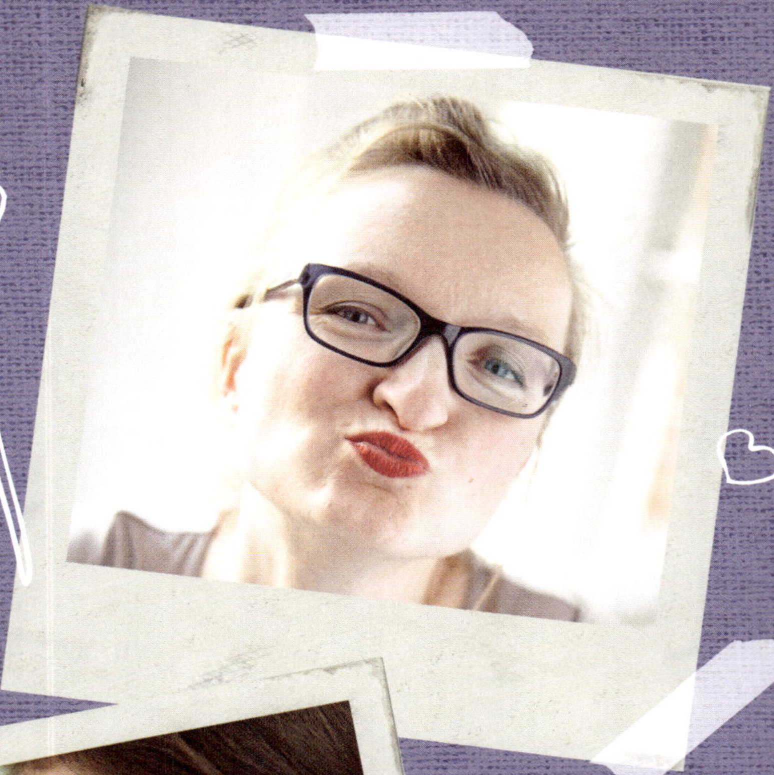

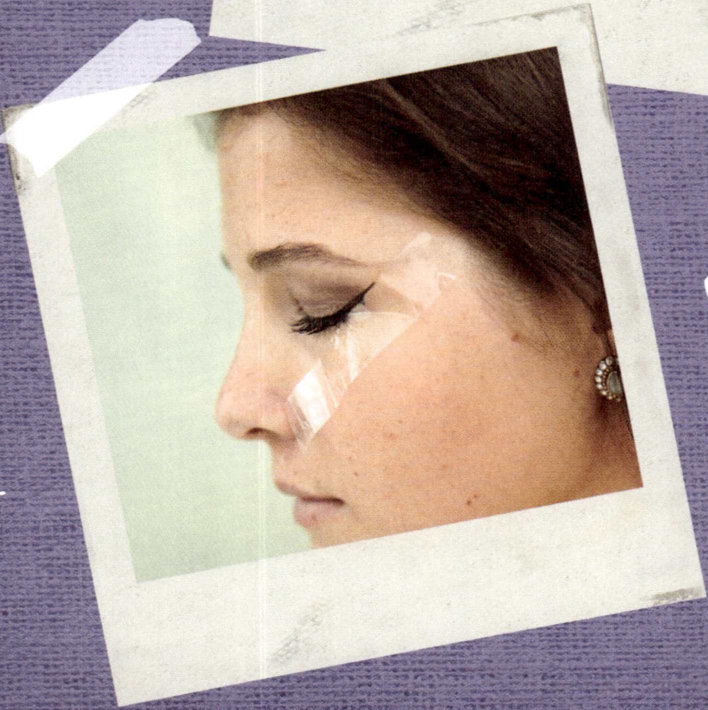

Schminken, das ist nicht nur das Zuspachteln von Unzulänglichkeiten. Es ist ein lieb gewonnenes Ritual am Morgen, die Einstimmung aufs Nightlife und unser persönliches Wohlfühl-Update. Denn wer kennt das nicht: Du schlurfst matt und müde ins Bad, und während du mit sanftem Goldbeige dein Gesicht streichelst und dich der Lidschattenpinsel kitzelt, beginnt nicht nur deine äußere Metamorphose – mit der Frische auf deinem Gesicht wächst auch dein Elan für den Tag.

1 Perfekte Lippen

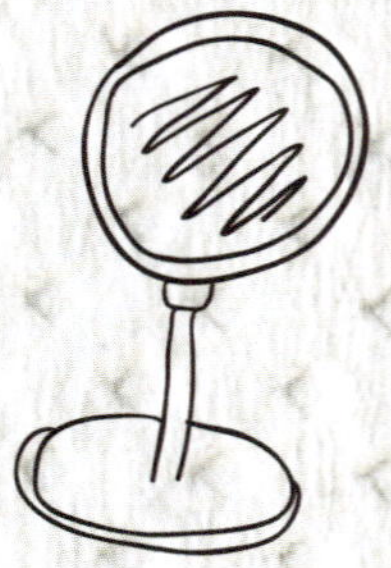

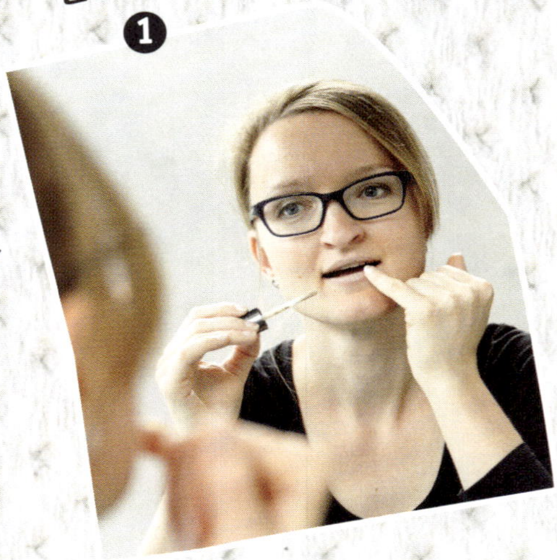

1 Grundierung: Du kannst entweder eine Lippen-Base kaufen oder du nimmst einfach Concealer bzw. Foundation in deinem Hautton. Die Grundierung füllt Lippenfältchen auf (der Lippenstift kann sich später nicht in die Falten setzen), vereinheitlicht den Grundfarbton deiner Lippen und sorgt für längere Haltbarkeit des Lippenstifts.

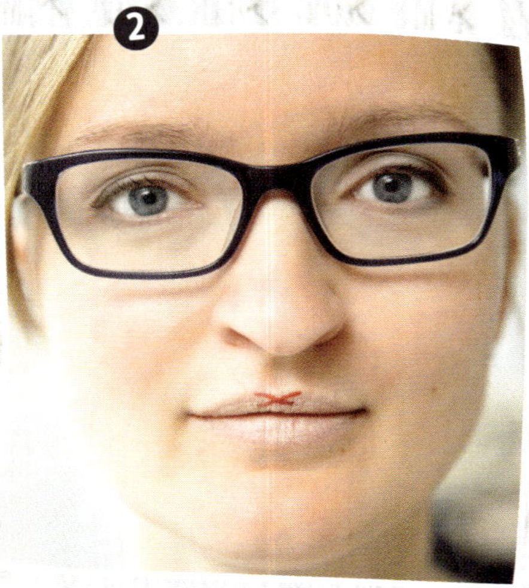

2 Lippenkreuz: Male mit einem Lipliner ein Kreuz mittig auf den Rand deiner Oberlippe. Das sorgt für einen schön definierten Amorbogen, auch Lippenherz genannt. Anschließend umrandest du die restliche Lippe (kleine Asymmetrien kannst du dabei ausgleichen). Durch eine sorgfältig gezeichnete Lippenkontur in der Farbe deines Lippenstifts (Vorsicht: eine dunklere Kontur lässt dich älter wirken) kann der Lippenstift später nicht nach außen „verschwimmen".

Schau mal auf Seite 22! Da findest du einen Tipp, wie dein Lippenstift ultralange hält.

Wenn du ganz wenig Concealer um die Lippenkontur herum aufträgst und sorgfältig verblendest, ohne jedoch auch nur einen Millimeter in den Lipliner zu geraten, verhindert das noch einmal zusätzlich das Auslaufen der Lippenstiftfarbe, außerdem erhalten deine Lippen so einen makellosen Rahmen.

Lippenkreuz und Lidschatten = perfekte Lippen

3

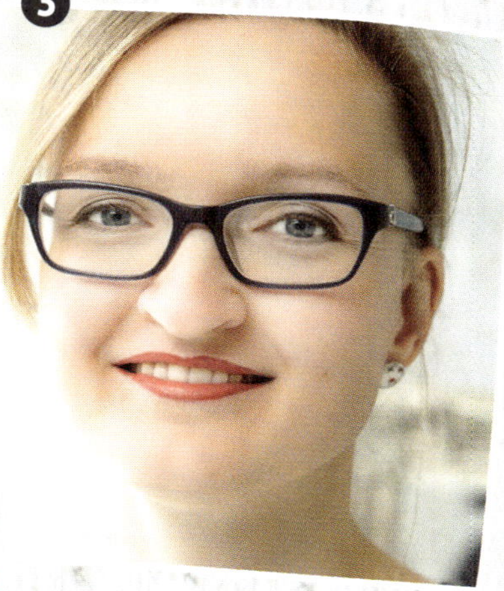

3 Lippenstift: Trage ihn mit einem Lippenpinsel auf – eigentlich fertig, aber …

4

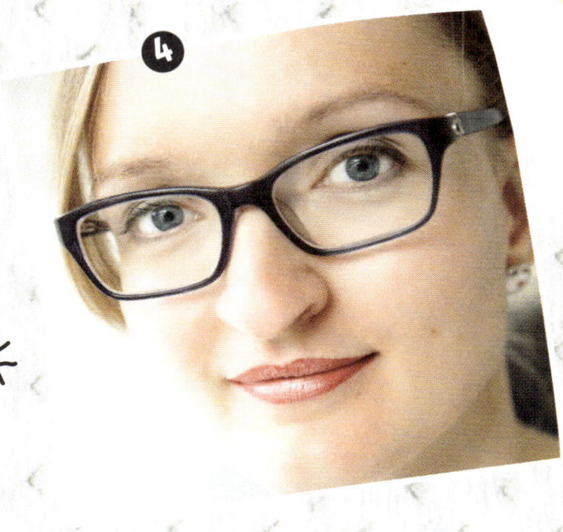

4 … für optisch vollere Lippen kannst du zusätzlich mittig auf Ober- und Unterlippe noch Highlights setzen. Wer keinen speziellen Highlighter hat: Schimmernder Lidschatten in Champagner- oder Perlmutttönen tut es auch.

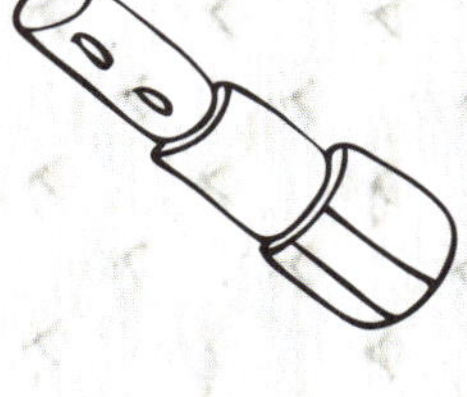

Was tun, wenn der Lippenstift abgebrochen ist? Drücke ihn fest zusammen und lege ihn für 2 Stunden ins Gefrierfach – dann ist er wie neu!

2 Lidstrich-Schablone

Für den perfekten Lidstrichschwung klebst du ein Stück Klebefilm schräg an deinen äußeren Augenwinkel. Trage flüssigen Eyeliner oder Kajal am oberen Wimpernrand auf und führe den Lidstrich entlang des Klebestreifens weiter. Klebeband abziehen.

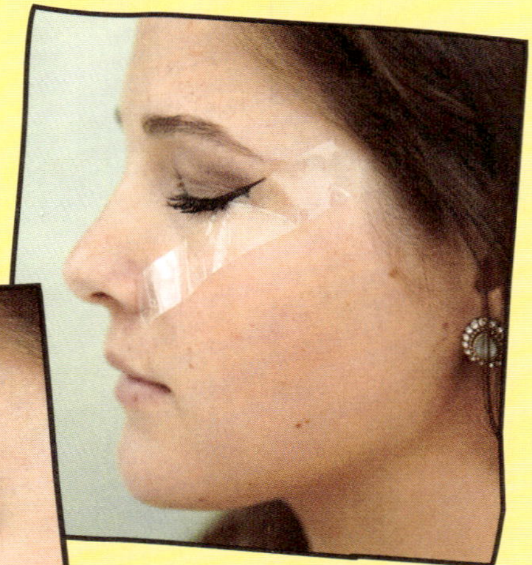

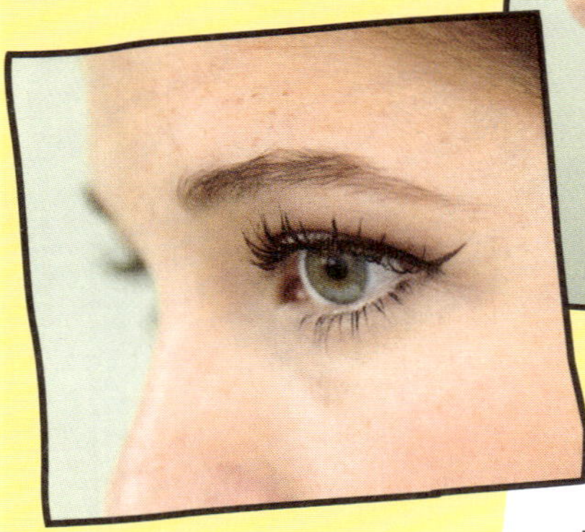

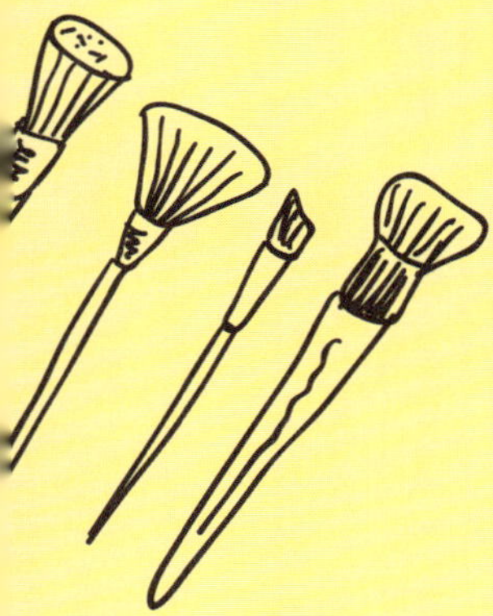

Darf's ein bisschen dramatischer sein? Für verführerische Katzenaugen betonst du den äußeren Winkel des beweglichen Augenlids und die Lidfalte mit dunklem Lidschatten. Ziehe ihn entlang des Klebebands nach außen-oben. Zusammen mit einem dicken Lidstrich sorgst du so für das markante „Schwänzchen" am Augenwinkel. Den unteren Lidrand mit Kajal betonen. Zum Schluss Wimpern oben und unten kräftig tuschen – fertig … schnurr!

Das Lid nicht mit den Fingern straffziehen! Die Farbe ist sonst in entspanntem Zustand nicht perfekt positioniert.

3 Das Concealer-Dreieck

Augenringe kannst du mit Concealer wegmogeln. Pinsele aber nicht nur einen Bogen direkt auf den Augenschatten, sondern setze Concealer-Tupfen in Dreiecksform unter dein Auge. Verwische sie sanft mit dem Finger, bis sie mit deiner Haut verschmelzen.

Make-up-Profi? Concealer gibt es in unterschiedlichen Konsistenzen, als Stift, als Creme oder flüssig mit Applikator und in verschiedenen Farbtönen. Hautfarbener Concealer darf eine Nuance heller als der natürliche Hautton ausgewählt werden. Grünstichige Concealer decken Rötungen ab, z.B. bei Pickeln. Pfirsichfarbene Concealer helfen gegen durch die Haut schimmernde Äderchen und starke Augenringe mit Blaustich. (Das hat etwas mit den Komplementärfarben zu tun, also Farben, die sich im Farbkreis gegenüberliegen: Rot und Grün, Blau und Orange.)

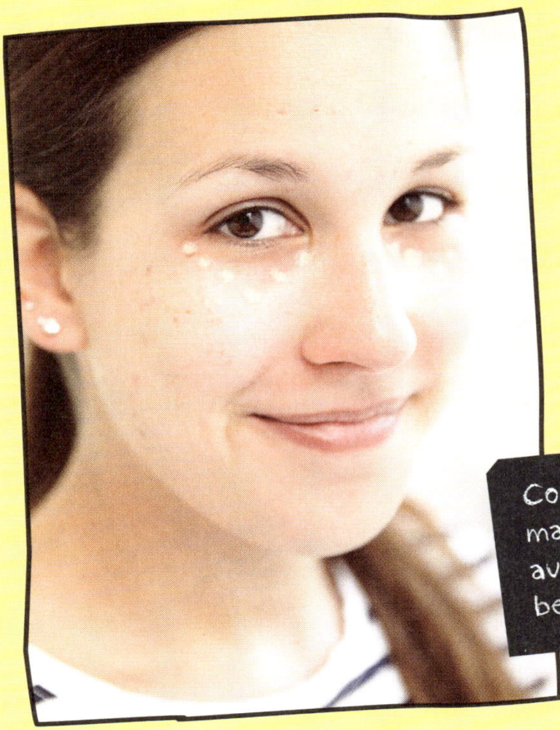

Concealer wird von manchen Herstellern auch als Camouflage bezeichnet.

TÄSCHCHEN NR. 1

4

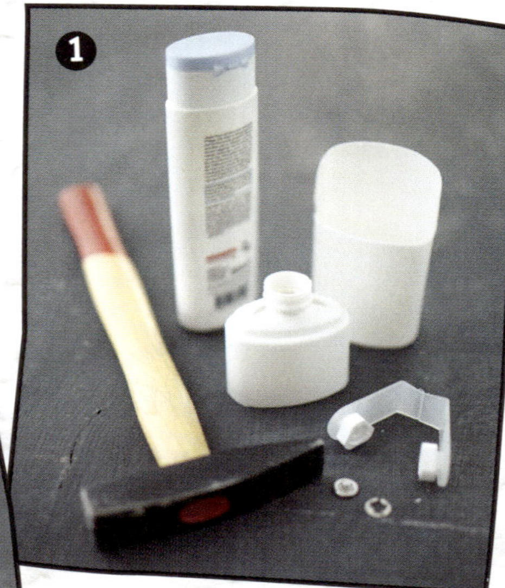

1 Schneide von leeren Shampoo-, Duschgel- oder Bodylotionflaschen aus Plastik den oberen Teil ab. Dazu mit dem Cutter vorsichtig ein-, dann mit einer robusten Haushaltsschere ringsherum schneiden.

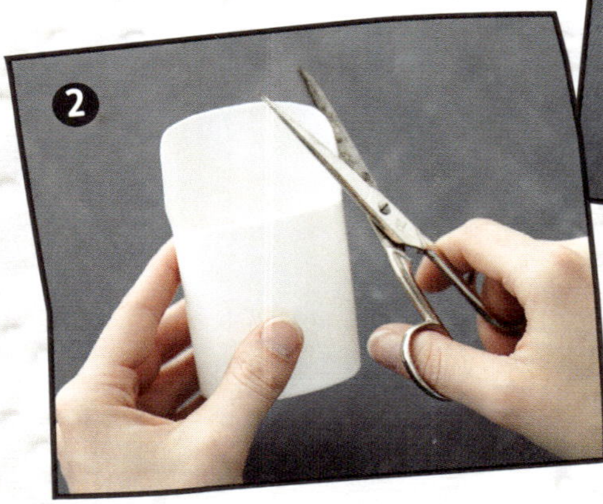

2 Schneide nun die Form deiner Tasche zu. Lass dabei unbedingt eine Lasche stehen, die nach vorn umgeklappt als Verschluss dient. Druckknöpfe anbringen.

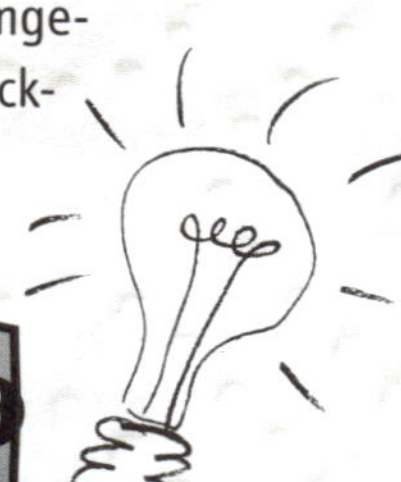

3 Fertig ist das Zuhause für Lidschattenapplikatoren, Tampons, Lipglossdöschen ...

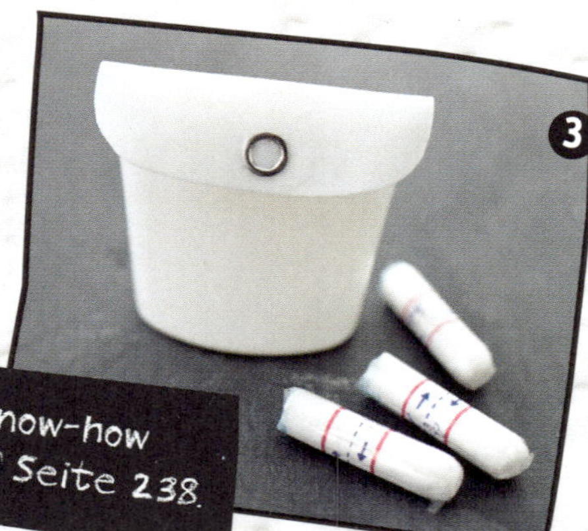

Druckknopf-Know-how findest du auf Seite 238.

Täschchen Nr. 2

5

Schneide von Oberhemden oder Blusen, die keiner mehr anzieht, die Ärmelmanschetten sauber ab.

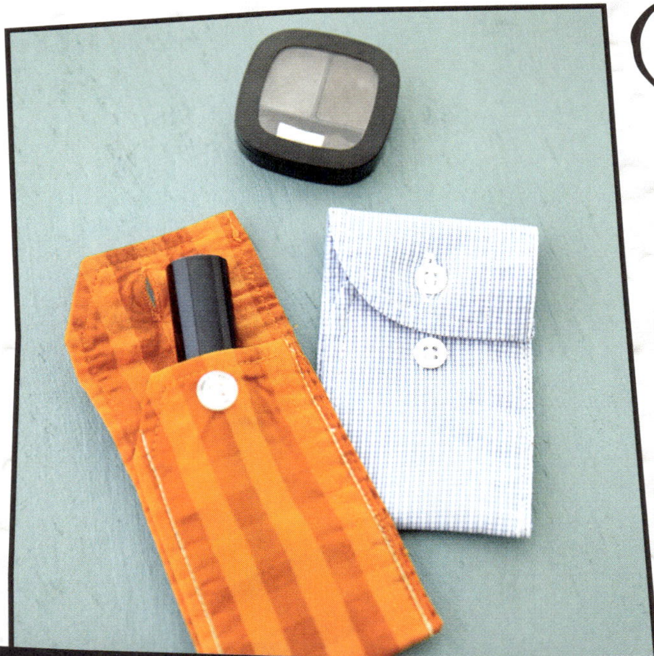

Die Täschchen machen auch als originelle Geschenkverpackung eine gute Figur!

Lege die Manschetten so zurecht, dass sich die Knöpfe im oberen Drittel befinden, dann noch je eine Naht links und rechts nähen – fertig sind zwei Minitaschen (eine für dich, eine für eine Freundin).

6 Eiskalte Spitze

Um die weichen Minen von Kajalstift, Lipliner & Co. leichter anspitzen zu können, legst du sie für zwei Stunden in den Kühlschrank.

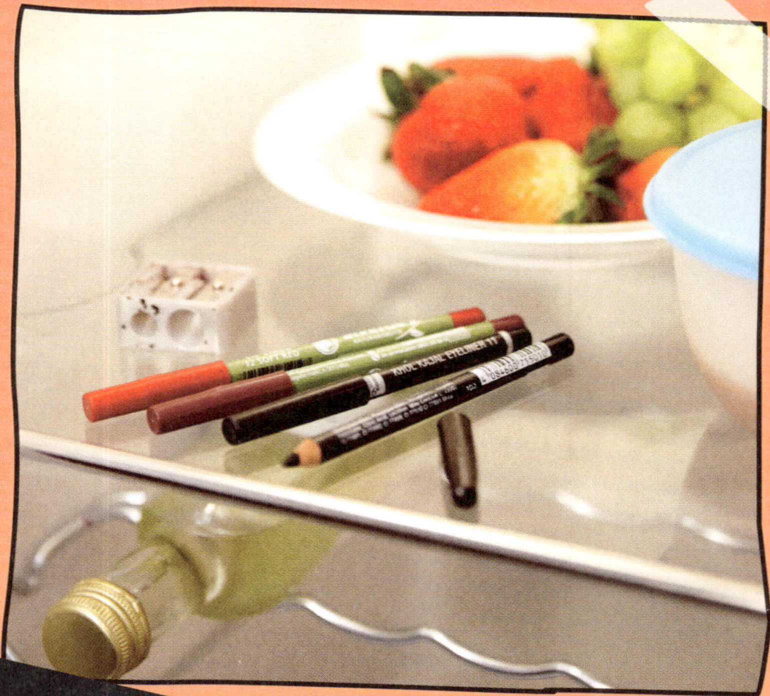

Wenn es schneller gehen muss:
Eine halbe Stunde im Gefrierfach tut's auch.

Abschminken 7 mit Babyöl

Keinen Augen-Make-up-Entferner zur Hand? Nimm Babyöl ohne Mineralöle, Konservierungs- und Duftstoffe. Deine Wimpern profitieren von der Extraportion Pflege. Das funktioniert übrigens auch bei wasserfester Schminke!

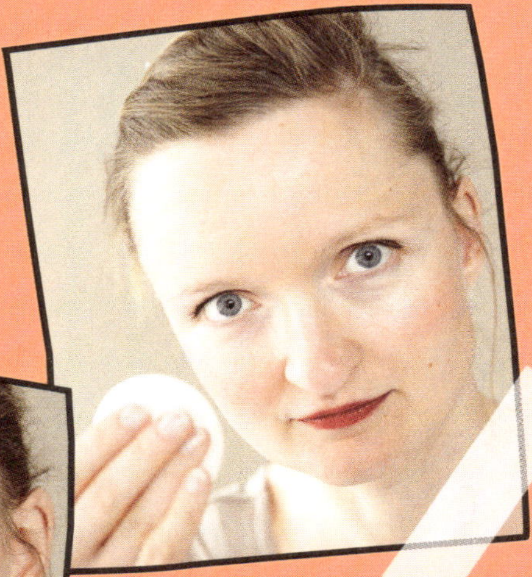

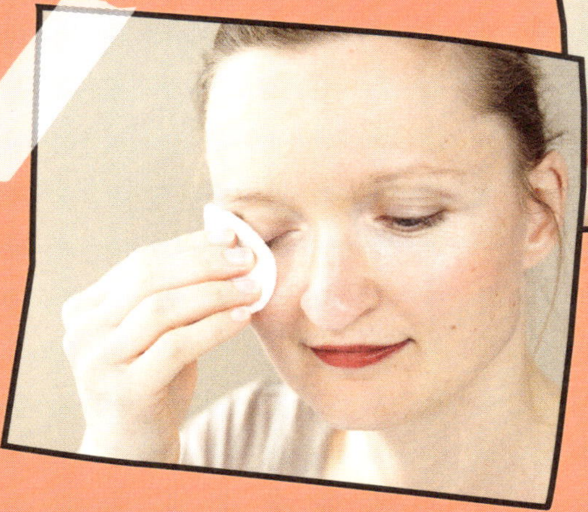

Die Methode ist nur angebracht, wenn du dich danach nicht noch einmal neu schminken möchtest. Lidschatten und Mascara würden dann nicht mehr halten.

Kosmetiktücher to go:
Packe einen Stapel Kosmetiktücher in eine Plastikvesperbox oder ein Schraubglas und gib reichlich Mandel- oder Olivenöl darüber. Überschüssiges Öl evtl. abgießen, so kann nichts auslaufen. Schon hast du Gesichtsreinigungstücher der Marke Eigenbau – frei von Allergenen!

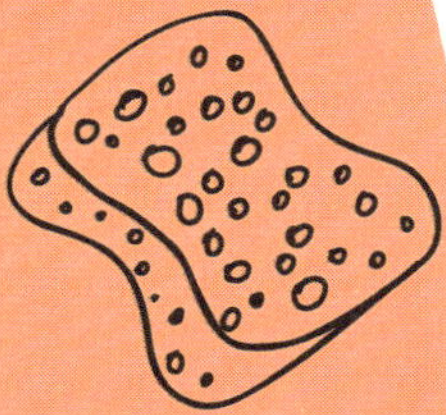

8 Gegen das Brauen-Grauen

Wenn die Augenbrauenhärchen nicht so wollen, wie du willst, bürstest du sie mit einer Zahnbürste in Form, auf die du zuvor Haarspray gesprüht hast. Am besten funktioniert eine Kinderzahnbürste, ein ausgewaschenes Wimperntuschebürstchen aus einer leeren Mascara geht auch.

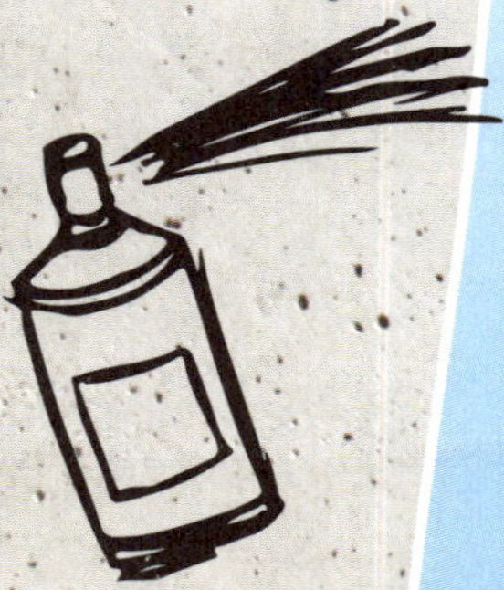

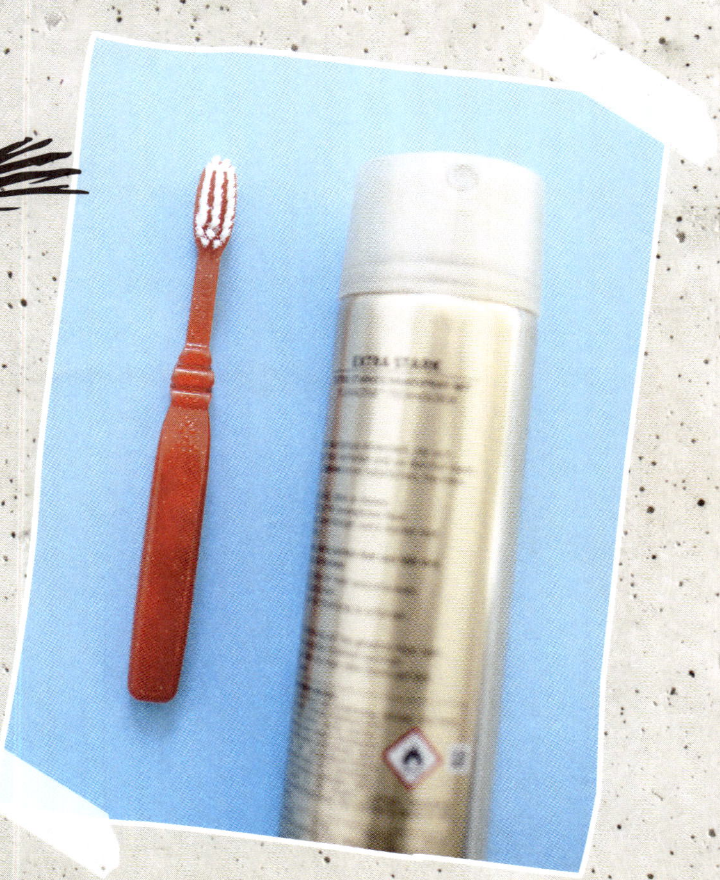

9 Eyeliner aufgebraucht?

Nimm Mascara! Streife den Pinsel des Eyeliners ein paarmal entlang des Mascarabürstchens und ziehe deinen Lidstrich.

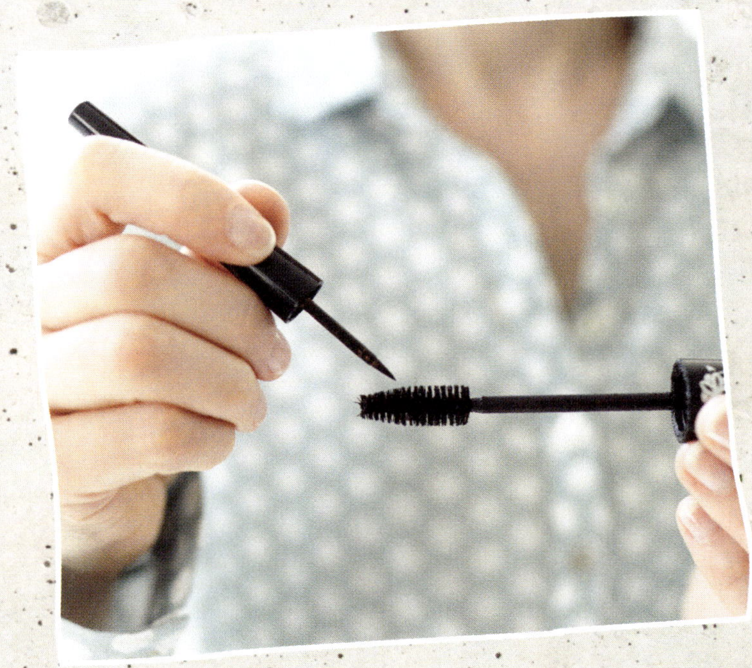

Das ist auch die perfekte Taktik, wenn du trotz aller Tipps und Beauty-Hacks doch mal beim Wimperntuschen den Rand deines oberen Augenlides mit erwischt hast: Statt die Patzer umständlich mit Make-up-Entferner und Wattestäbchen zu korrigieren, integrierst du sie in deinen Lidstrich. Den kannst du auch nach dem Wimperntuschen ziehen.

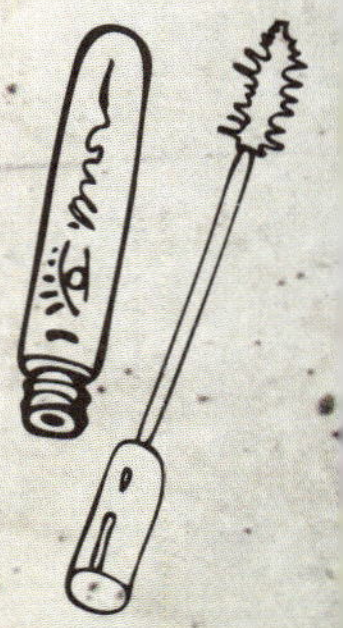

10 GESCHMEIDIGE MASCARA

Beginnt deine Mascara zu bröckeln, stellst du sie fest zugeschraubt für ein paar Minuten in heißes Wasser.

Verteile nach dem Auftragen der Mascara mit einem Pinsel losen Puder auf den Wimpern und trage dann eine zweite Mascaraschicht auf. Volumenboost!

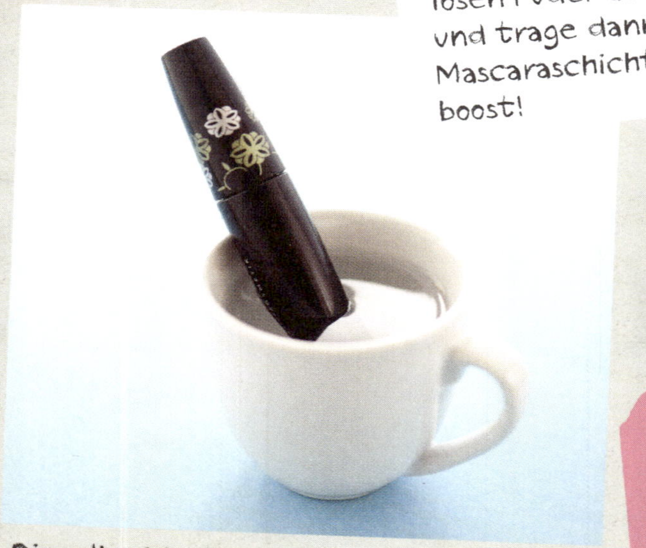

Dieselbe Wasserbad-Methode kannst du verwenden, um zähflüssig gewordenen Nagellack wieder zu verflüssigen!

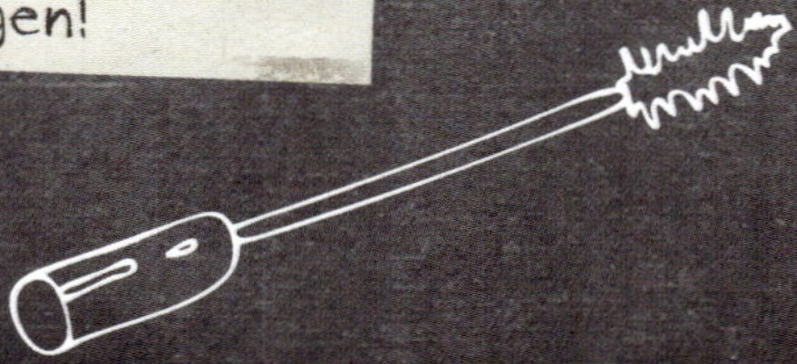

Lidschatten-basis

11

Grundierte Augenlider haben mehrere Vorteile: Farbunterschiede deiner Haut werden vereinheitlicht, der Lidschatten erscheint ebenmäßiger und setzt sich im Laufe des Tages nicht so leicht in Fältchen ab. Statt eines Extraprodukts (Lidschatten-Base bzw. Primer) funktioniert Concealer in deinem natürlichen Hautton, den du vermutlich sowieso in deinem Beautycase hast. Gut antrocknen lassen oder abpudern, bevor der Lidschatten draufkommt!

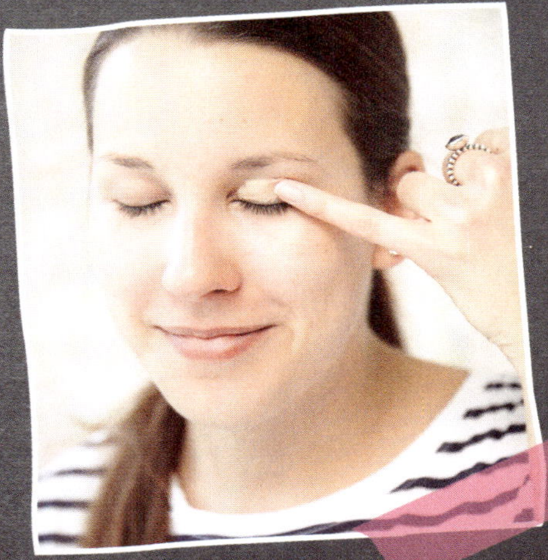

Als Variante fürs Abend-Make-up kannst du zu einer superhellen Basis greifen. Hast du einen dunklen Teint, trage einen sehr hellen Concealer auf. Bei heller Haut greife zu weißem Creme-Lidschatten oder Kajal. Denn auf weißem, deckendem Grund treten farbige Lidschatten, z. B. Blau oder Lila, kräftiger hervor, sie beginnen regelrecht zu leuchten.

Lidschatten mit Vaseline vermengt ergibt einen super Lipgloss – sehr schön mit Perlmuttschimmer!

Lidschatten auf ein Deckelchen geben, dort mit farblosem Nagellack verrühren, Nägel bepinseln – schon sind Augen-Make-up und Fingernagelstyle perfekt aufeinander abgestimmt.

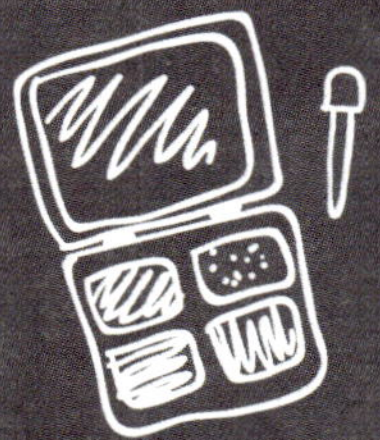

12 KUSSMUND

So hält dein Lippenstift länger: Trage zuerst den Lippenstift satt auf. Zerteile ein Kosmetiktuch in seine Lagen und lege eine davon auf deine Lippen. Nun dick Puder darüber stäuben. Die öligen Bestandteile des Lippenstifts werden von Tuch und Puder aufgesaugt – zurück bleibt die Farbe!

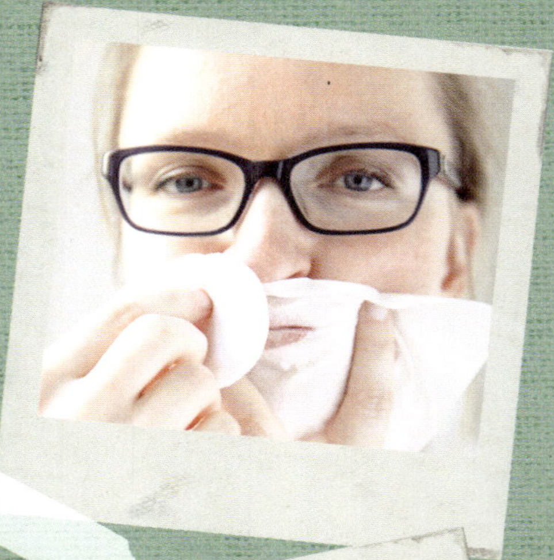

Keiner mag Lippenstift auf den Zähnen! Daher Schnute machen, kurz den Zeigefinger zwischen die Lippen stecken und wie einen Lolli herausziehen. Sieht anrüchig aus, aber es hilft!

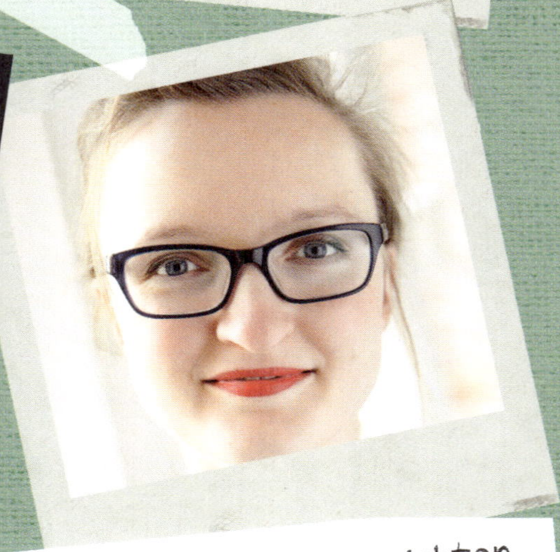

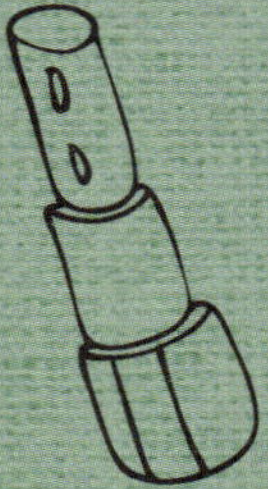

Schnellere Variante: Die geschminkten Lippen auf ein Kosmetiktuch pressen, Tuch abheben und noch einmal Lippenstift auftragen.

Lippenstift statt Rouge 13

Wenn du dein Rouge vergessen hast, trage mit den Fingerkuppen Lippenstift auf. Am schönsten sind warme Apricot- oder frische Rosanuancen.

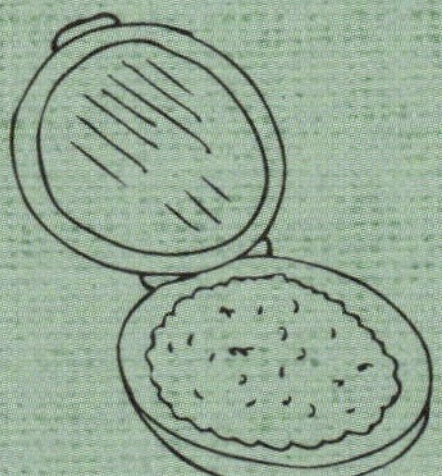

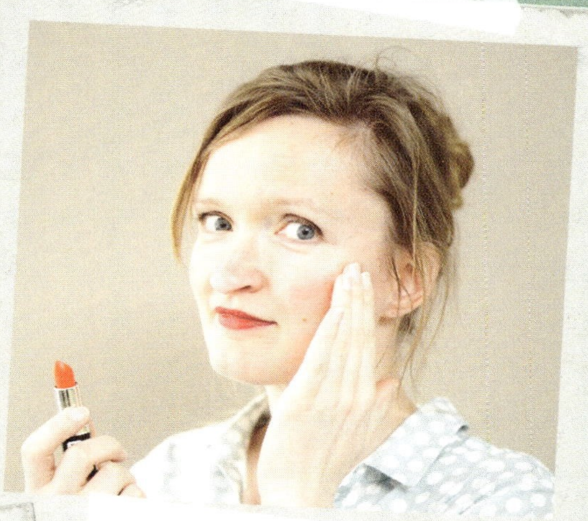

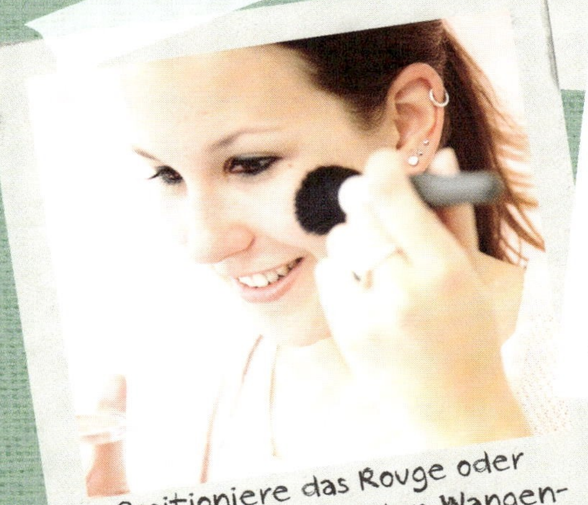

Positioniere das Rouge oder Impro-Rouge auf den Wangenknochen.

Lachen auf Kommando: Für den ultimativen Frischekick im Gesicht ist die richtige Position des Rouges wichtig. Lächele dein breitestes Lächeln und platziere die Farbe am höchsten Punkt deiner Wangen, dann sitzt das Rouge perfekt.

14 Zu müde zum Abschminken?

Wenn du immer ein Päckchen Gesichtsreinigungstücher auf deinem Nachttisch hast, gibt's keine Ausreden mehr! Wenn du spät von der Party nach Hause kommst, kannst du dir schnell ein Tuch greifen – egal, wie müde du bist.

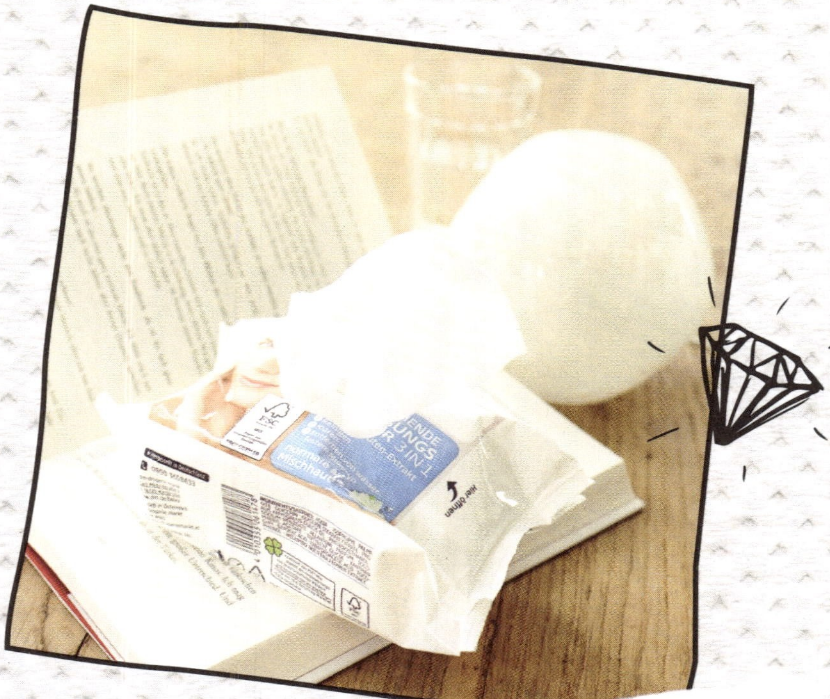

Schon tausendmal gehört, ist aber tatsächlich so: Tägliches Abschminken ist ein Muss für gepflegte Haut!

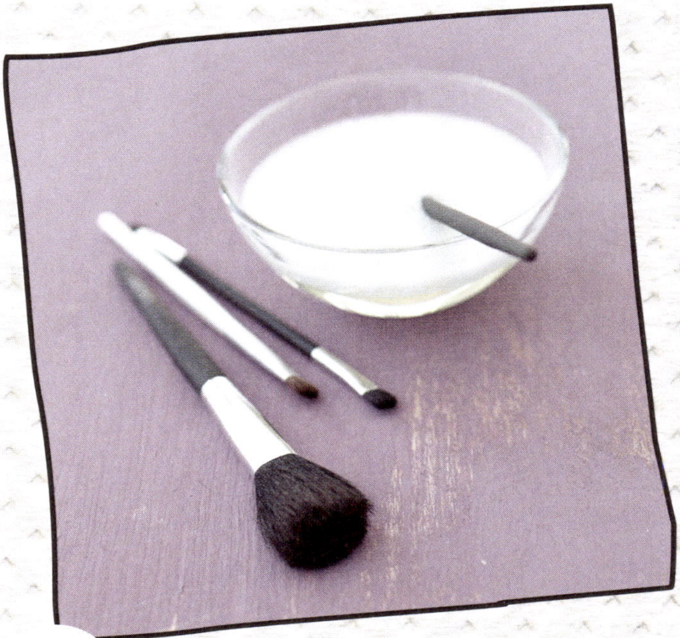

15 Kosmetikpinsel reinigen

Wasche deine Pinsel regelmäßig mit mildem Shampoo aus. Danach sanft an einem Handtuch oder Kosmetiktuch in Form drücken. Trocknen lassen.

Es lohnt sich wirklich, mehrere Pinsel in unterschiedlichen Größen anzuschaffen. Die Grundausstattung: ein oder zwei Lidschattenpinsel (mit denen kannst du Puderlidschatten feiner positionieren als mit Applikatoren), ein Lippenpinsel und – falls du losen Puder und Puderrouge verwendest – dafür jeweils noch ein dicker Pinsel.

16 Ein Hauch Frische, bitte!

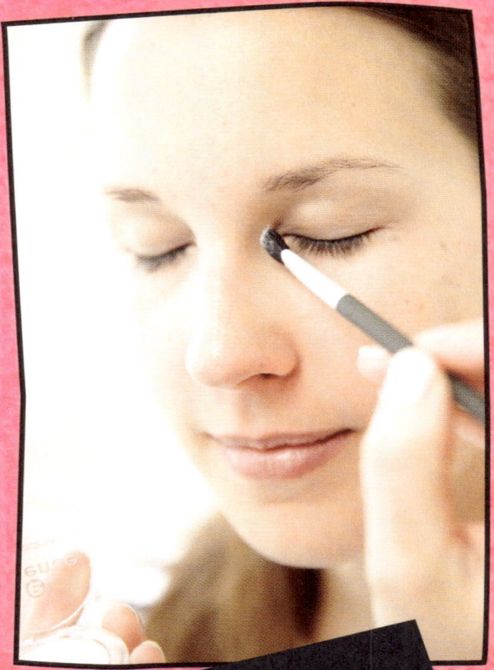

Die Müdigkeit steht dir ins Gesicht geschrieben? Trage ein wenig weißen oder cremefarbenen Lidschatten an den Seiten der Nasenwurzel, auf Höhe der inneren Augenwinkel, auf. Schon beginnt dein Gesicht zu strahlen.
Wenn du noch je einen Tupfen hellen Lidschatten unter die höchste Stelle deines Augenbrauenbogens gibst und außerdem die Schatten unter den Augen abdeckst (wie auf Seite 13 beschrieben), ist der Tag gerettet.

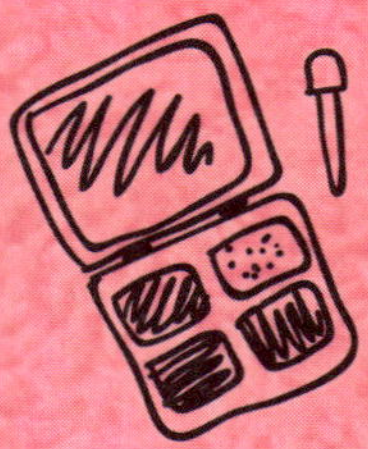

Mit Highlighter oder hellem Lidschatten (beispielsweise in Gold oder Perlmutt) kann man sich eine Schimmerlotion machen, indem man ein wenig davon in die Bodylotion mischt. Auftragen – Summerfeeling!

17 Spieglein, Spieglein …

Wer hat heutzutage noch einen Taschenspiegel zum Nachschminken dabei? Fast jeder! In Form der Selfie-Funktion der Handykamera.

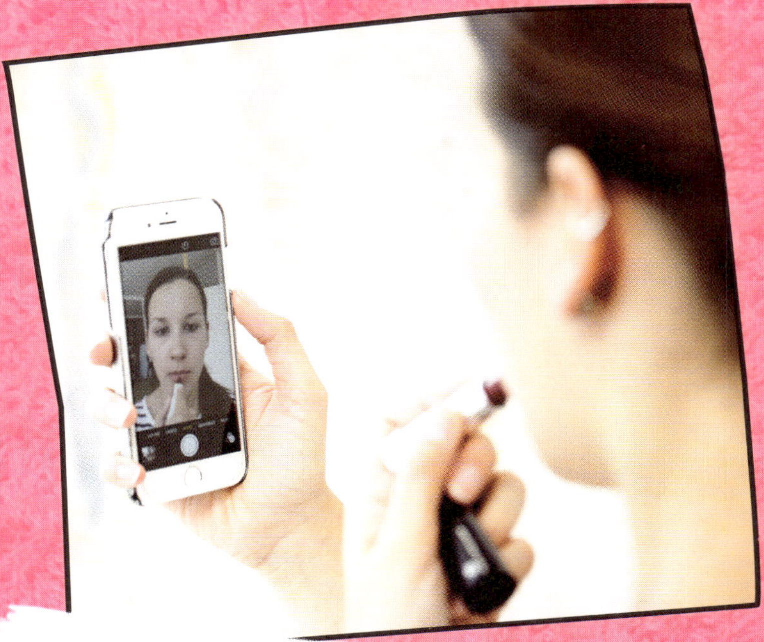

Aber ein echter Taschenspiegel, mit strassverziertem Deckel zum Zuklappen, hat auch was. Vielleicht ist das einmal ein schönes Geschenk für Fashionistas, die die Schönheit zelebrieren?

Happy Halloween

18

So machst du künstliches Blut: 1 Tasse roten Traubensaft aufkochen. 2–4 TL Speisestärke mit ein paar Löffeln kaltem Saft verrühren, alles in den kochenden Saft gießen und mit dem Schneebesen glatt verrühren. ½ TL Kakaopulver macht das „Blut" weniger durchscheinend.

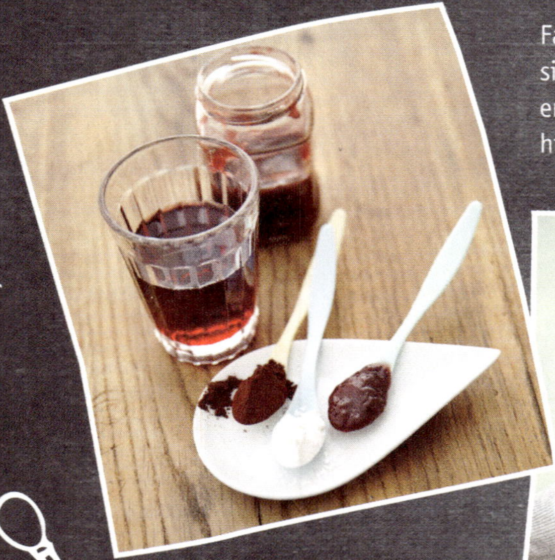

Falls es noch nicht die richtige Konsistenz hat, kannst du alles nochmal erhitzen und mehr Speisestärke hinzugeben. Abkühlen lassen.

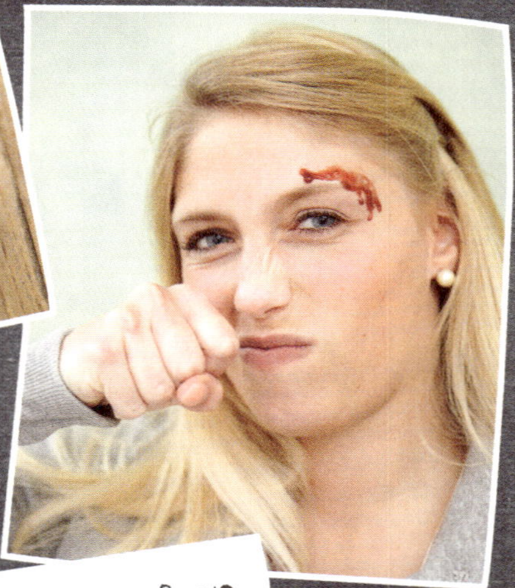

Trage das Kunstblut nicht in Bereichen auf, wo es mit Kleidung in Berührung kommt, es färbt!

Brandnarben für eine Nacht

19

Löse ein Blatt Gelatine mit ein paar Esslöffeln heißem Wasser in einem Schälchen auf. Nach dem Abkühlen die Mischung auf die Haut pinseln. Kosmetiktücher in ihre Lagen zerteilen, in Stücke reißen und einzeln in Falten, teilweise überlappend auf der feuchten Gelatine drapieren. Trocknen lassen. Dann mit Foundation in Hautfarbe grundieren. Mit rotem Rouge oder Lidschatten „Entzündungen" aufmalen. Mit blaustichigem, dunkelrotem Lippenstift sowie graubraunem Lidschatten weitere Akzente setzen.

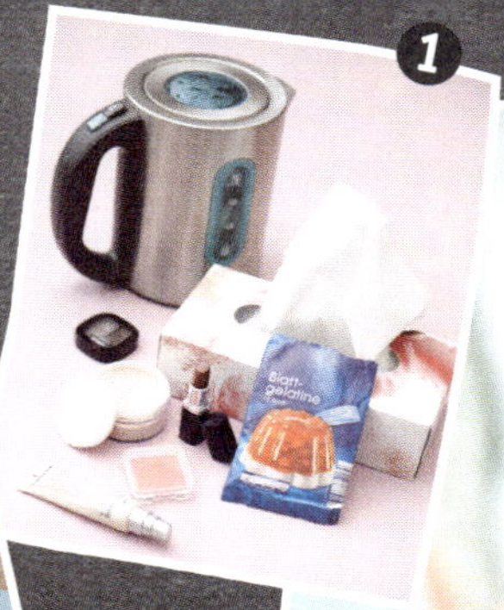

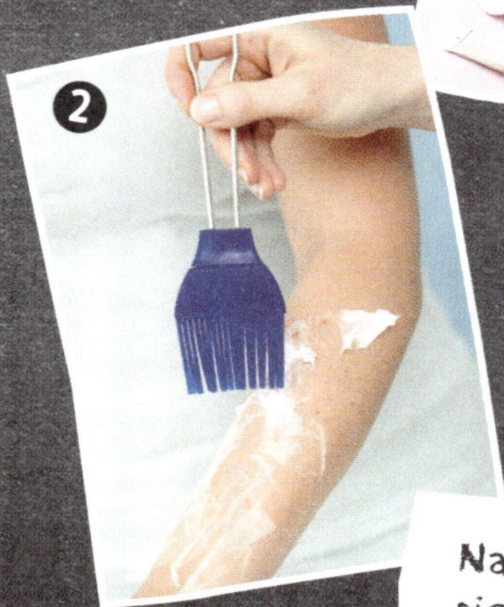

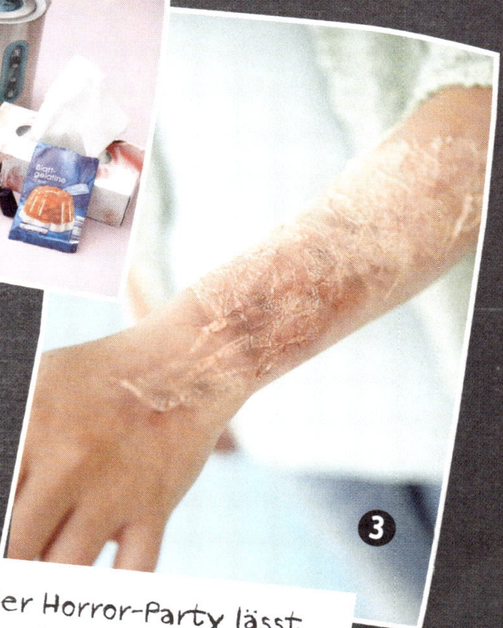

Nach der Horror-Party lässt sich die „Gruselhaut" mit viel warmem Wasser abwaschen.

20 DEN RICHTIGEN TON TREFFEN

Beim Kauf von Foundation, Concealer und Puder, Abdeckstiften sowie anderen Produkten, die den eigenen Hautton treffen sollen, solltest du die Farbnuancen am Hals testen und nicht, wie allgemein üblich, auf dem Handrücken. Die Haut im Gesicht und am Handrücken ist nämlich von ihrer Struktur und Farbe her sehr unterschiedlich. Die Haut am Hals kommt der im Gesicht am nächsten, das Dekolleté geht auch.

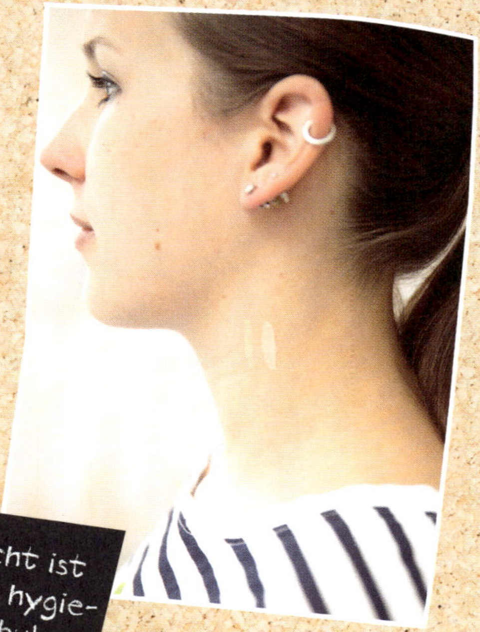

Ein Testen im Gesicht ist im Beauty-Shop aus hygienischen Gründen tabu!

Übrigens: Foundation-Produkte werden im Deutschen oft auch als Make-up bezeichnet, obwohl Make-up genau genommen die gesamte farbliche Veränderung deines Gesichts bezeichnet, inklusive Lidschatten, Rouge und Lippenstift. Aber beim Einkauf gilt: Foundation und Make-up ist dasselbe.

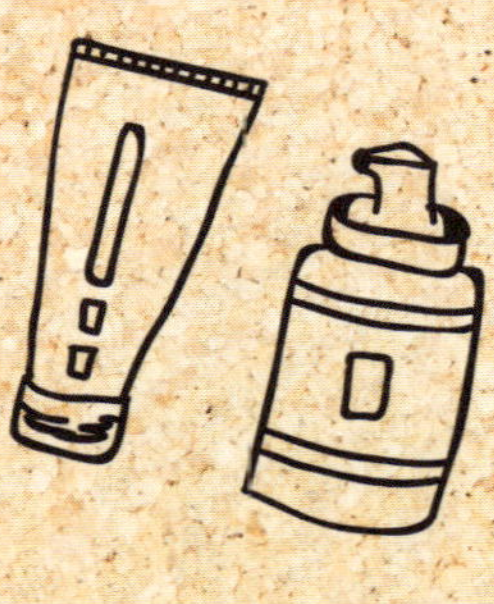

Aha!

Was ist eigentlich Contouring? Vereinfacht gesagt kreierst du mit dieser Technik Licht und Schatten auf deinem Gesicht und optimierst deine Gesichtsform – absolute Königsdisziplin also! Benutzen kannst du Concealer, Foundation (Make-up) oder Puder in zwei unterschiedlichen Farbtönen. Bereiche, die hervortreten sollen, wie der Bereich über den Wangenknochen oder die Stirn, schminkst du zwei Nuancen heller als deinen Hautton. Partien, die optisch zurücktreten sollen, schattierst du zwei Nuancen dunkler als die Haut, z. B. unter den Wangenknochen. Beispiele:

- Hohe Stirn optisch verkürzen: den Haaransatz schattieren.
- Lange Nasen verkürzen: Nasenspitze schattieren.
- Breite Nase verschmälern: Nasenflügel schattieren, Nasenrücken aufhellen.
- Schmale Gesichter: wenig schattieren, da sie sonst noch schmaler wirken, hier eher highlighten.
- Breite Gesichter: Seiten-, Schläfen- und Kieferpartien schattieren.
- Harte „Balken“ dürfen nicht sein; das Verblenden der Farben (mit Make-up-Blender oder Schwämmchen) ist Pflicht.
- Zum Schluss mit losem Puder fixieren.

Und: Natürlich aussehendes Contouring braucht Übung!

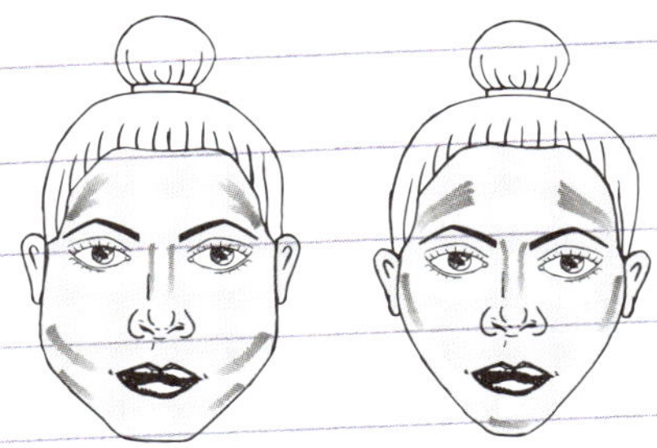

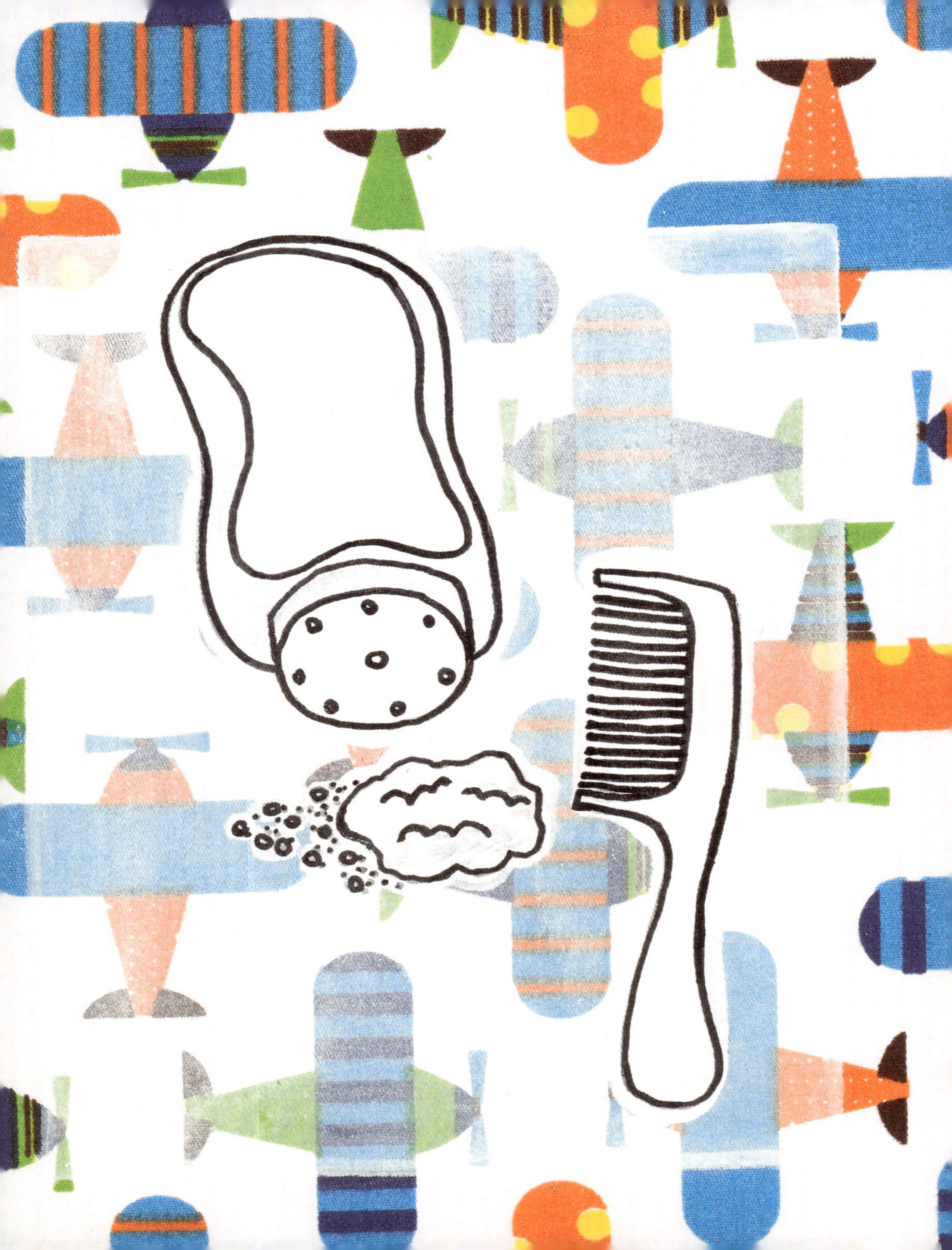

Haut & Haar

Trockenshampoo-ersatz: Babypuder – weg ist das Fett!

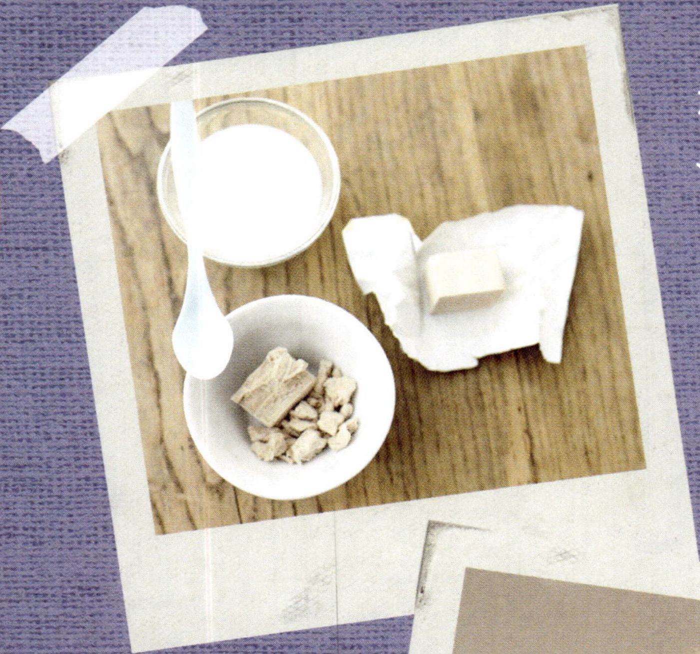

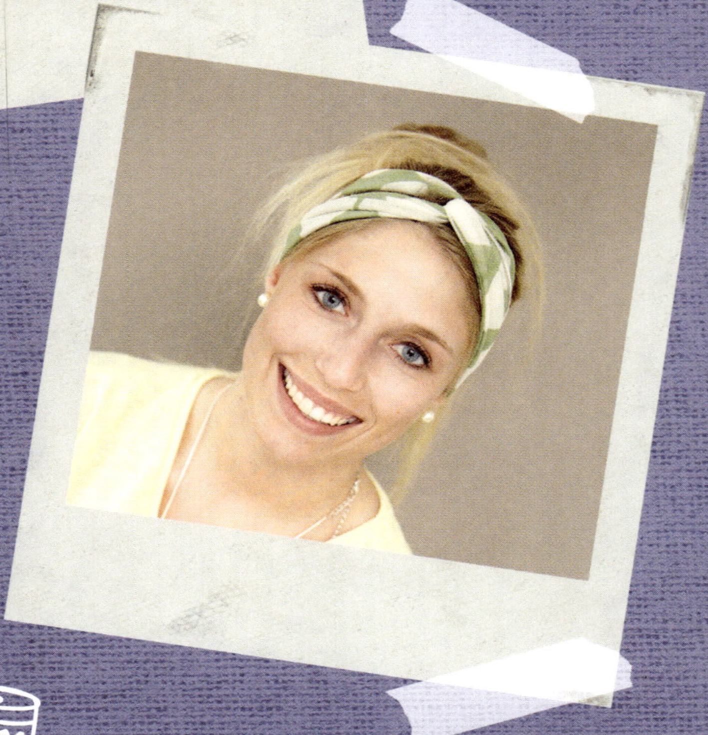

Beauty-Queens beschäftigen sich viel mit Haarpflege, Frisuren und der Haut. Richtig so! Sind es doch gerade diese Faktoren, die andere spekulieren lassen: Wie alt mag sie wohl sein? Wie schafft sie es nur, dass ihre Haut so strahlt? Wie bekommt sie ihre Haare nur immer so perfekt gestylt? Du kannst eine Menge tun, um deine Außenwahrnehmung zu optimieren. Natürlich hast du recht, wenn du jetzt sagst: „Es kommt nicht darauf an, wie mich die anderen sehen." Aber schön, wenn auch du beim Blick in den Spiegel zu dem Urteil kommst: Mädchen, du siehst verdammt gut aus!

21 ÜPPIGES HAAR ERSCHWINDELN

Gerade bei dunklem Haar treten breite Scheitel optisch hervor. Wie breit ein Scheitel ist, hängt mit der Haarfülle zusammen: je dichter das Haar, desto schmaler der Scheitel. Trage etwas Lidschatten im Farbton der Haare auf die Haut deines Scheitels auf und mogele ihn so schmaler. Im Umkehrschluss bedeutet das, dein Haar sieht voller aus.

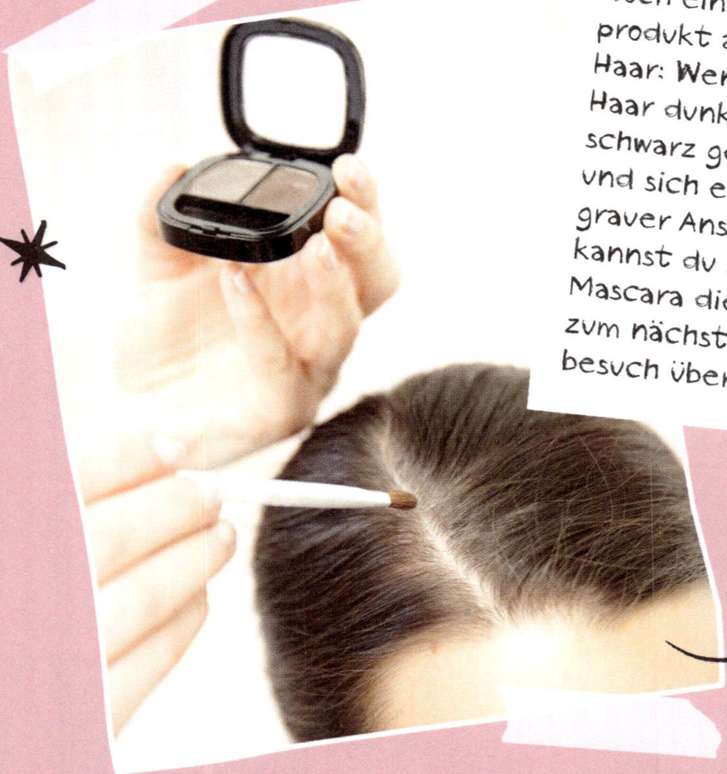

Noch ein Kosmetikprodukt als Helfer im Haar: Wenn du dein Haar dunkelbraun oder schwarz gefärbt hast und sich ein erster grauer Ansatz zeigt, kannst du mit etwas Mascara die Zeit bis zum nächsten Friseurbesuch überbrücken.

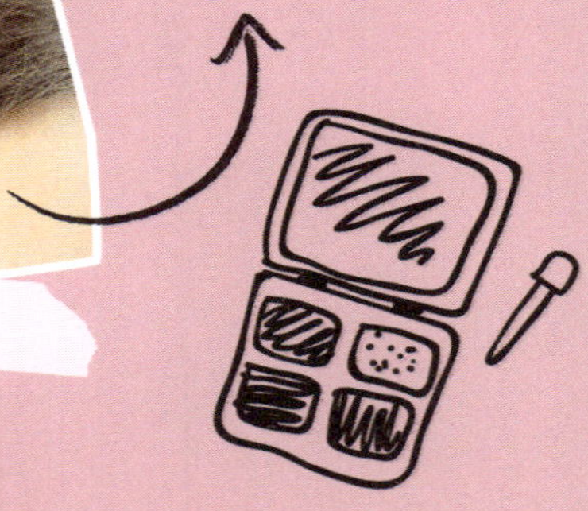

ZAHNBÜRSTEN-TOUPIEREN 22

Volumen satt: Toupieren klappt mit einer Zahnbürste richtig gut. Test it!

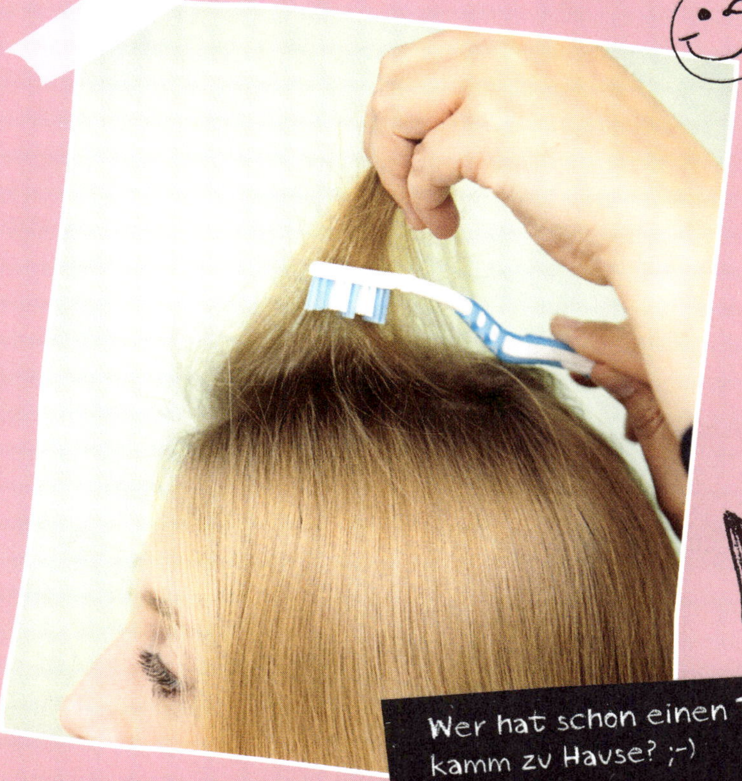

Wer hat schon einen Toupierkamm zu Hause? ;-)

23 MOGELZOPF

Du möchtest, dass dein Pferdeschwanz länger aussieht, als er ist? Binde dein Deckhaar und den größten Teil deiner Haare am Oberkopf zu einem Pferdeschwanz. Mache mit der unteren Haarpartie einen zweiten, tiefer angesetzten Zopf. Benutze dafür einen kleinen, dünnen Haargummi, der nicht aufträgt.

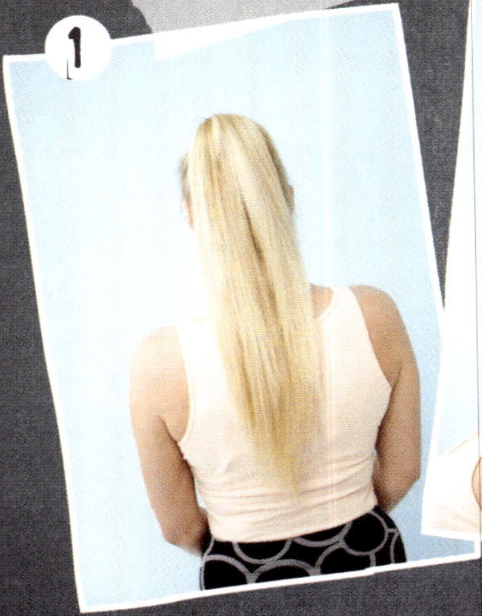

VORHER

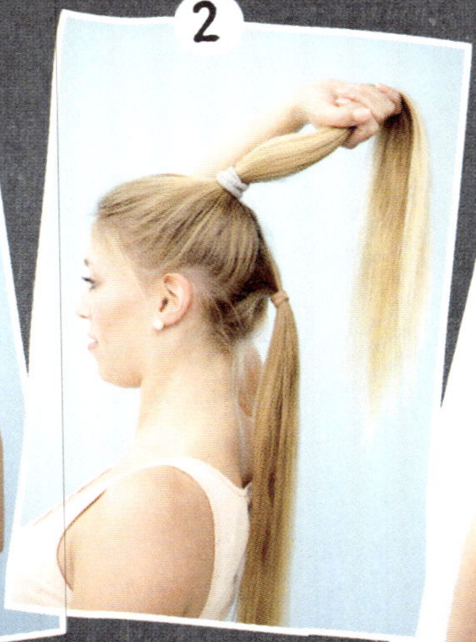

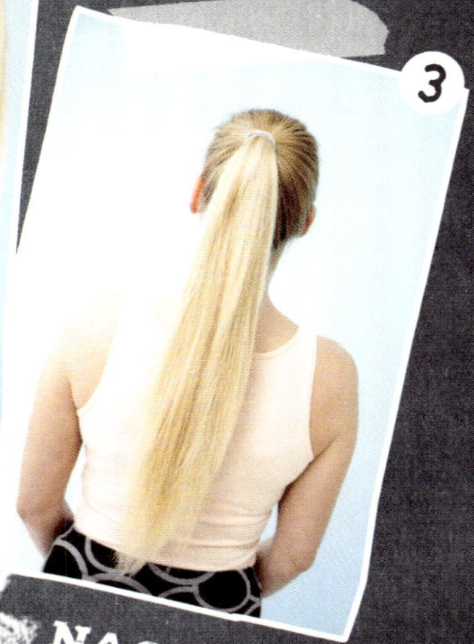

NACHHER

Damit der untere Zopf nicht hervorblitzt, kannst du mit einer Haarnadel eine schmale Strähne von der Unterseite des oberen Zopfes am Ansatz des unteren befestigen.

24

Mit Schwung!

1 Zuerst ist es ein ziemlich normaler Pferdeschwanz.

2 Stecke zwei Haarnadeln unter dem Zopf senkrecht von oben in den Haargummi, um den Zopf von unten zu stützen.

3 Na, sieht doch gleich viel frischer und vitaler aus, oder?

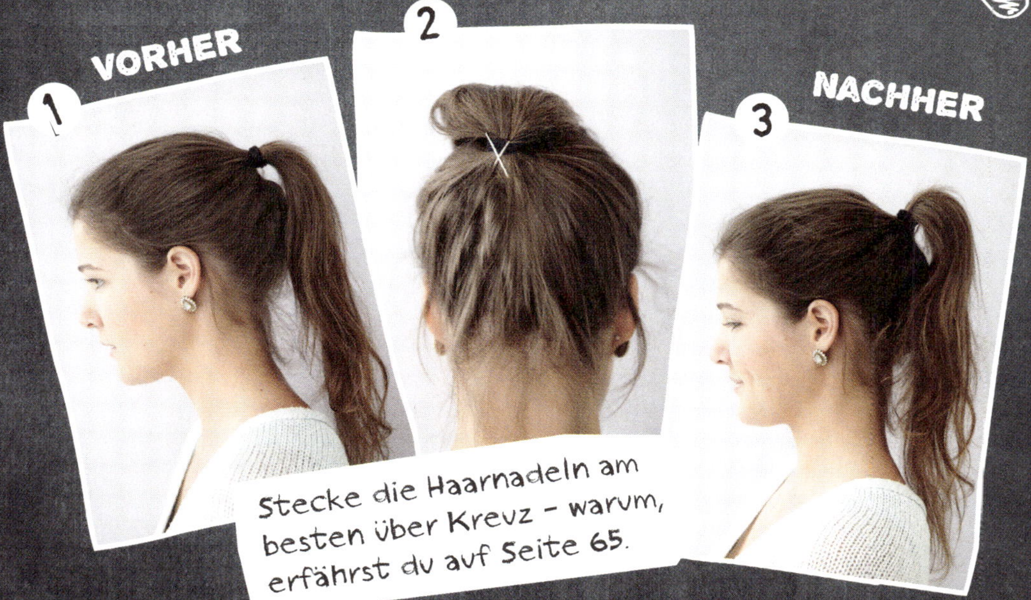

Stecke die Haarnadeln am besten über Kreuz – warum, erfährst du auf Seite 65.

25 Anti-Augenknitter

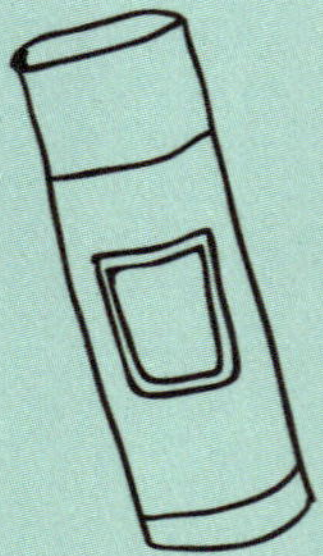

Ist deine Haut unter den Augenwinkeln auch manchmal trocken und zerknittert wie Papier? Ein, zwei Tropfen Mandelöl sind eine schnelle Sofortpflege. Am besten natürlich in Bio-Qualität.

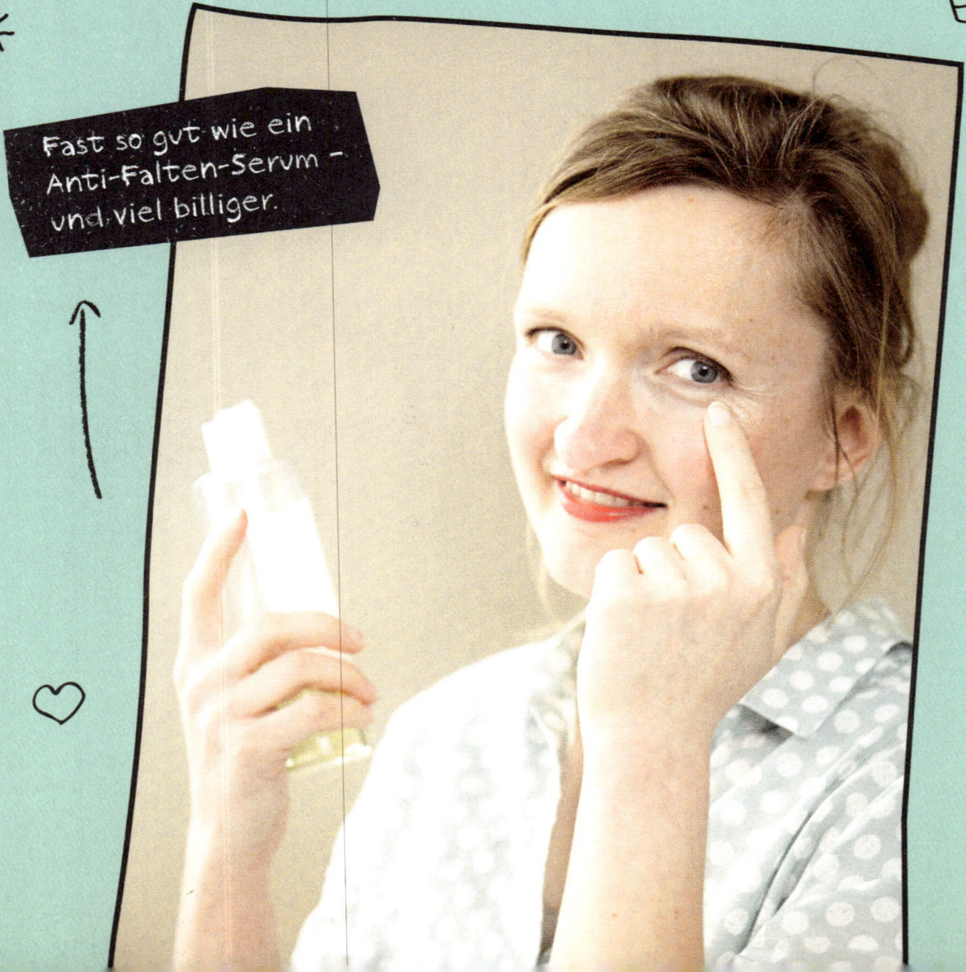
Fast so gut wie ein Anti-Falten-Serum – und viel billiger.

Winterkälte

26

Kälte? Das bedeutet besonderen Stress für die Hautpartien, die ungeschützt Wind und Wetter ausgesetzt sind. Du kannst deine empfindliche Gesichtshaut mit einer reichhaltigen Creme schützen. Vertausche also einfach deine Tages- und Nachtcreme, benutze die Nachtcreme am Tage! Nachtcreme ist meist fetthaltiger als Tagescreme, dieses Fett schützt die Haut. Damit deine gewohnte Dosierung von Fett- und Feuchtigkeitspflege nicht durcheinandergerät, ist der Tausch der Cremesorten die perfekte Lösung.

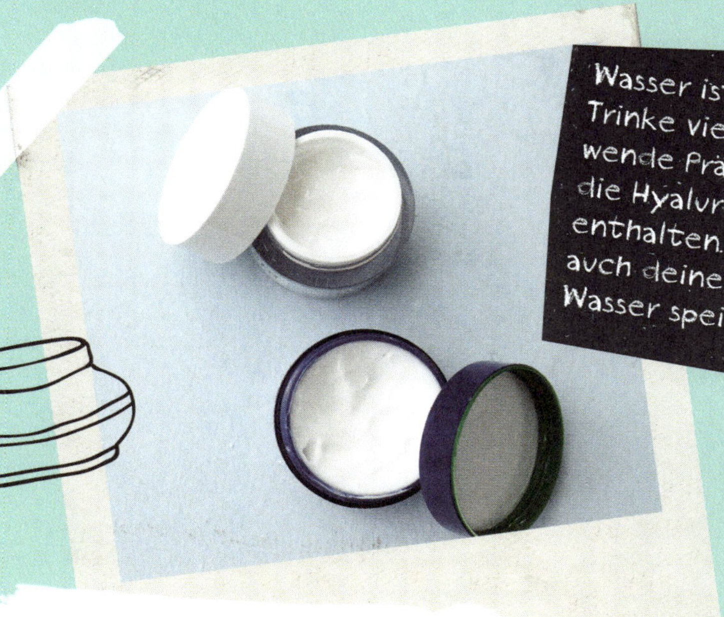

Wasser ist wichtig! Trinke viel und verwende Präparate, die Hyaluronsäure enthalten. So kann auch deine Haut viel Wasser speichern.

Beginne mit der Sonderpflege, sobald du im Herbst die Heizung anschaltest.

Nach dem Auftragen der Eiweißmaske wirst du ein leichtes Spannen auf der Haut spüren – das ist der Lifting-Effekt!

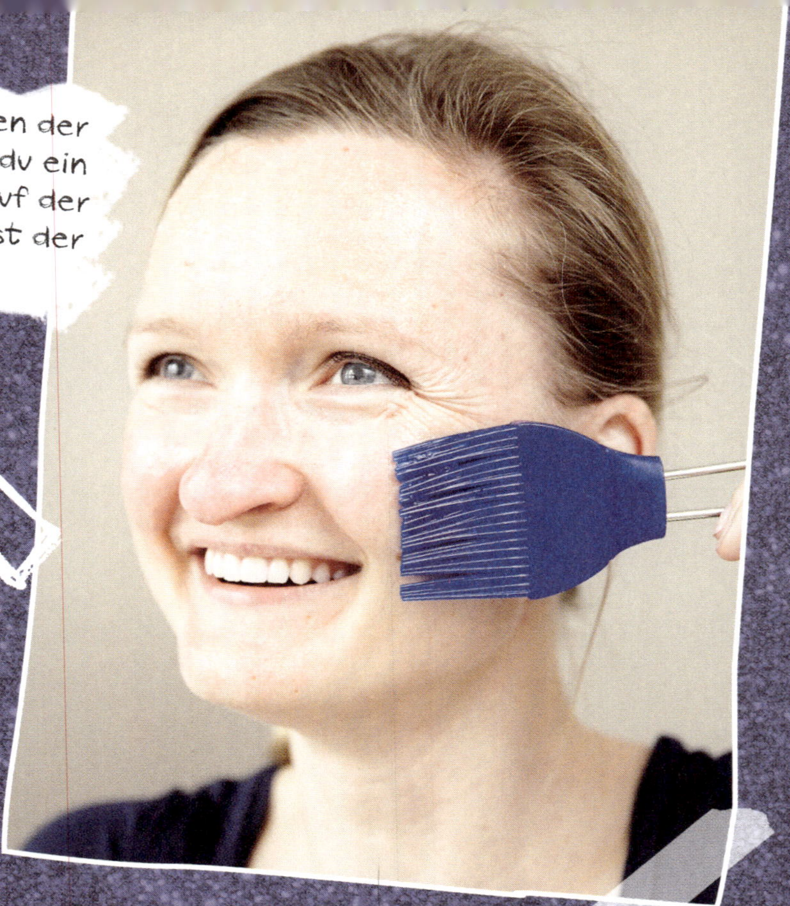

Blitz-Lifting

27

Du siehst müde aus, willst aber noch ausgehen und tipptopp-frisch wirken? Verquirle ein ganz frisches Bio-Eiweiß und trage es auf dein Gesicht auf. Nach 10 Minuten abspülen und das Gesicht wie gewohnt eincremen.

Frischekick-Gesichtswasser

28

Dieses selbst gemachte Gesichtswasser erfrischt die Haut und sorgt mit seinem Zitrusaroma für gute Laune: Lass ein Stück Schale einer Bio-Zitrone für ein paar Stunden im Kühlschrank in kaltem Wasser ziehen, dann die Schale herausfischen – fertig. Es hält sich dort abgedeckt maximal drei Tage.

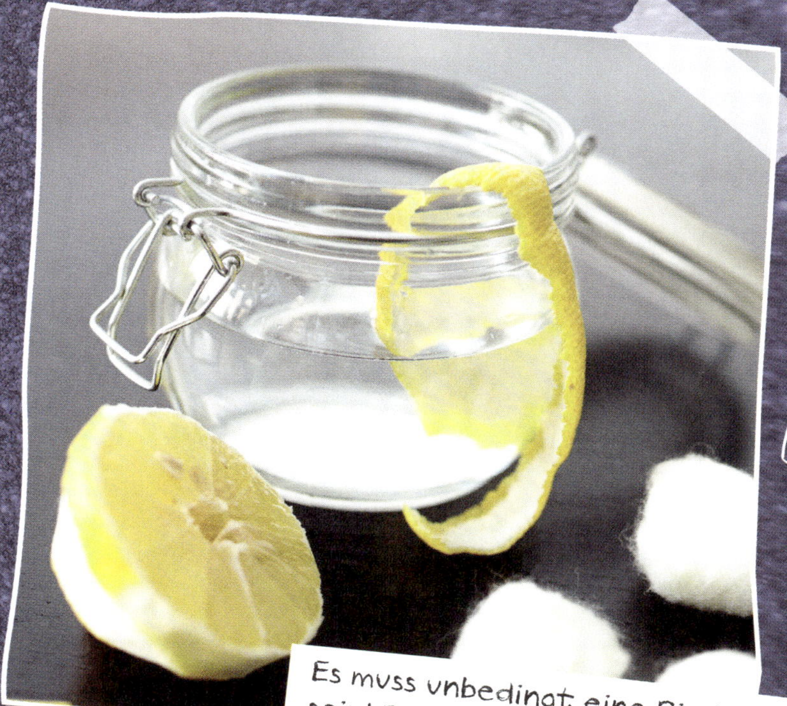

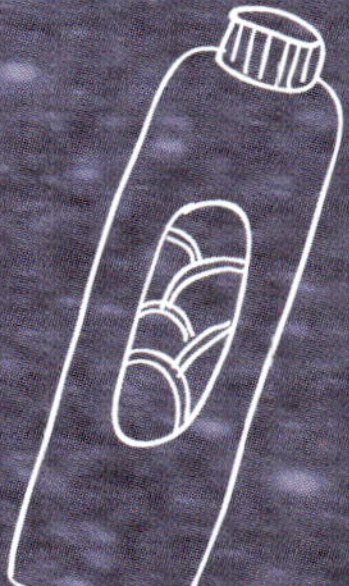

Es muss unbedingt eine Bio-Zitrone sein! Bei den anderen wird die Schale mit Chemikalien und Wachsen behandelt.

29 REINEMACHEN

Super Salbei-Kompresse gegen unreine Haut: Koche aus 1 Teebeutel oder 1 TL losem Salbeitee und 3 Tassen Wasser einen Salbeisud. 10 Minuten ziehen lassen, dann abseihen. Lasse den Tee etwas abkühlen, sodass er zwar noch ziemlich warm, aber angenehm auf der Haut ist. Tauche einen Waschlappen oder ein kleines Handtuch hinein und wringe es aus. Tuch aufs gereinigte Gesicht legen, Mund und Nase dabei aussparen. Für ein paar Minuten ausspannen. Nach dieser Vorbehandlung kannst du Mitesser entfernen, eine Maske auflegen oder dein Gesicht gut eincremen.

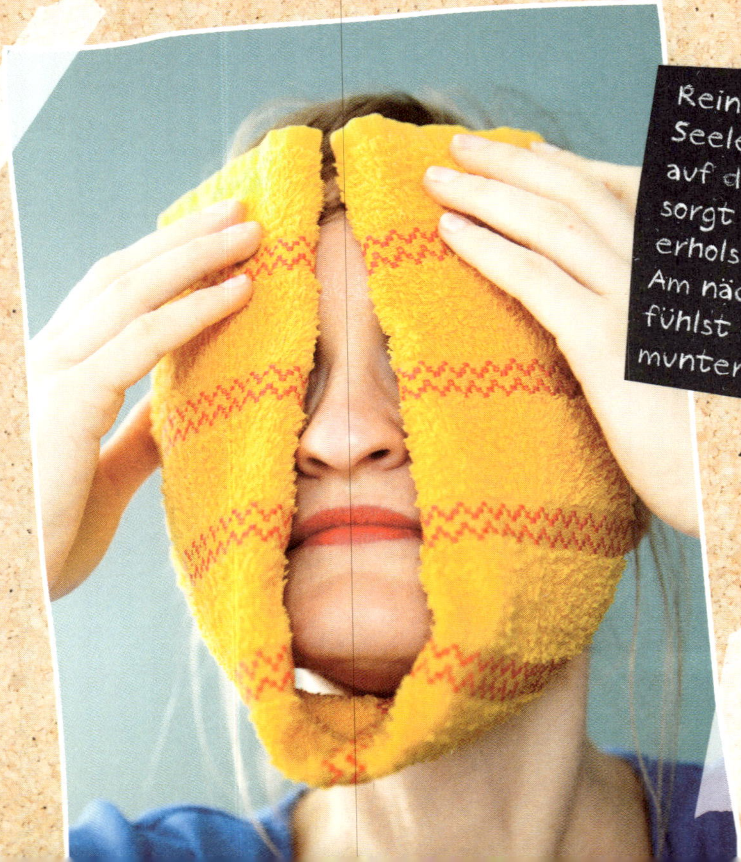

Reinemachen für die Seele: Lavendelöl auf dem Kopfkissen sorgt für tiefen, erholsamen Schlaf. Am nächsten Morgen fühlst du dich putzmunter!

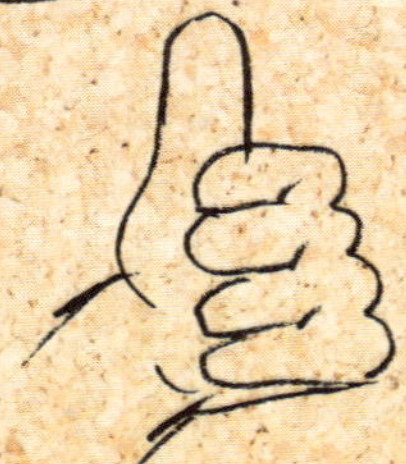

KEIN AUA 30

Du kannst deine Augenbrauen ohne Schmerzen zupfen, wenn du sie vorher kurz mit einem Eiswürfel betäubst. Zupfe am besten abends. Erstens ist man dann etwas schmerzunempfindlicher, zweitens hat die gereizte Haut über Nacht Zeit, sich zu beruhigen.

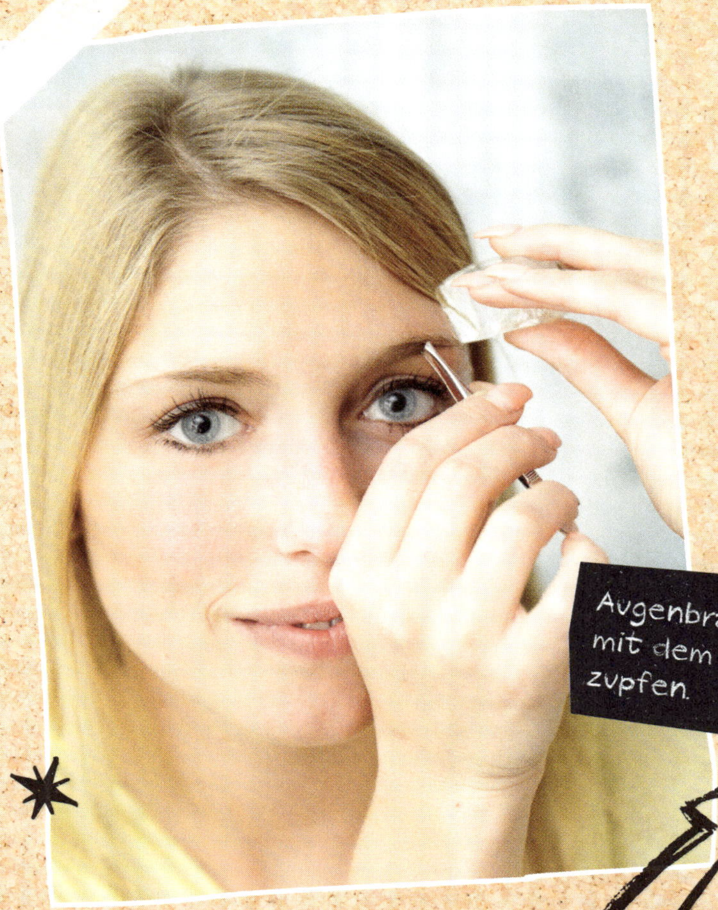

Augenbrauen immer mit dem Strich zupfen.

31 Gegen unreine Haut

Reinigungsmaske für Selbermacher: Löse 1 Würfel Hefe in so viel warmer Milch auf, dass eine geschmeidige Paste entsteht. Streiche die Maske aufs gereinigte Gesicht. Nach 20 Minuten Einwirkzeit wäschst du sie sanft mit viel warmem Wasser ab. Anschließend eincremen.

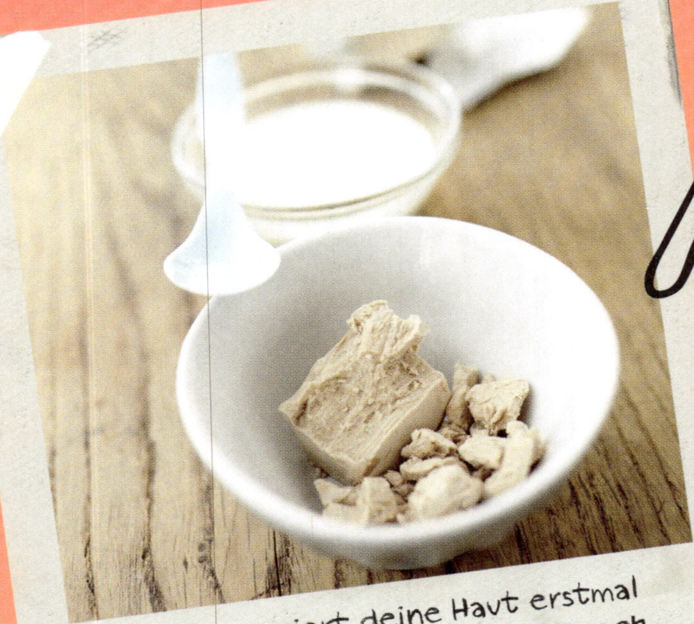

Vielleicht reagiert deine Haut erstmal heftig und sie „blüht" auf. Aber danach wird das Hautbild deutlich besser!

PICKEL-PROBLEME? 32

Erdbeermaske gegen Pickel: Zerdrücke 3 Bio-Erdbeeren mit der Gabel, vermische sie mit 2 EL Quark und gib einen kleinen Spritzer Mandel- oder auch Olivenöl hinzu. Aufs gereinigte Gesicht auftragen, 20 Minuten einwirken lassen, abwaschen. Schön!

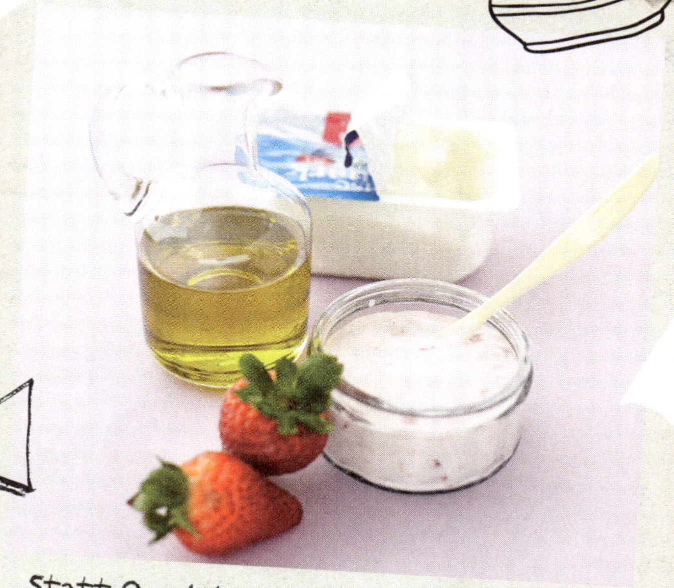

Statt Quark kannst du auch Joghurt nehmen, dann wird die Maske allerdings ein bisschen dünnflüssiger.

33 Ein Tuch, das hält

Ein Tuch oder einen Stoffschal einmal um den Kopf wickeln, verknoten, fertig? Denkste! Bei den meisten Kopfformen rutscht es so sofort nach hinten.

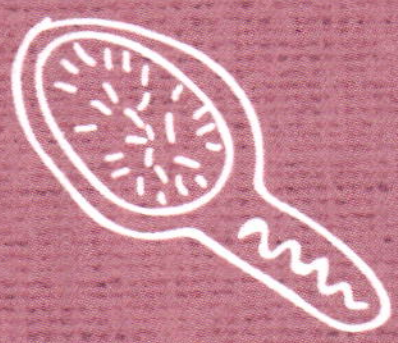

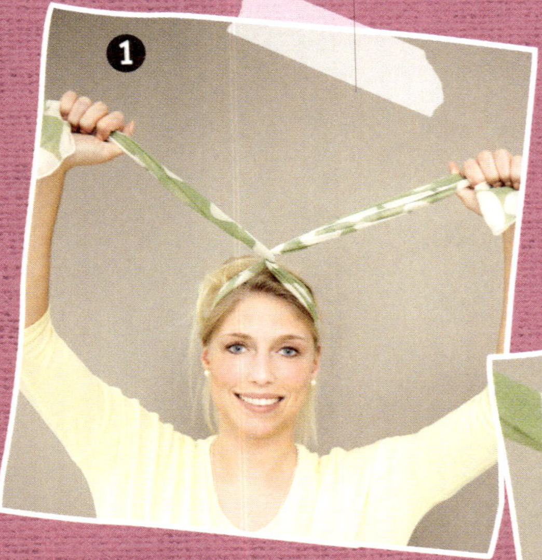

1 Der Trick: Verdrehe beide Enden des Schals vorne umeinander, sodass das von links kommende Schalende zurück nach links hinten geht und das rechte Ende dementsprechend nach rechts hinten.

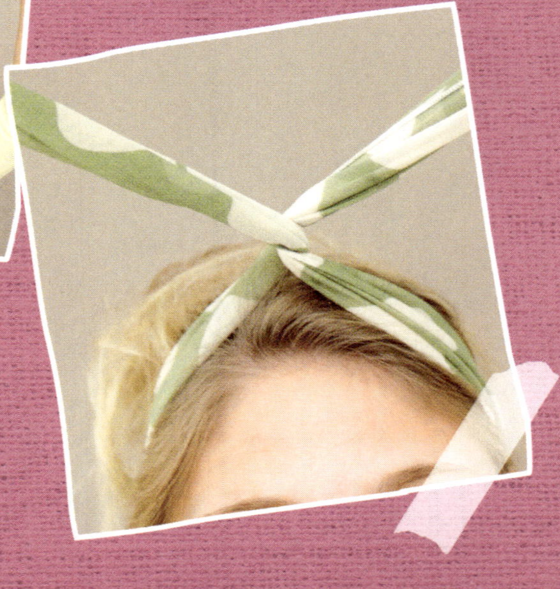

2 Die Enden hinten verknoten. Durch den Zug hält sich der Schal nun selbst schön straff, ohne nach hinten zu rutschen.

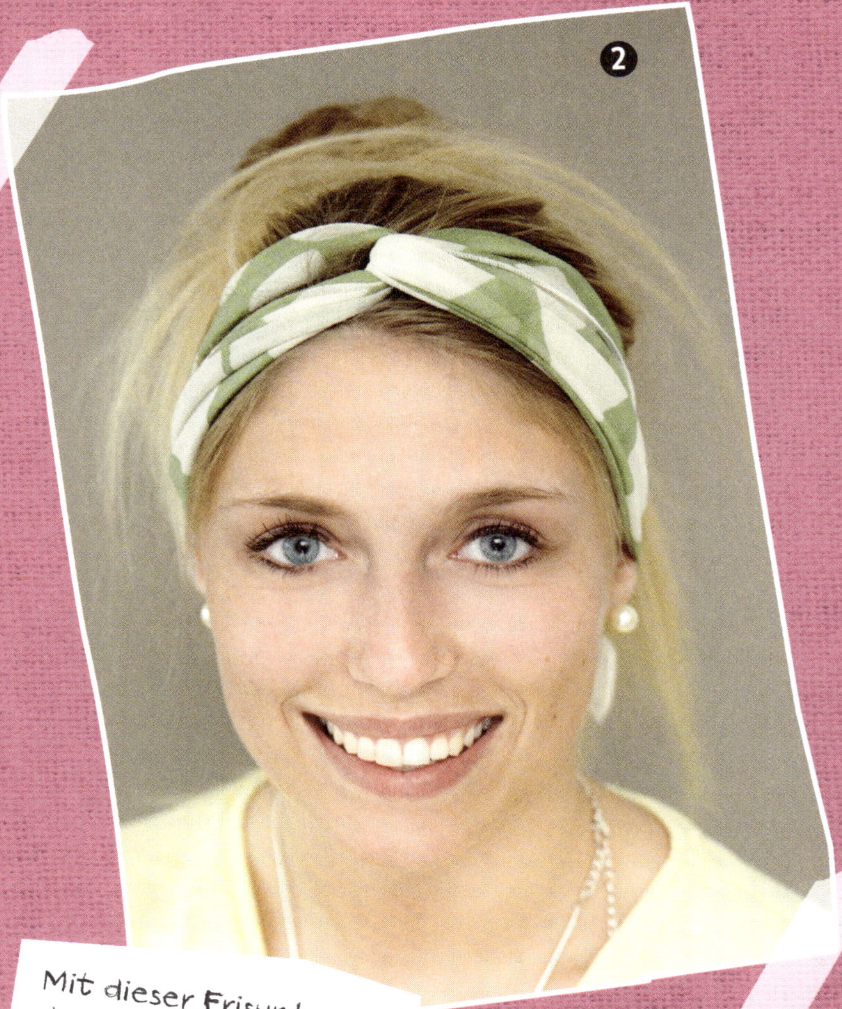

Mit dieser Frisur kannst du prima fettige Ansätze kaschieren. Damit „bad hair days" nicht zu „bad mood days" werden!

34 Perfektes Peeling

Gib 1 EL heißes Wasser auf 3 EL gemahlene Mandeln, füge 1 EL Sahne und etwas Honig hinzu – fertig ist das sanfte Peeling mit einer Extraportion Pflege.

… und wenn etwas übrig bleibt, kannst du es einfach aufessen.

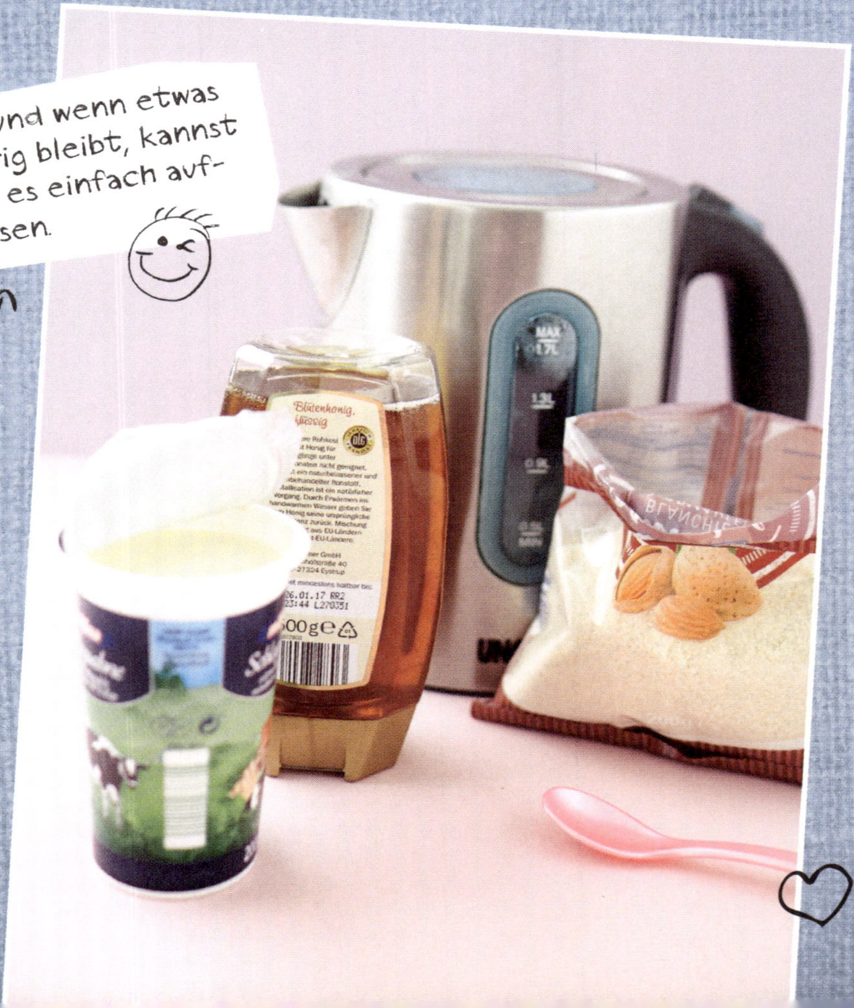

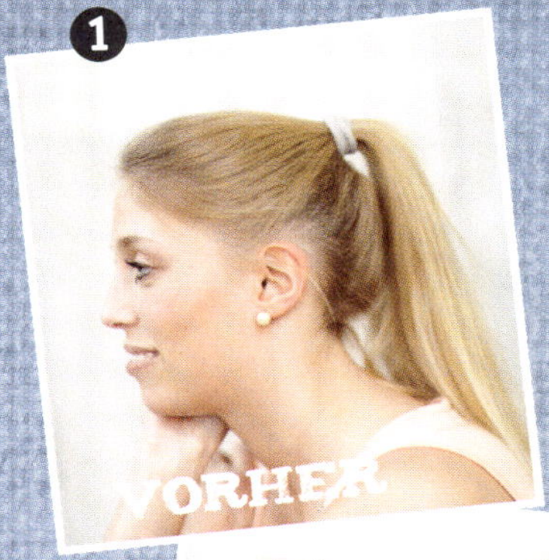

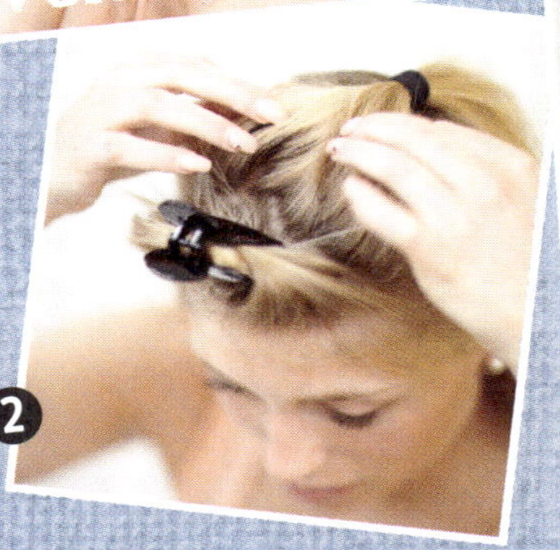

Wer doch Fan der klassischen Variante, des Toupierens, ist, findet auf Seite 37 einen Tipp dazu.

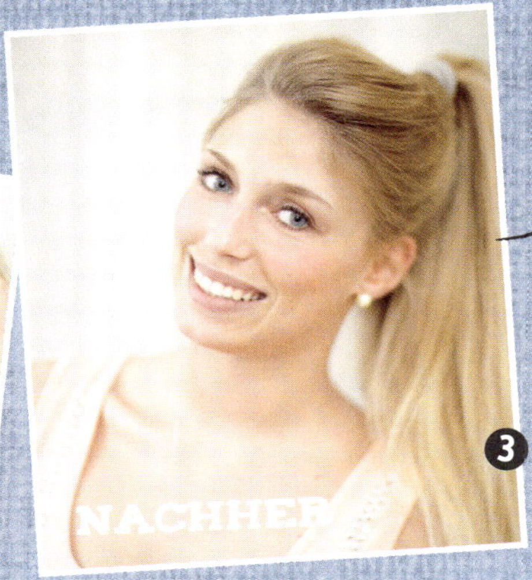

35 MEHR VOLUMEN

Um einen Zopf mit einem schön gewölbten Oberkopf zu bekommen, musst du deine Ansätze nicht unbedingt toupieren. Teile zuerst eine Haarpartie ganz vorn von Ohr zu Ohr ab und lege sie mit einer Klammer still. Nun nimmst du die darunterliegende Haarpartie und teilst sie wieder von Ohr zu Ohr ab. Mit einem kleinen Zopfgummi möglichst straff zusammenbinden. Ziehe dann die Haare am Ansatz wieder etwas aus dem Gummi heraus, sodass sich am Oberkopf ein kleiner Hügel aus Haaren ergibt. Die stillgelegte Ponypartie darüberlegen und alle Haare zusammen zu einem Pferdeschwanz oder Zopf binden.

HAAR-DONUT

36

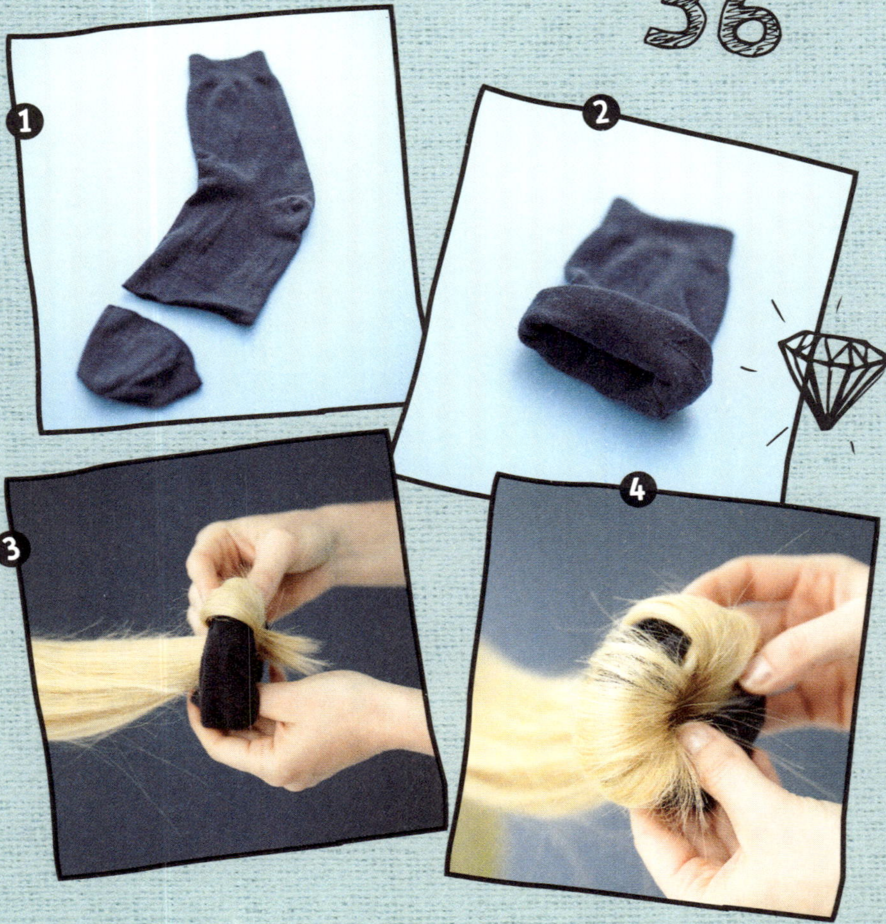

Viel einfacher als mit einem gekauften Haar-Donut klappt ein üppiger Dutt mit einer Männersocke (bei dünnen Haaren geht auch eine Damensocke): Das Zehenteil abschneiden, sodass ein Schlauch entsteht, dann vom abgeschnittenen Ende her zu etwa zwei Dritteln aufrollen.

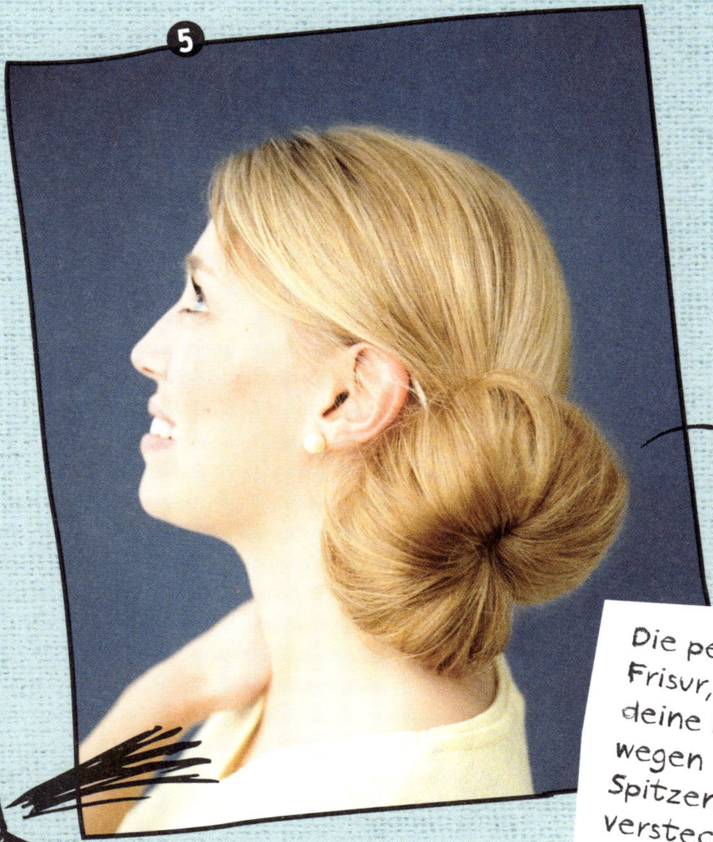

Die perfekte Frisur, wenn du deine Haarspitzen wegen versäumten Spitzenschneidens verstecken möchtest!

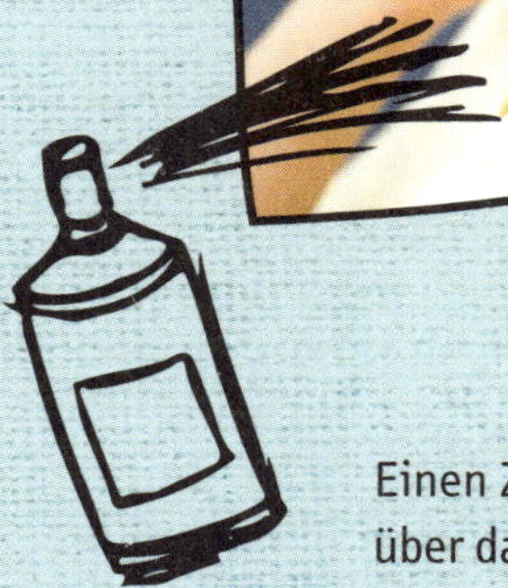

Einen Zopf machen. Den Sockenschlauch mit dem Bündchen voran über das Ende des Zopfes stülpen – das aufgerollte Ende der Socke befindet sich ganz hinten an den Haarspitzen. Die Haarspitzen ein paarmal um den Sockenschlauch wickeln, dabei die Haare möglichst gleichmäßig ringsherum verteilen. Socke weiter aufrollen. Dabei rollen sich die Haare mit auf. Rollen, rollen, rollen ... bis du am Zopfgummi angelangt bist. Das Meisterwerk mit ein paar Haarnadeln sichern.

Strahlendes Blond 37

Für eine selbst gemachte Kamillenspülung für naturblonde Haare kochst du einen Tee aus ½ Tasse getrockneten echten Kamillenblüten (aus der Apotheke oder dem Internet) und 1 l Wasser. Ganze Kamillenblüten sind zwar wirkungsvoller, notfalls gehen aber auch 3 Kamillenteebeutel aus dem Supermarkt. Den Tee auf eine angenehme Temperatur abkühlen lassen und das gewaschene Haar damit spülen. Nicht ausspülen.

Viel hilft viel! Für optimale Ergebnisse wende die Spülung über dem Waschbecken an: Stöpsel rein und mit einem Becher den aufgefangenen Tee mehrmals übers Haar gießen!

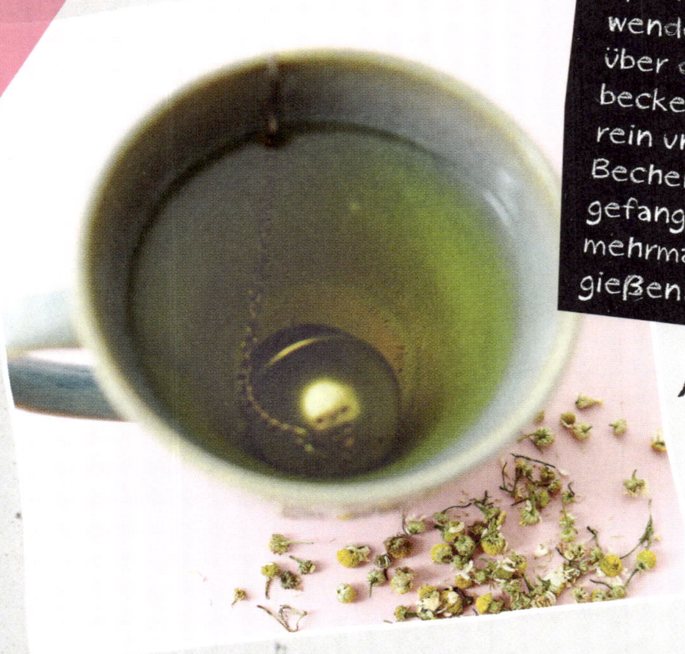

38 DER 1:0-FÜR-BRÜNETT-TEE

Brünette kochen aus 3–4 Teebeuteln (oder 4 TL) Schwarztee auf 1 l Wasser einen Tee und lassen ihn 20 Minuten ziehen. Im handtuchtrockenen Haar verteilen, 30 Minuten einwirken lassen, dann ausspülen. Nicht in gefärbtem oder getöntem Haar anwenden!

Bei trockenen Haaren kannst du noch einen Schuss Olivenöl zur Spülung geben.

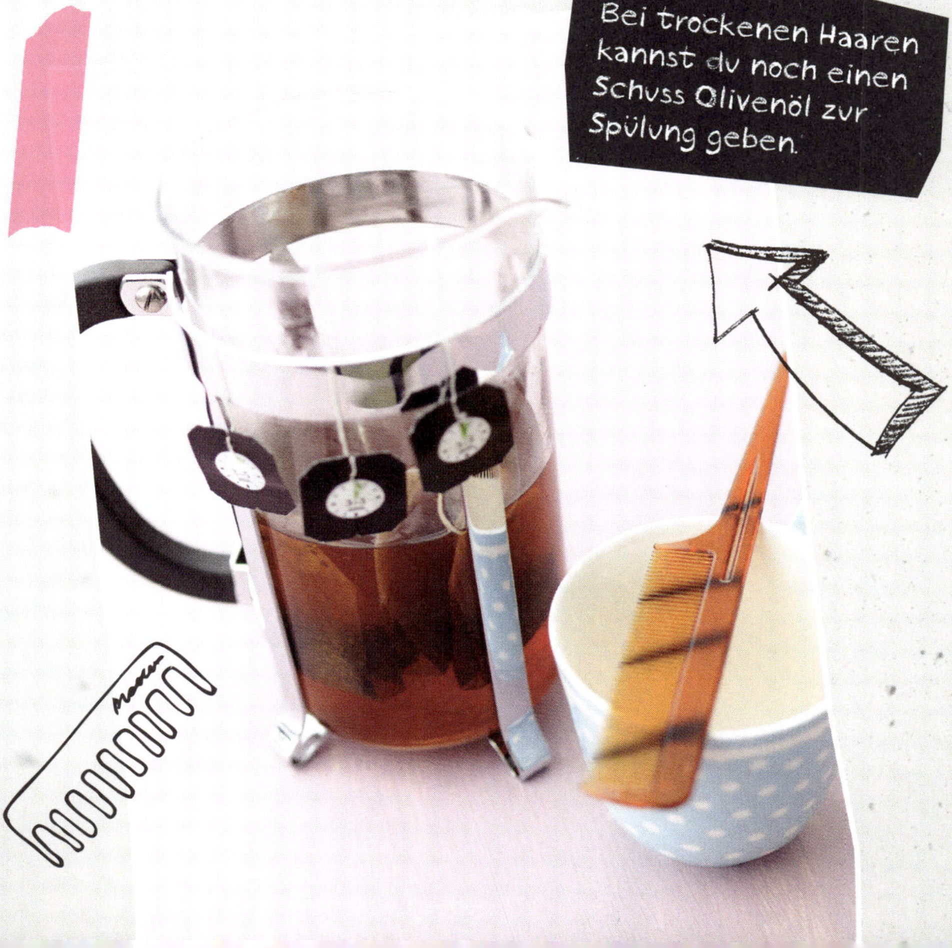

Pflegespülung für feines Haar

39

4 EL Leinsamen in ½ l Wasser 20–30 Minuten kochen. Danach durch ein Sieb abgießen (du brauchst den Sud, nicht die Samen!); da der Sud zäh ist, musst du mit einem Löffel nachhelfen. Mit etwas kaltem oder lauwarmem Wasser auf eine angenehme Temperatur und in eine gießfähige Konsistenz bringen. Die Haare damit spülen. Am besten die Spülung wieder auffangen und mehrmals über den Kopf gießen (siehe Seite 54). Nicht ausspülen!

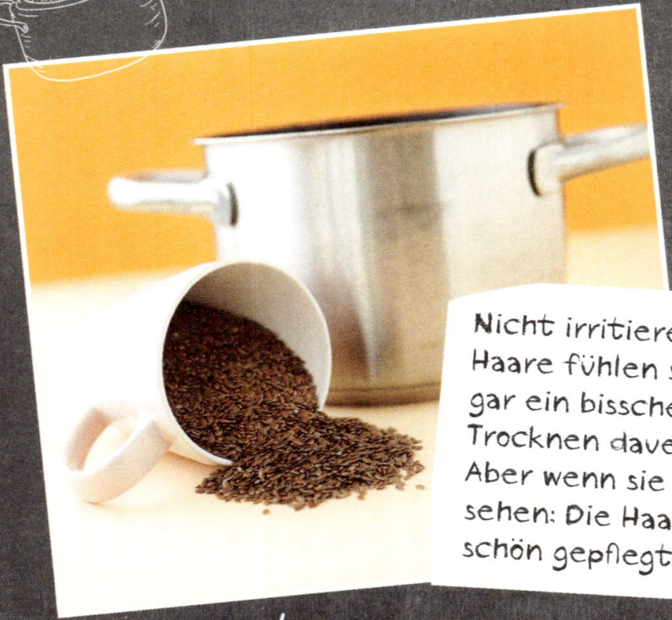

Nicht irritieren lassen: Die nassen Haare fühlen sich ungewohnt, ja sogar ein bisschen schleimig an und das Trocknen dauert länger als gewohnt. Aber wenn sie trocken sind, wirst du sehen: Die Haare sind griffiger und schön gepflegt.

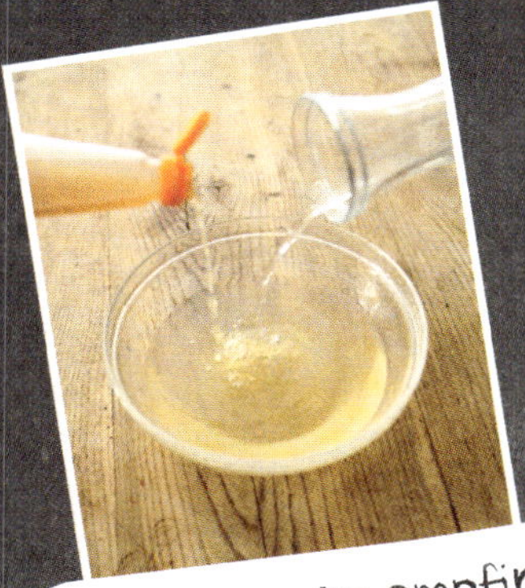

40 Haar-Glanz

Wenn du sehr empfindliche Kopfhaut hast, beginne mit einem kleineren Anteil Essig (5 % Säure) und steigere ihn, wenn es sich gut anfühlt.

Sehr kalkhaltiges Leitungswasser macht die Haare oft stumpf und glanzlos, manchmal juckt sogar die Kopfhaut. Apfelessig bringt den pH-Wert wieder ins Gleichgewicht. 2 l warmes Wasser ins Waschbecken einlassen, ca. 4 EL Apfelessig hinzufügen und Haare nach dem Waschen damit spülen. Nicht ausspülen – der Essiggeruch verfliegt schnell.

41 Essig gegen Pickel

Essig kann noch mehr: Verdünne Apfelessig mit Wasser im Verhältnis 1:1 und tupfe es mit einem Wattestäbchen auf den Pickel. Der Pickel wird auf diese Weise ausgetrocknet. Ruhig mehrmals im Abstand von ein paar Stunden anwenden.

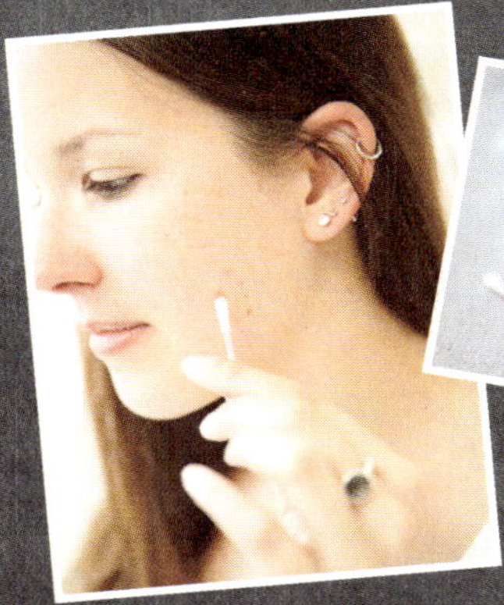

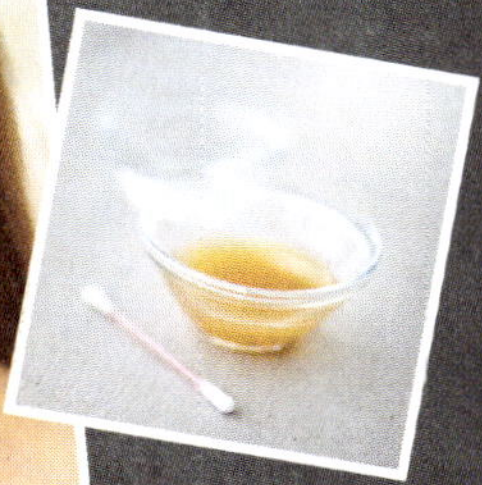

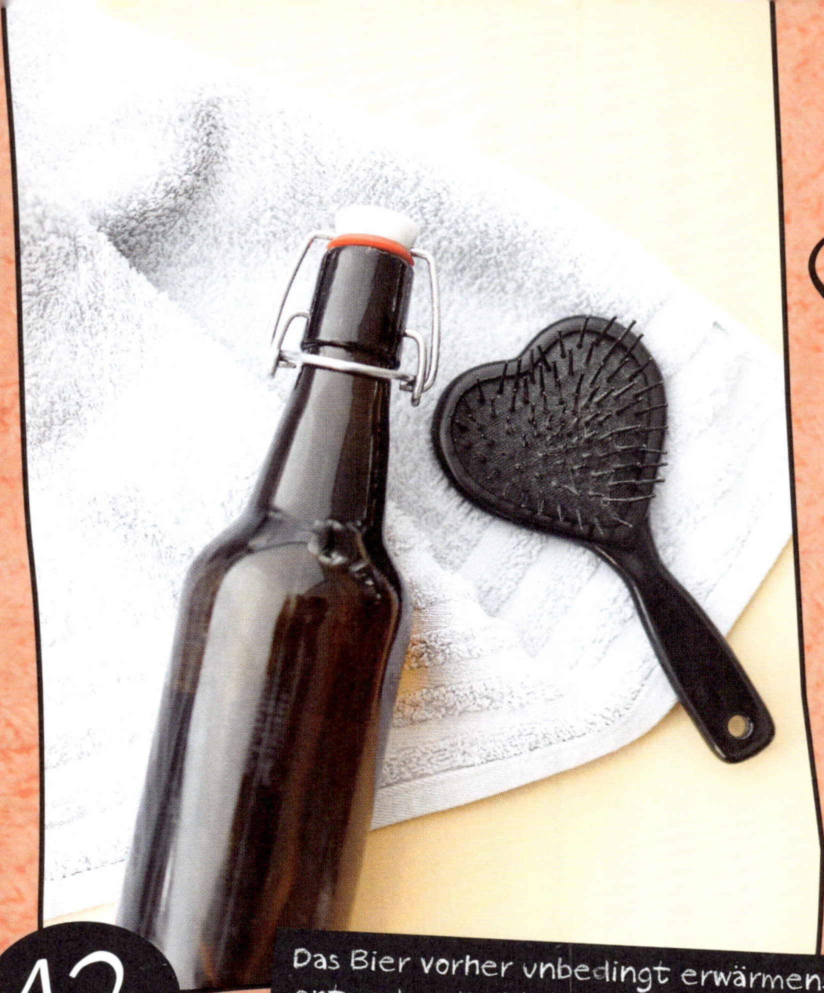

42

Das Bier vorher unbedingt erwärmen: entweder die Flasche auf die Heizung stellen oder ins Wasserbad.

PROST!

Bitte ein Bier! ... nein, nicht zum Trinken, sondern als Haarfestiger. Einfach nach der Haarwäsche ins handtuchtrockene Haar geben und nicht wieder ausspülen. Der Geruch verfliegt, es bleiben Festigkeit und Glanz.

SPLISSSCHNITT

43

So erwischst du (fast) jede spröde Spitze: Die trockenen Haare partienweise drehen und einmal sanft gegen den Strich streichen. Die abstehenden Haarspitzen abschneiden.

Spaß macht das zusammen mit einer Freundin – wie in Teenager-Tagen!

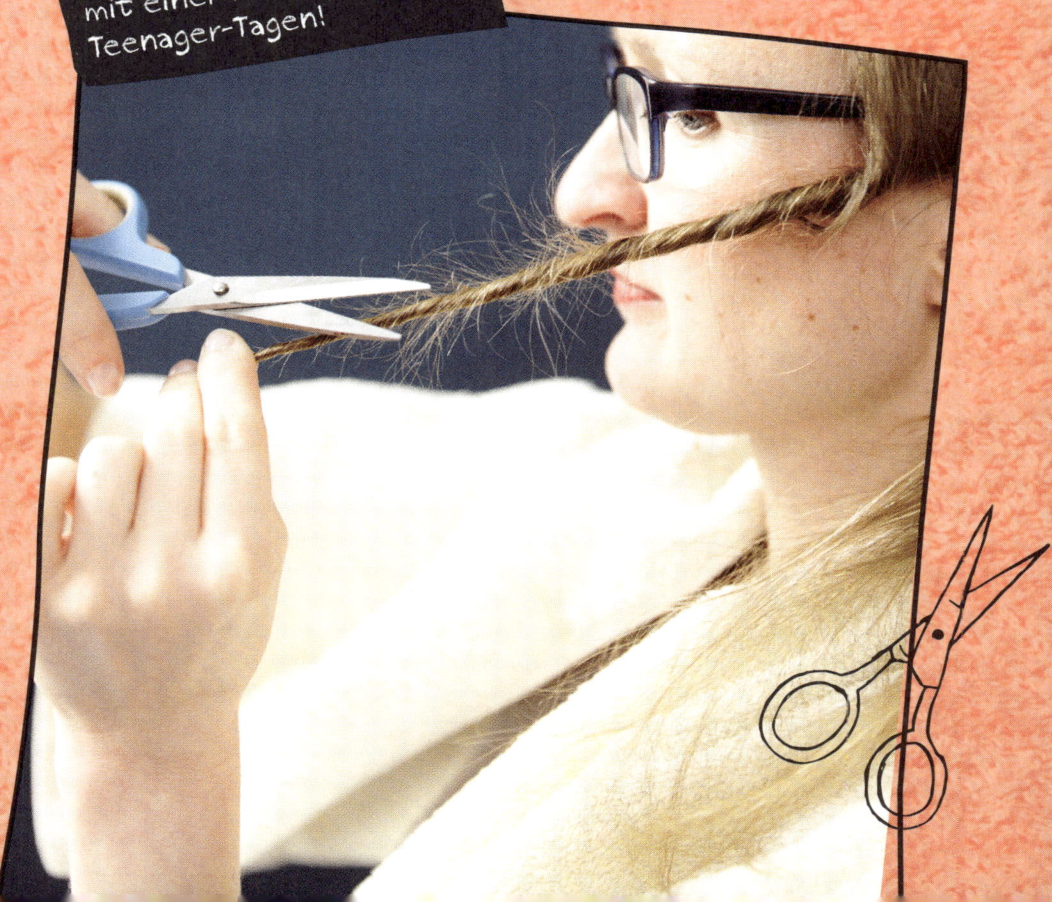

Günstiges Trockenshampoo 44

Statt handelsüblichem Trockenshampoo nimmst du Babypuder! Das bekommst du gleich in einem praktischen Streuer, der die Haare nur dünn bepudert: Die fettigen Haaransätze bestäuben, einwirken lassen (am besten über Nacht) und gut ausbürsten.

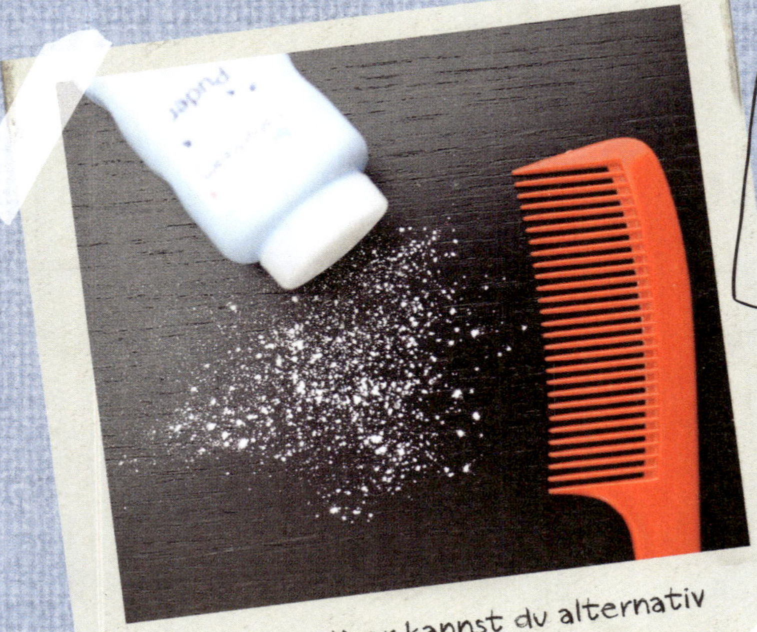

Bei dunklem Haar kannst du alternativ auch Kakaopulver verwenden!

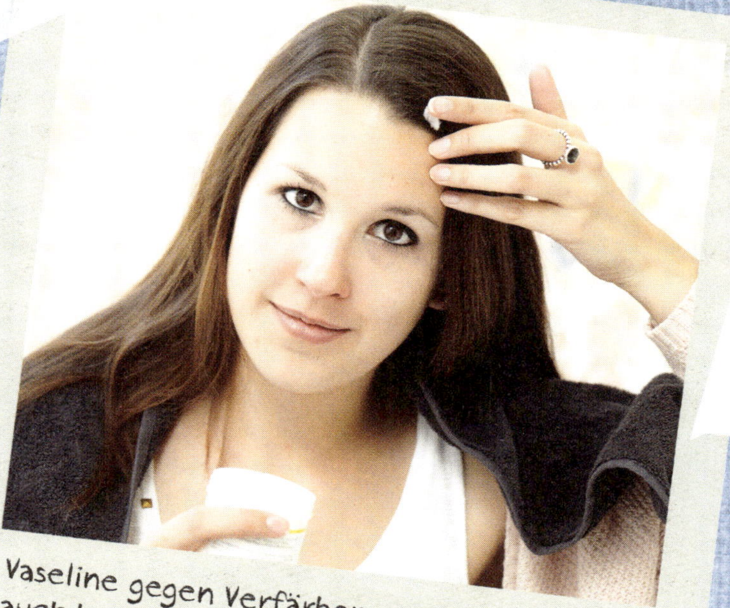

Vaseline gegen Verfärben – das funktioniert auch beim Nägellackieren, wie du auf Seite 72 nachlesen kannst.

45

Schutz-streifen

Beim Haarefärben oder -tönen bekommt die Haut rings um den Haaransatz oft mal eine Portion Farbe ab. Creme daher die Partie großzügig und dick mit Vaseline ein. Die Farbpatzer lassen sich zum Schluss mitsamt der Vaseline mit einem Wattepad abnehmen.

FLIEGENDE HAARE

46

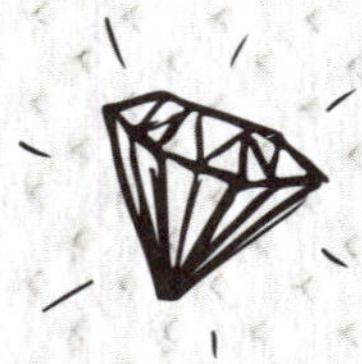

Gib ein wenig Creme auf deine Handflächen und streiche mit ihnen glatt über deine statisch aufgeladenen Haare. Immer von oben nach unten streichen – nicht gegen den Strich oder gar rubbeln!

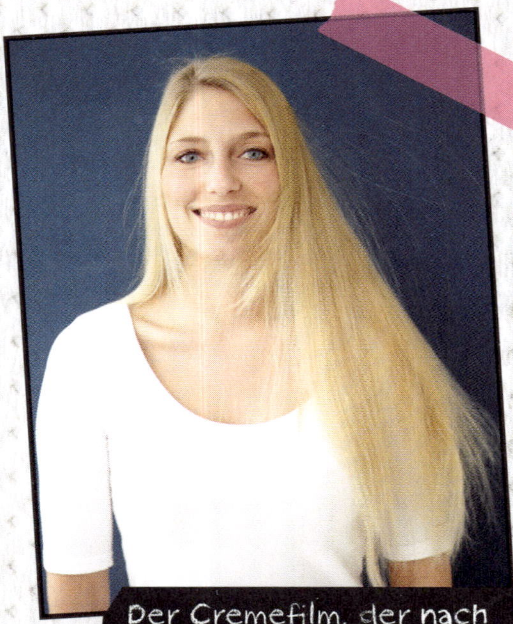

Der Cremefilm, der nach dem Händeeincremen übrig bleibt, genügt völlig.

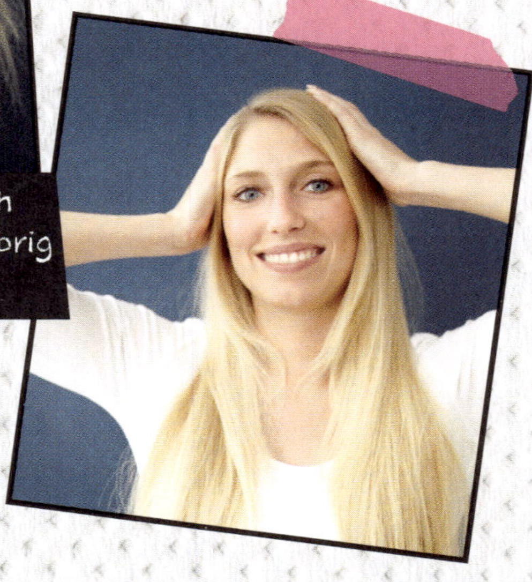

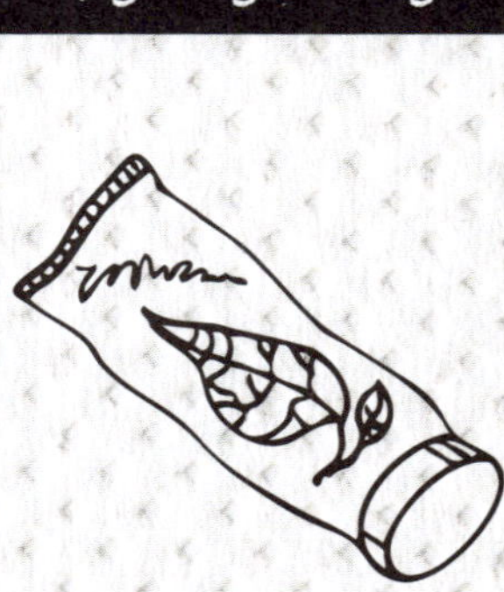

Wenn Socken locken …

47

Socken-Papilotten: Sieht lustig aus, ist bequem und macht Locken, während du schläfst. Das feuchte Haar partienweise auf Socken drehen (bei dickem Haar noch etwas Schaumfestiger dazu), Sockenenden verknoten … und dann gute Nacht!

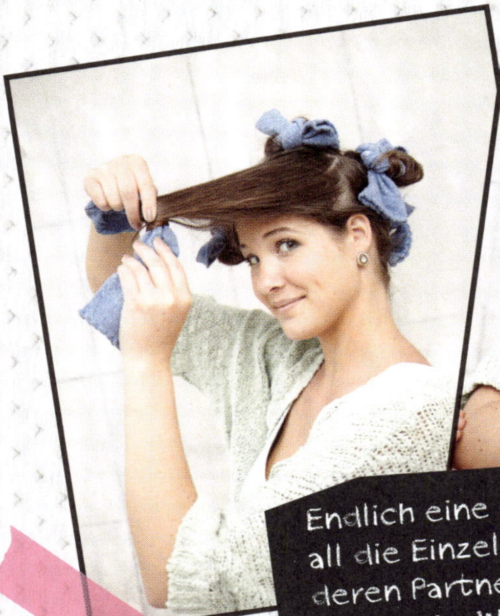

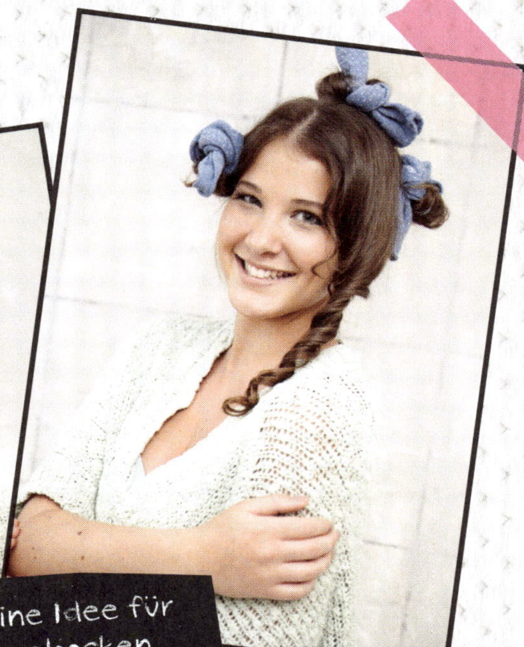

Endlich eine Idee für all die Einzelsocken, deren Partner irgendwann beim Waschen abhanden gekommen sind!

Romantisches Haarkränzchen 48

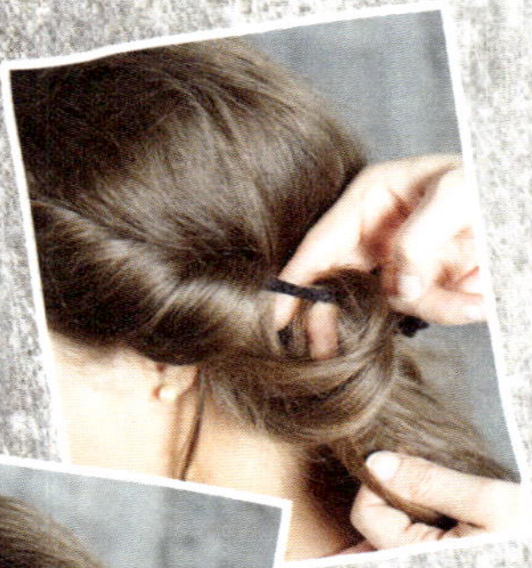

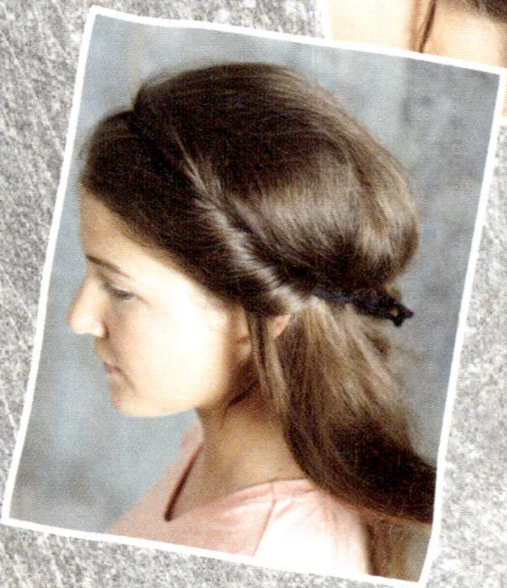

Festfrisur sweet & easy:
Lege dir ein Haarband um. Es kann vorne auf deiner Stirn liegen, dann erhält dein Look einen Hippie-Touch, oder in den Haaransatz geschoben werden. Im Nacken liegt das Band auf deinen Haaren. Nun teilst du seitlich – vorne am Gesicht beginnend – dünne Haarsträhnen unter dem Band ab und wickelst sie einmal über das Band. Die langen Haarenden nimmst du mit der nächsten Strähne zusammen und wickelst wieder. Auf diese Weise weiterarbeiten...

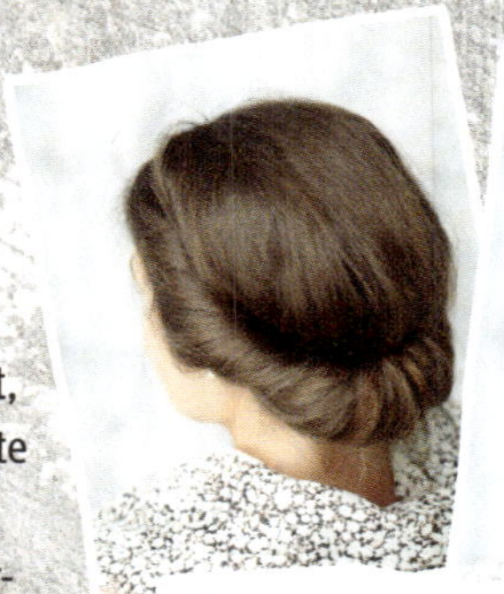

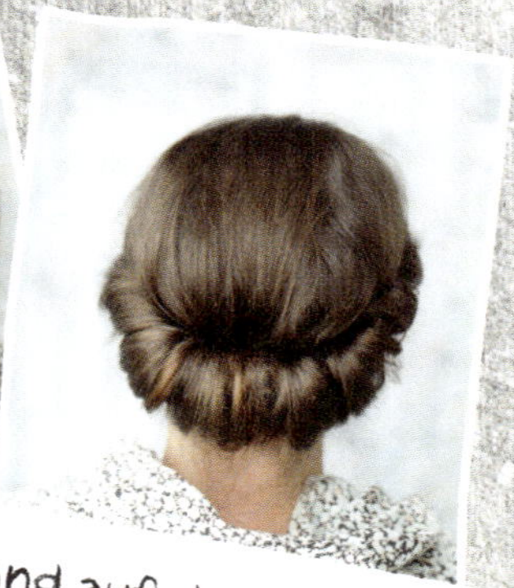

Wenn du im Nacken angekommen bist, wickelst du die Haare der anderen Seite genauso. Sind beide Seiten gewickelt, hängen im Nacken die restlichen Haarlängen herunter. Diese so lange um das Haarband wickeln, bis sie verschwunden sind. Mit Haarspray fixieren.

Das Haarband auf den Fotos ist übrigens aus der Strumpfhosenkordel von Seite 251 gemacht. Die Kordel einfach passend zuschneiden und die Enden verknoten.

Alternativ die Haarnadeln mit Haarspray besprühen, bevor du sie ins Haar steckst.

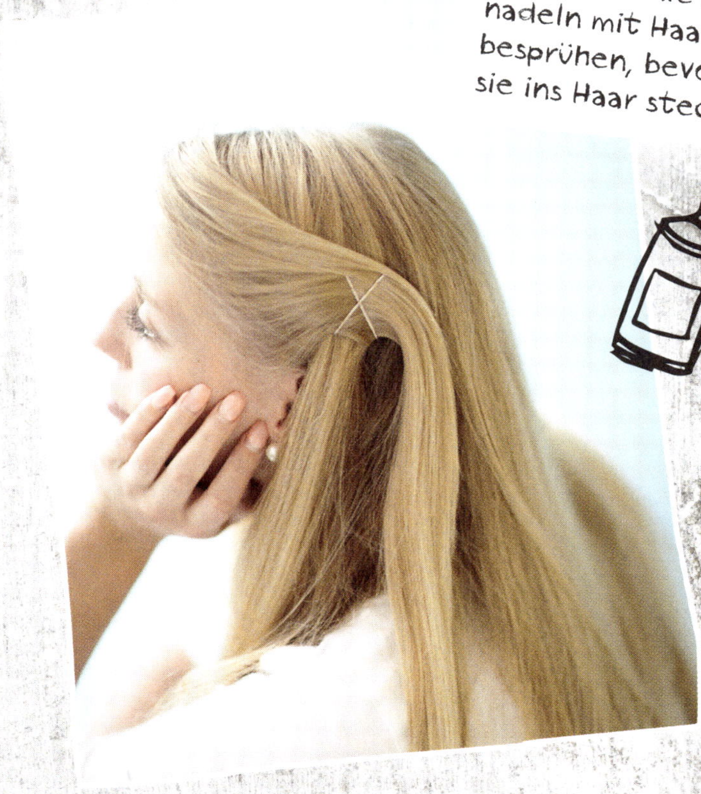

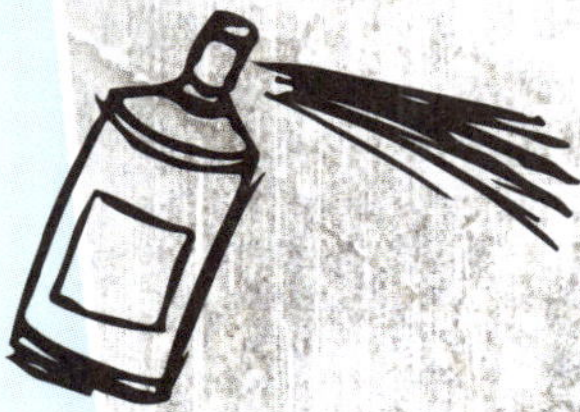

49 DAS KREUZ MIT DEN HAARNADELN

Haarnadeln machen sich gern mal selbstständig und rutschen aus dem Haar. Wenn du zwei über Kreuz steckst, passiert das nicht mehr.

50 Pickel austrocknen

Knoblauch hilft nicht nur gegen Vampire, sondern auch gegen Pickel! Reibe einfach mit der Schnittfläche einer halbierten Knoblauchzehe über den Pickel.

!

Am besten in einsamen Nächten anwenden oder an einem Couch-Potatoe-Tag: Eine gewisse Knobi-fahne lässt sich bei diesem Anti-Pickel-Hack nicht verleugnen …

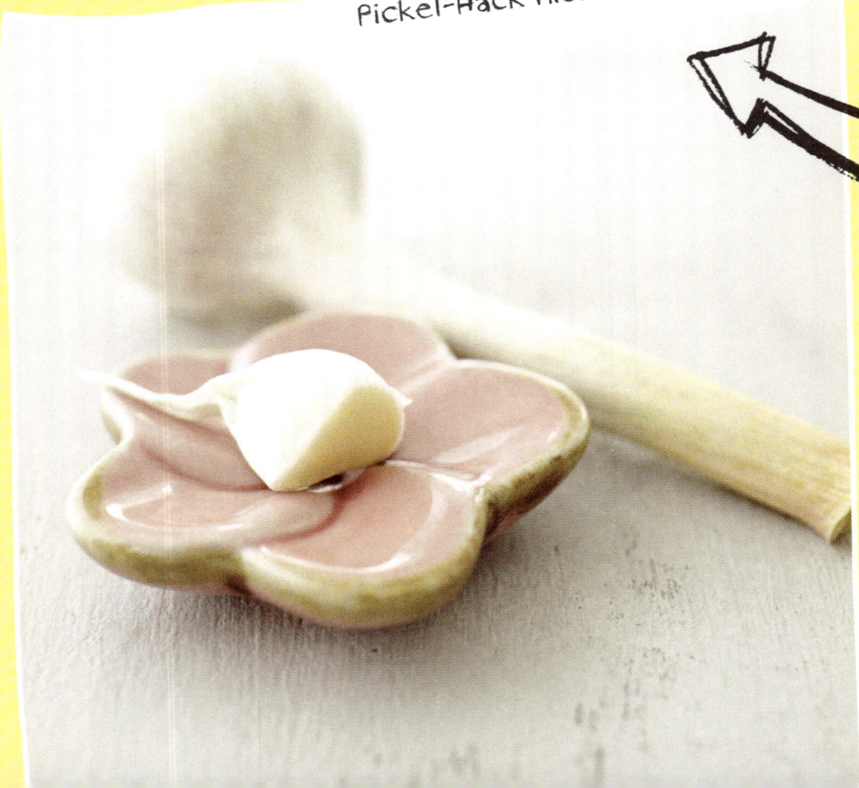

Aha!

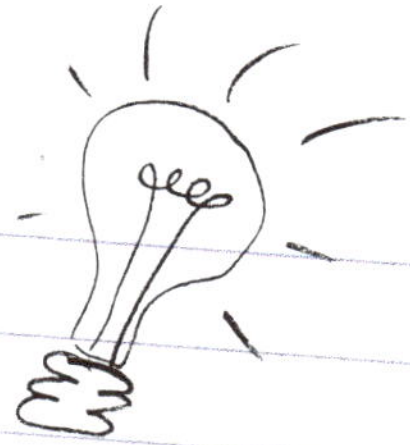

Augenbrauen-Pflege für Profis

Wo sollte die Augenbraue beginnen? Lege einen Kosmetikpinsel oder Kajalstift senkrecht an einen Nasenflügel an, der Stift sollte bis an die Braue reichen. Alle Härchen zwischen Stift und Nase müssen weg.

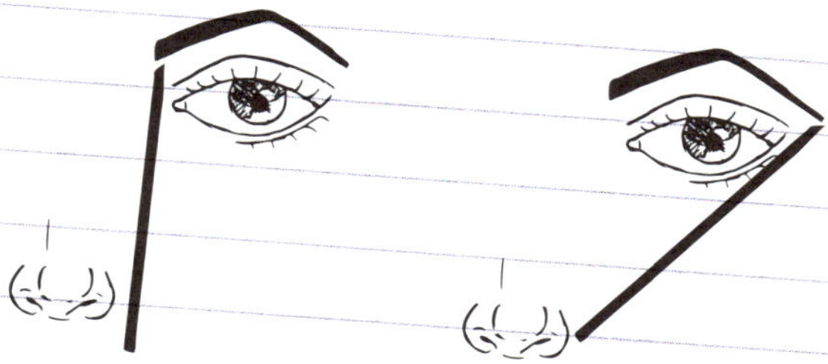

Und wo enden? Lege den Kajalstift wieder am Nasenflügel an und richte ihn auf deinen äußeren Augenwinkel. In Verlängerung dieser Linie sollte deine Braue enden. Macht die Braue dort eine überdeutliche Abwärtsbewegung, dürfen ältere Semester etwas mehr Braue am Ende wegzupfen. Sehr abschüssige Brauenformen lassen ältere Gesichter nämlich müde und leicht unfroh aussehen. Haare innerhalb der Braue, die durch ihre Länge aus der Reihe tanzen, stutzt du mit der Nagelschere. Nicht auszupfen (auch keine vereinzelten grauen Augenbrauenhaare!)! Schüttere Augenbrauen werden mit Augenbrauenstiften nachgestrichelt. Kräftigeren Brauen verleihst du mit Augenbrauengel Form und Farbe.

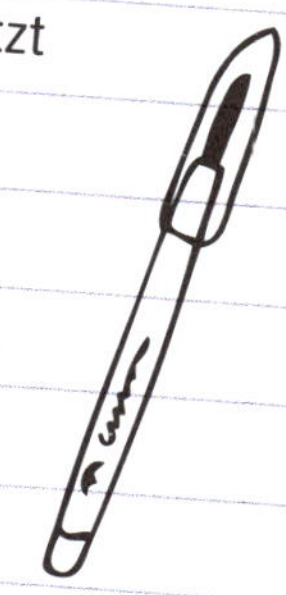

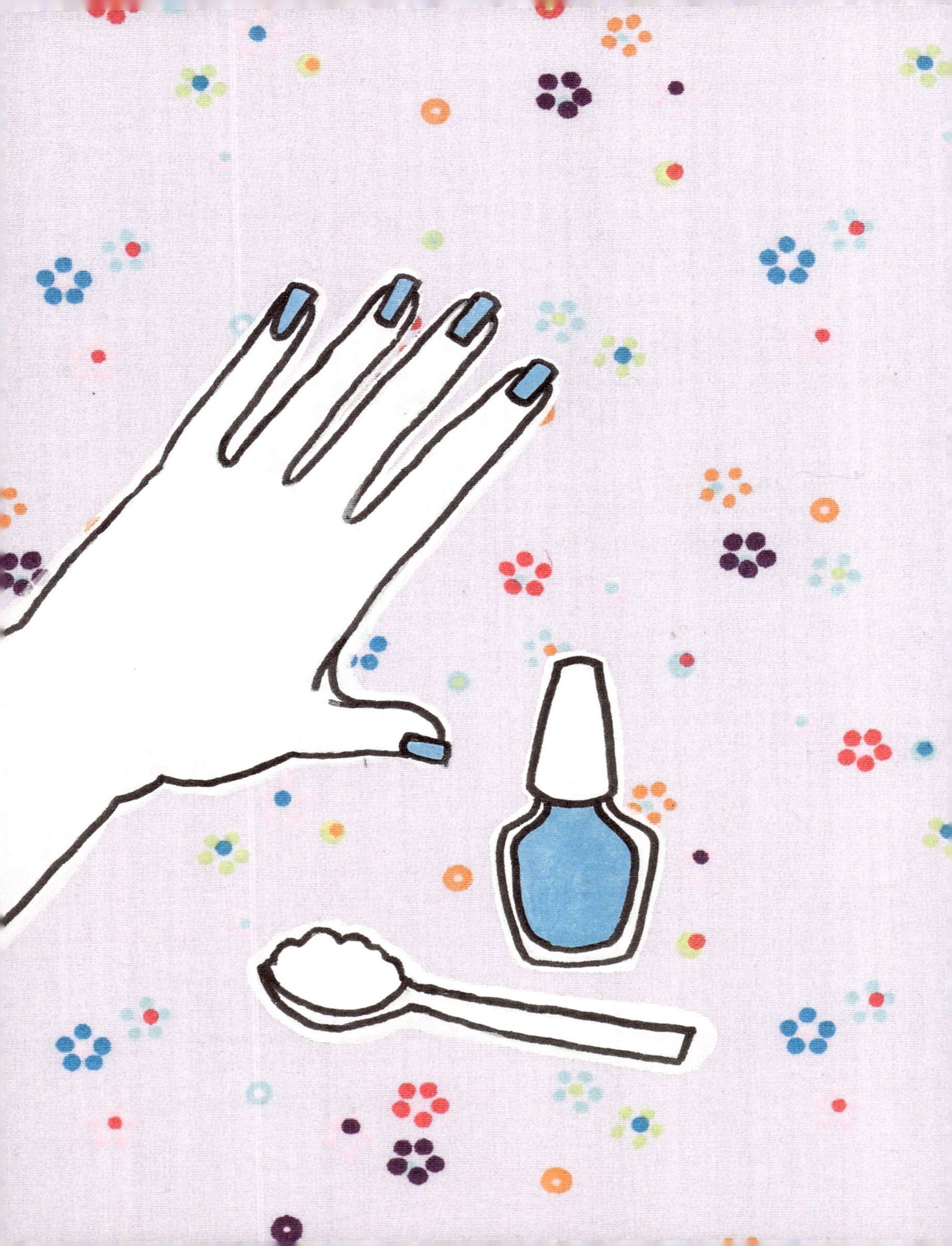

Hände & Nägel

Speisestärke verwandelt Nagel-lack in Mattlack.

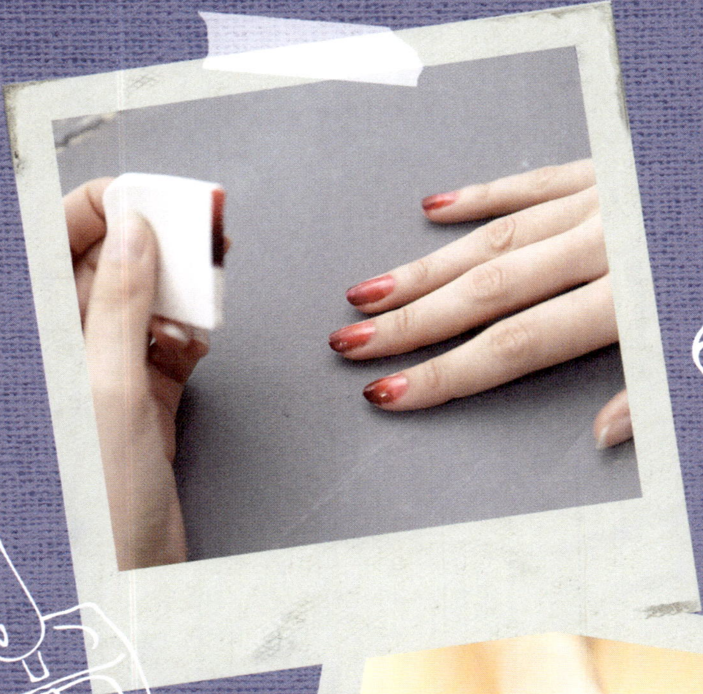

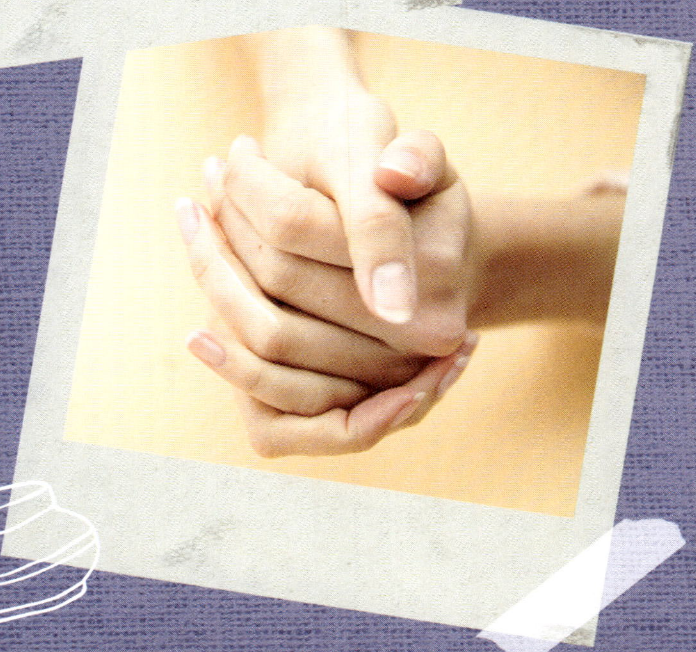

„Das wahre Alter einer Frau erkennt man an den Händen" – so lautet eine alte Weisheit. Auch wenn man davon in jungen Jahren noch nichts hören mag, ist das Vorbreiten auf den Tag X eine kluge Anlage für die Zukunft. Wie gut, dass die Investition in finanzieller Hinsicht kaum ins Gewicht fällt: Butter, Joghurt, Öl und Kaffeepulver tun den Händen gut, tolle Nageldesign-Ideen der Seele. Und ganz nebenbei kann man sich bei der Nagelpflege herrlich entspannen. Oder man lädt sich die beste Freundin ein und probiert wild Designs durcheinander. Egal, wofür du dich entscheidest: Schöne Hände hast du danach auf jeden Fall!

51 Nicht über den Rand malen!

Und falls doch, bist du mit diesem Hack gut vorbereitet: Verstreiche vor dem Lackieren etwas Vaseline auf der Haut rund um deine Nägel. Nagellack-Patzer lassen sich so leichter entfernen.

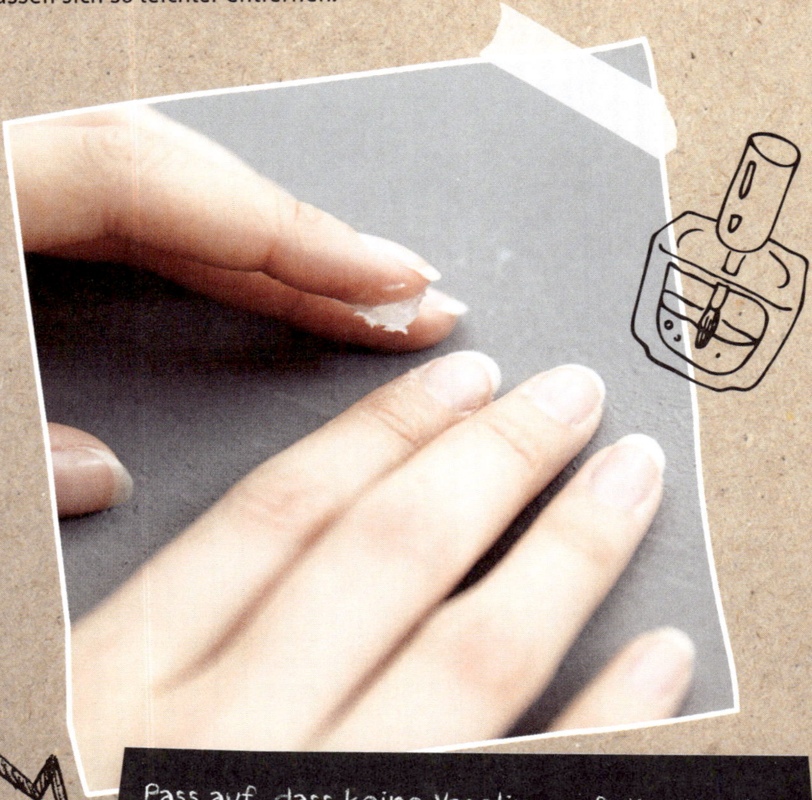

Pass auf, dass keine Vaseline auf die Nägel kommt, der Lack würde dort nicht halten.

52 Junge Hände

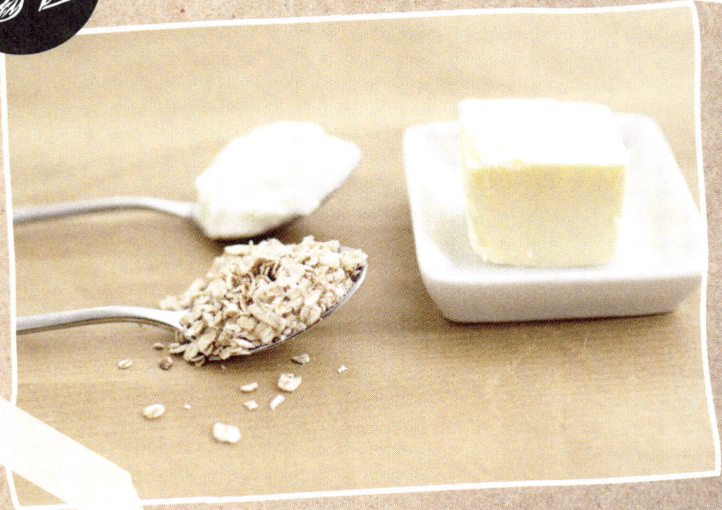

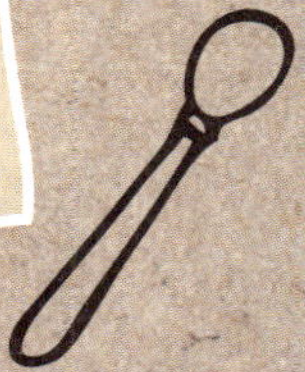

Reichhaltige Handmaske: Verrühre jeweils 1 EL weiche Butter, Naturjoghurt und feine Haferflocken miteinander. Auf die Handrücken auftragen und mindestens 10 Minuten einwirken lassen. Dann abwaschen.

Du kannst diese Maske auch im Gesicht anwenden, sie hat jedoch einen leicht säuerlichen Geruch – das mag nicht jeder in unmittelbarer Nähe der Nase.

Zahnpasta gegen Verfärbungen

53

Bleibt nach dem Entfernen des Nagellacks ein farbiger Schleier auf deinen Nägeln zurück, der sich nicht abwaschen lässt, bürstest du deine Nägel einfach mit etwas Zahnpasta.

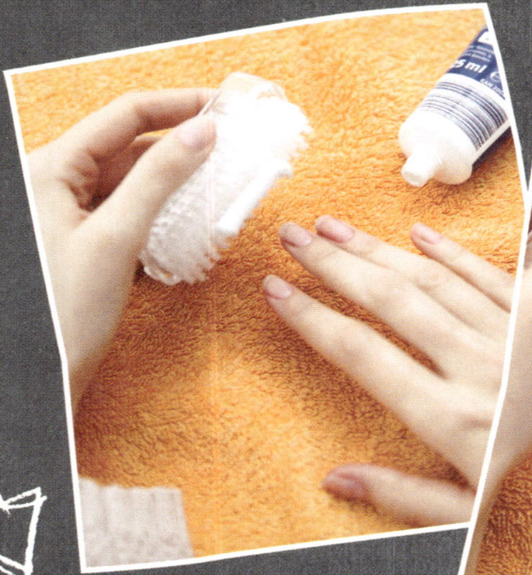

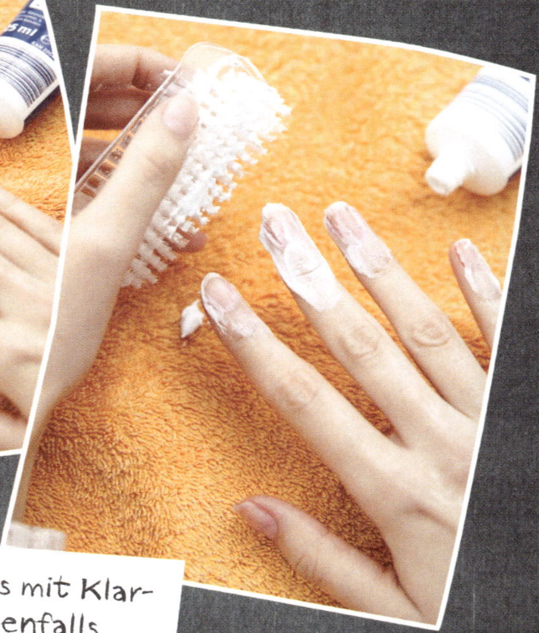

Wenn du die Nägel farblos mit Klarlack grundierst, bleibt ebenfalls keine Farbspur auf ihnen zurück.

Danach die Nägel liebevoll pflegen (siehe Seite 86).

COOLE GEOMETRIE 54

Einfache grafische Muster auf den Fingernägeln gelingen mit Malerkreppband, mit dem man eigentlich beim Renovieren die Türrahmen abklebt.

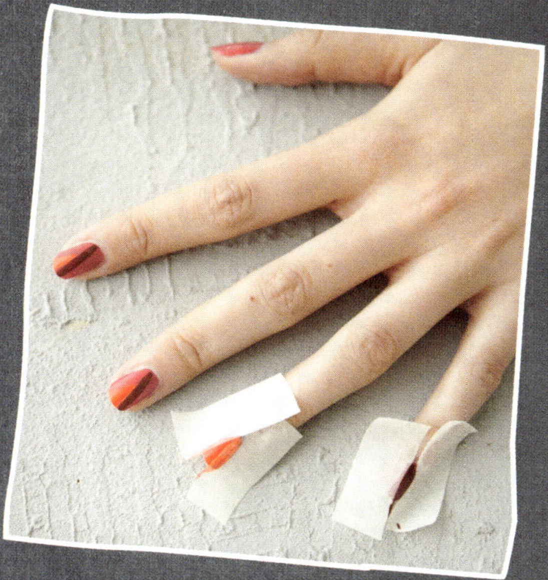

1 Die erste Schicht Nagellack vollflächig auftragen. Gut trocknen lassen.

2 Dann mit dem Band Dreiecke oder Streifen abkleben. Gut macht es sich, wenn du das Band halbierst, sodass du schmale Klebestreifen erhältst.

3 Zweite Nagellackfarbe auftragen. Wieder sehr gut trocknen lassen. Band vorsichtig abziehen. Evtl. weitere Flächen abkleben und lackieren.

Das Wichtigste ist: Die Ränder vom Malerkreppband gut andrücken und alle Schichten jeweils sehr gut trocknen lassen!

Mit einem Motivstanzer kleine Muster ausstanzen und als Schablone verwenden.

55 Ombré-Nägel

Farbverlauf gefällig? Der ist schnell auf deine Finger- oder Fußnägel gezaubert. Nimm ein Make-up-Schwämmchen und schneide es evtl. etwas zurecht, sodass du es gut greifen kannst. Auf die schmale Seite pinselst du Nagellack in Streifen im gewünschten Farbverlauf.

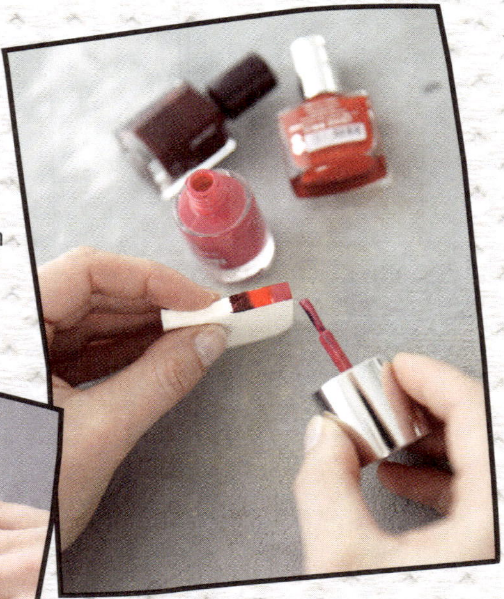

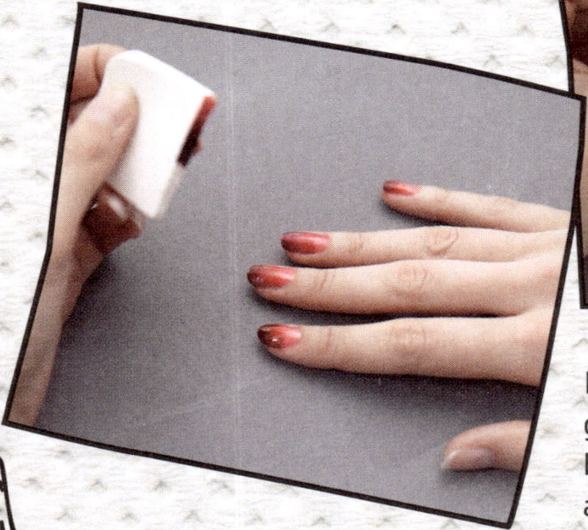

Den Schwamm mehrmals auf den Nagel drücken, dabei den ganzen Nagel bestempeln. Nach Bedarf neue Farbe auf den Schwamm auftragen.

Noch gleichmäßiger wird das Ergebnis, wenn du deine Nägel zu Beginn in der hellsten Farbe der Ombré-Technik grundierst, den Lack gut trocknen lässt und erst dann mit dem Stempeln startest.

56 Nägel mit ♡

1 Stecke eine Stecknadel in einen Korken – fertig ist dein Malwerkzeug.

2 Grundiere deinen Nagel und lass den Lack trocknen.

3 Tippe dann den Stecknadelkopf in eine Kontrastfarbe und stemple damit zwei Punkte auf den Nagel. Nach unten hin zu einem Herz verbinden.

4 Trocknen lassen. Liebe pur!

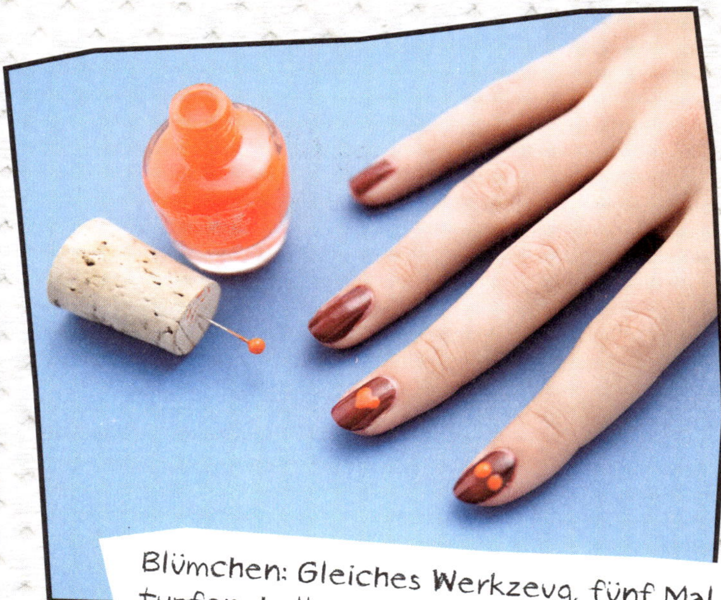

Blümchen: Gleiches Werkzeug, fünf Mal auftupfen, helleren Minipunkt in die Mitte der Blütenblätter setzen, fertig!

57 GLITZERSPITZE

Nägel im Wunschfarbton lackieren und die Nagelspitzen noch feucht in Bastel-Glitter tauchen. Trocknen lassen. Wer mag, kann für eine bessere Haltbarkeit die Spitze mit farblosem Nagellack versiegeln. Perfekt auch zum Ausbessern von ramponierten Nagelspitzen: farblosen Lack nur auf die Spitzen pinseln und diese dann in Glitter stecken – sieht aus wie neu!

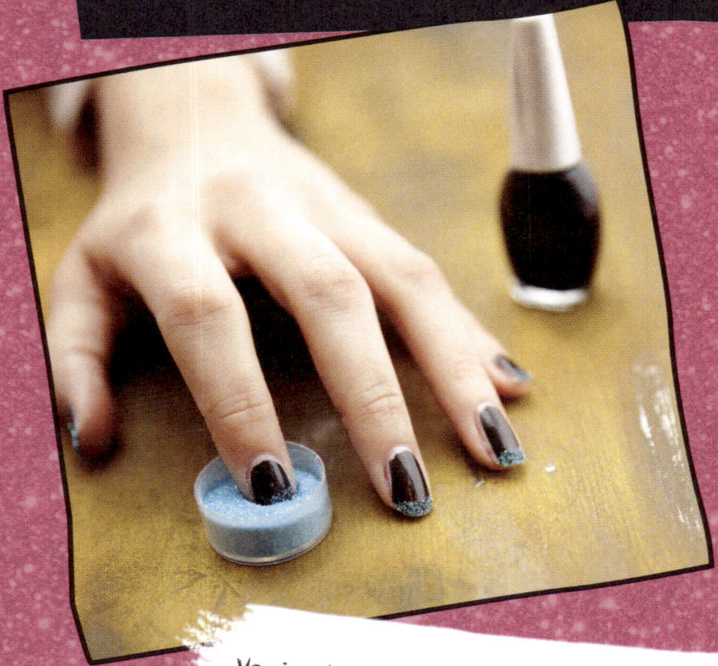

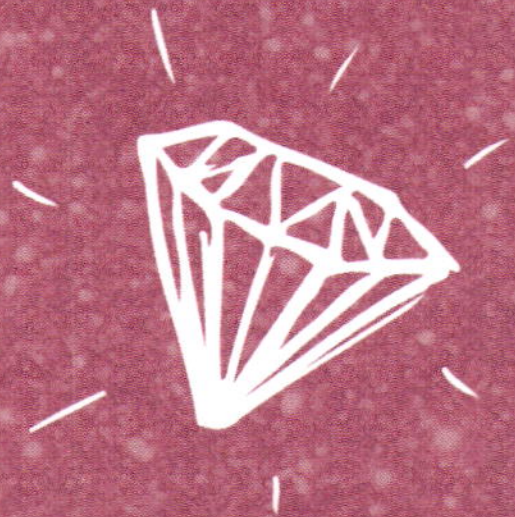

Variante: Glitter in den feuchten Lack streuen, entweder allover oder punktuell am Nagelbett – das ergibt dann einen coolen Glitzerverlauf. Übrigens auch toll auf den Fußnägeln!

Weg damit! 58

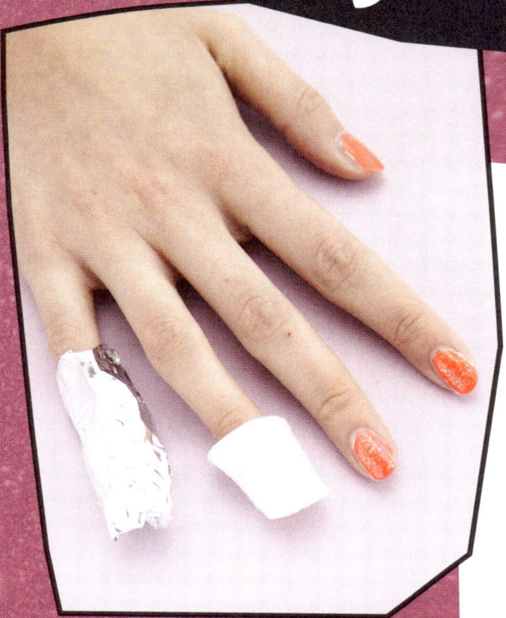

Hartnäckigen Glitzerlack entfernen? Da hilft oft nur eine Spezialbehandlung: Zerschneide fünf Wattepads jeweils in der Mitte und beträufele sie mit Nagellackentferner. Wattepadhälften auf die Nägel legen und mit Alufolie umwickeln. 5–10 Minuten einwirken lassen, zwischendurch immer wieder prüfen, ob der Lack abgeht.

Da diese Prozedur Stress für deine Nägel ist, die Einwirkzeit so kurz wie möglich halten und zum Schluss das Pflegeprogramm von Seite 86 einlegen.

Kein Nagellackentferner da? Trage eine dicke Schicht frischen Nagellack über dem Glitzerlack auf und wische diese sofort mit einem Wattepad ab.

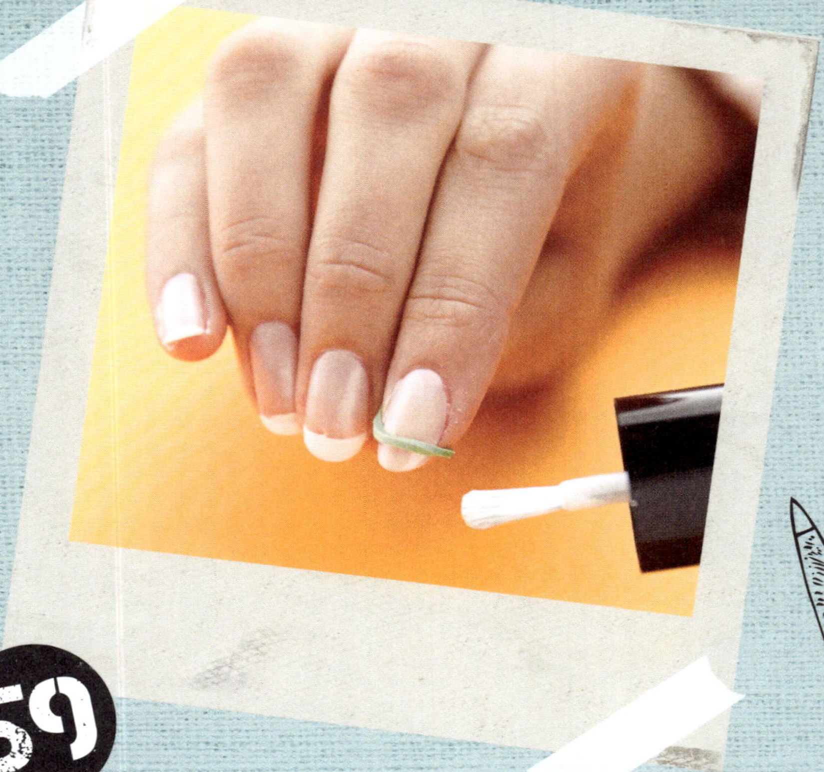

59

French Manicure

Hellrosa Grundierung, schneeweiße Spitze, farbloses Glanzfinish – so geht der Klassiker der Nagelgestaltung. Zum Aufmalen einer geraden weißen Spitze legst du dir, sobald die Grundierung getrocknet ist, ein Gummiband um die Fingerkuppe. Mit den Fingern, die gerade nicht bemalt werden, schön straff halten und die Nagelspitze weiß lackieren.

Braucht etwas Übung!

Turbo-60-Trocknung

Halte deine frisch lackierten Fingernägel nach kurzem Antrocknen in eiskaltes Wasser. Die Nägel trocknen schneller durch.

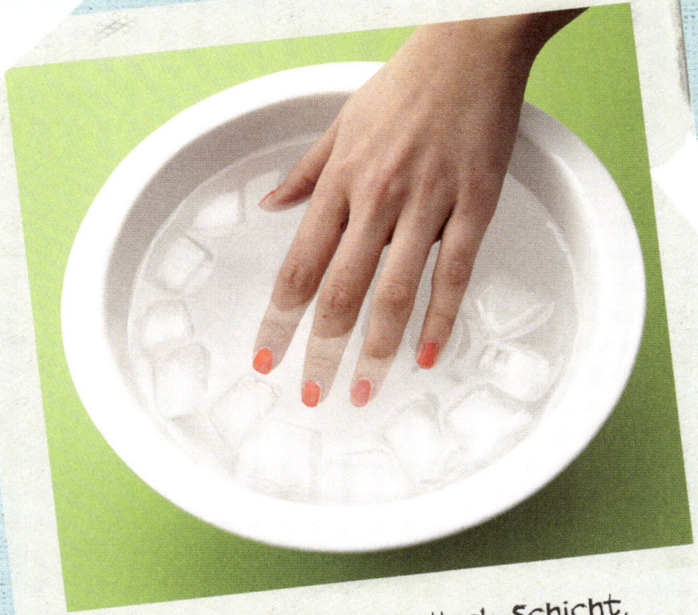

Je dünner die Nagellack-Schicht, desto kürzer die Trockenzeit.

Achtung! Dieser schockgetrocknete Lack ist nicht ganz so lange haltbar wie regulär oder unter UV-Licht gehärteter Lack.

Water 61 Marble Nails

Für marmorierte Nägel brauchst du Nagellack in verschiedenen Farben, ein kleines Gefäß, z. B. ein Plastikschnapsglas, einen Zahnstocher, Nagellackentferner und Wattestäbchen. Arbeite zügig, damit der Lack nicht klumpt.

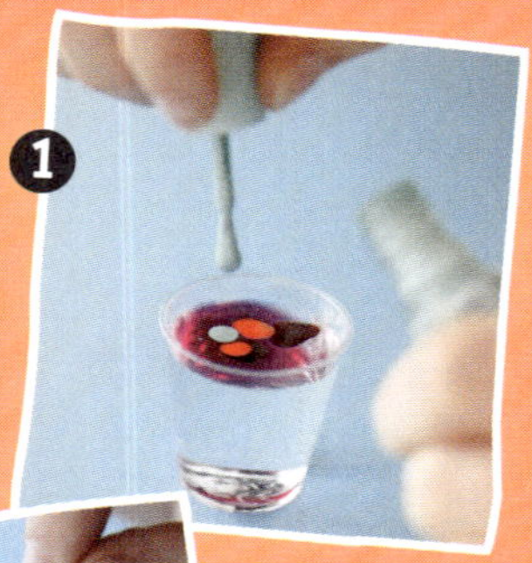

1 Fülle Wasser in das Gefäß und tropfe nacheinander etwas von den Lacken hinein.

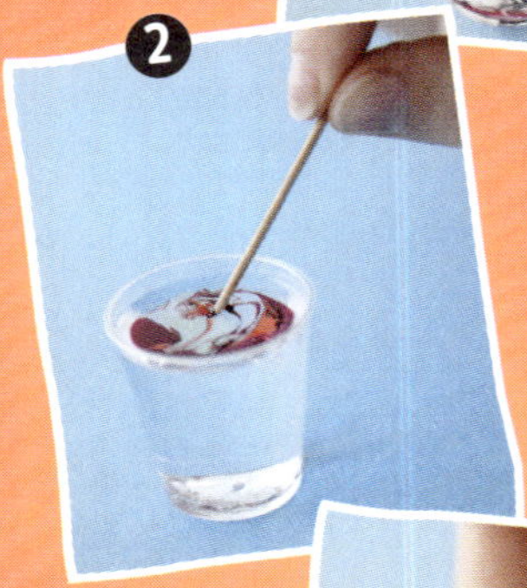

2 Den Zahnstocher mit kreisenden Bewegungen durchs Wasser ziehen und so die Oberfläche marmorieren.

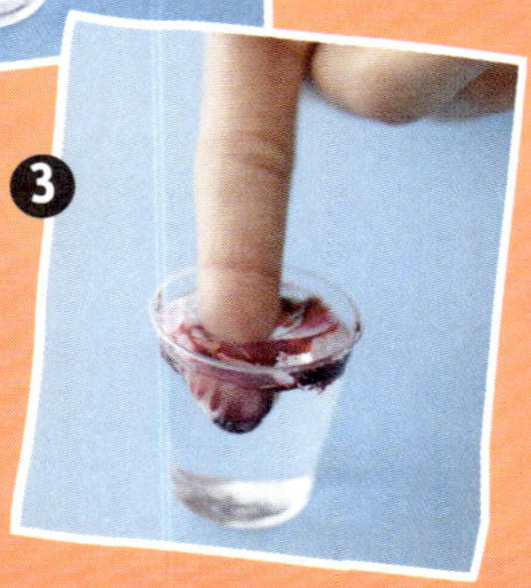

3 Tauche deinen Fingernagel bis knapp unter die Wasseroberfläche und hebe ihn flach wieder heraus. Das Marble-Muster bleibt an deinem Nagel haften ...

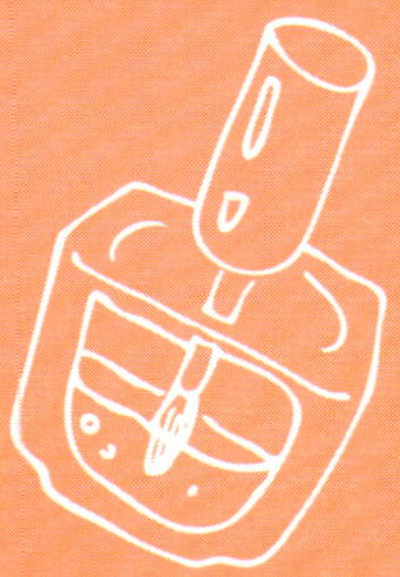

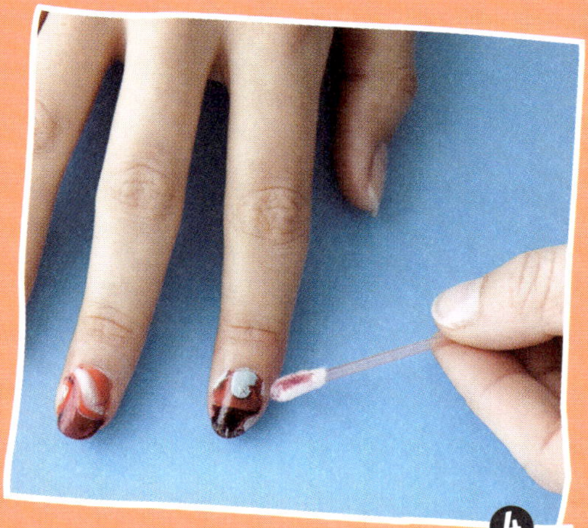

4

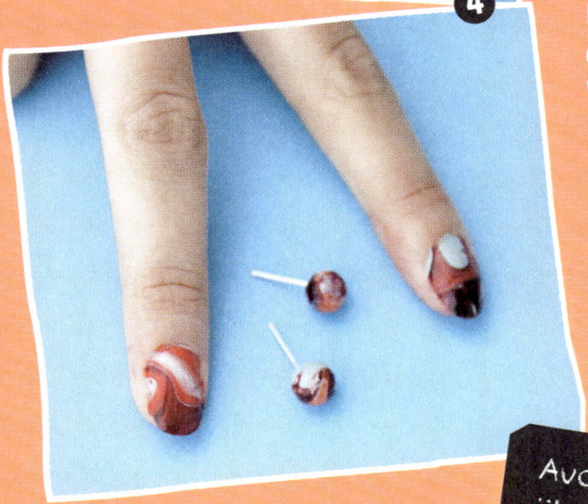

4 ... leider auch an deinem restlichen Finger. Den solltest du mit Nagellackentferner und Wattestäbchen säubern. Etwas leichter wird es, wenn du vor dem Marmorieren den Vaseline-Hack von Seite 72 rundherum und auch unter dem Nagel angewendet hast.

Für jeden weiteren Nagel musst du von vorn beginnen: neues Wasser, neue Nagellackkleckse ...

Auch andere Dinge kannst du übrigens mit Nagellack und dieser Technik verschönern, z. B. Ohrstecker.

Nagellack mit dem Hinweis „schnelltrocknend" ist für diese Technik nicht geeignet!

62 LEUCHTLACK

Nagellack in Neonfarben leuchtet intensiver, wenn du grundierst: vor dem Neonlack weißen Nagellack auftragen und trocknen lassen. Speziellen Neon-Unterlack kannst du dir sparen.

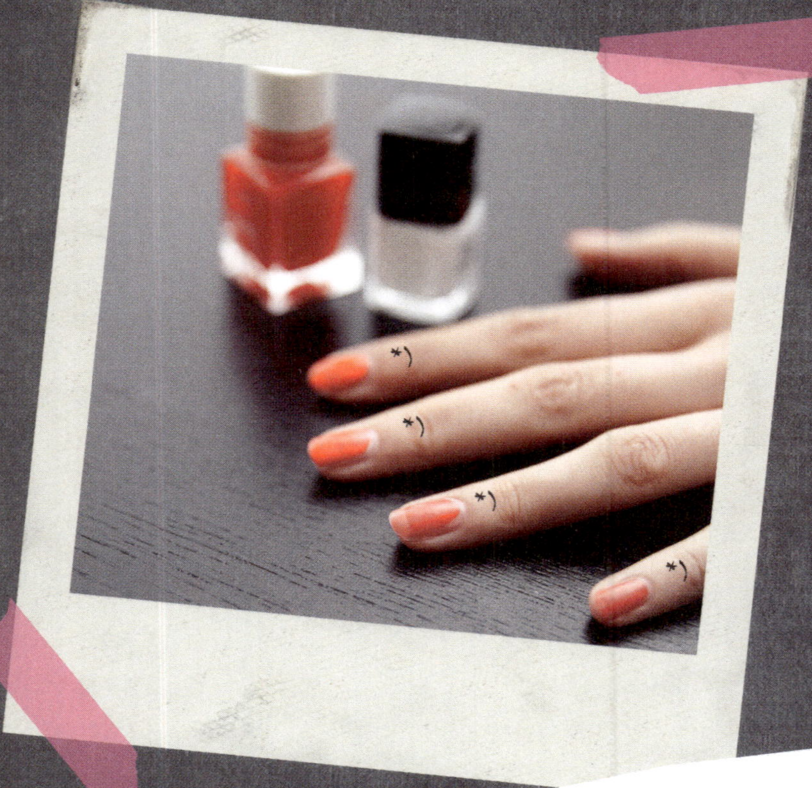

*) Ring- und kleiner Finger: Neon-Nagellack pur; Zeige- und Mittelfinger: mit weißer Grundierung

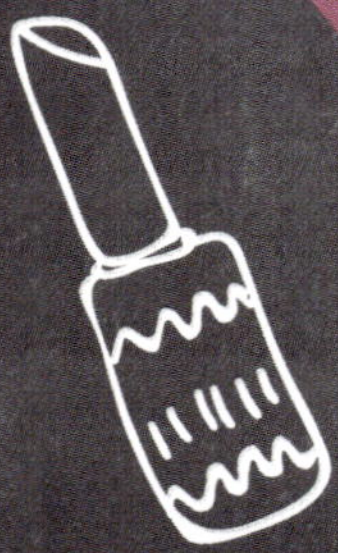

63 Mattlack

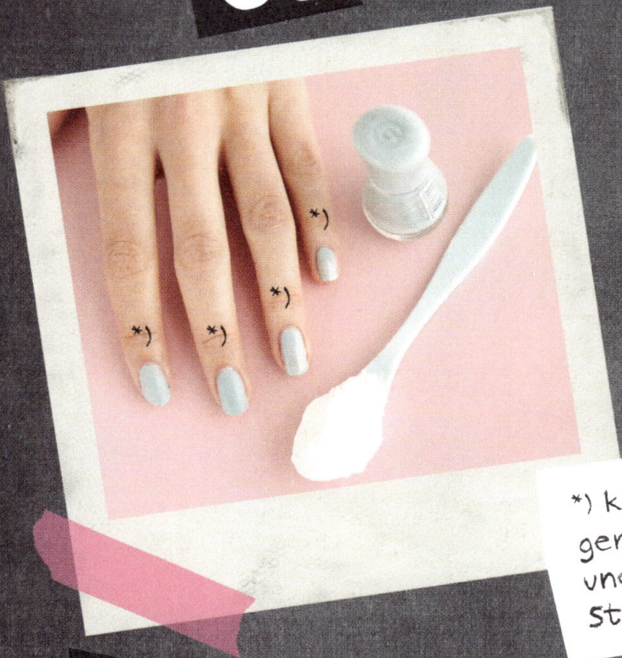

Ein Lack, zwei Looks: Wenn du normale Speisestärke aus der Küche in Nagellack mischst, bekommt dieser beim Trocknen eine matte Oberfläche. Die benötigte Menge an Stärke ist von Nagellack zu Nagellack verschieden – da helfen nur „Probeanstriche".

*) kleiner und Ringfinger: Lack pur, Mittel- und Zeigefinger: mit Stärke

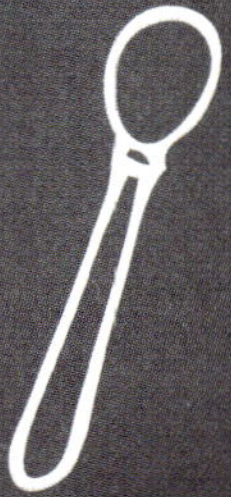

Verwende ein kleines Gefäß zum Mischen von Lack und Stärke, z. B. einen Marmeladenglasdeckel, denn die Mischung hält sich nicht lange und muss jedes Mal neu angerührt werden.

Kombiniere glänzende und matte Partien, beispielsweise mit den geometrischen Formen von Seite 75.

Pflege to go

64

Deine Nägel und Nagelhäute freuen sich über eine Extraportion Pflege: Massiere ein paar Tropfen Mandelöl ein – jedoch nicht unmittelbar vor dem Lackieren, da der Lack nicht gut halten würde. Überschüssiges Öl in die Hände reiben. Für das besondere Wohlfühlprogramm wärmst du das Mandelöl leicht an, z. B. indem du es kurz auf die Heizung stellst.

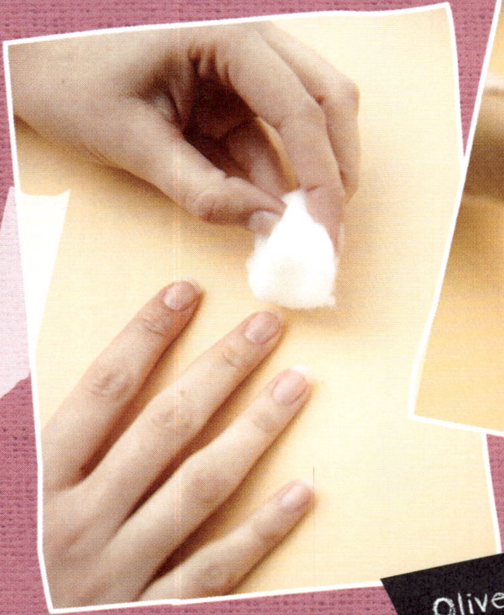

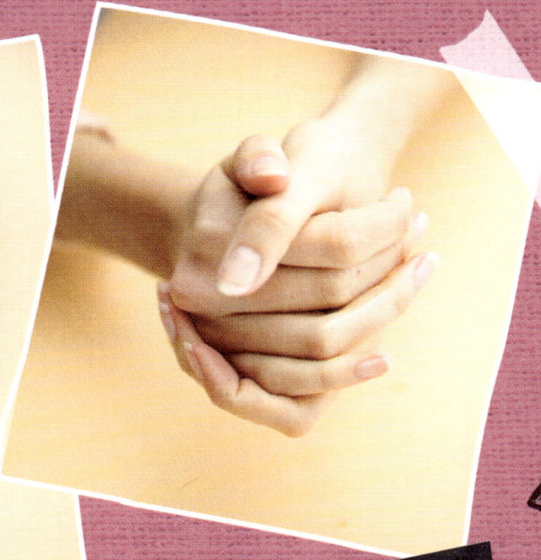

Olivenöl eignet sich übrigens auch für die Nagelpflege.

Entfetten:
Fettige Nägel vor dem Lackieren mit Nagellackentferner abreiben.

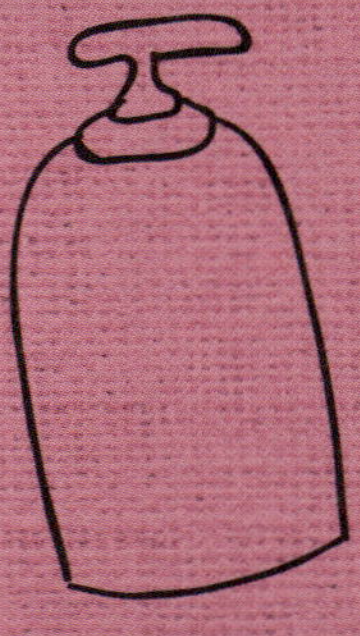

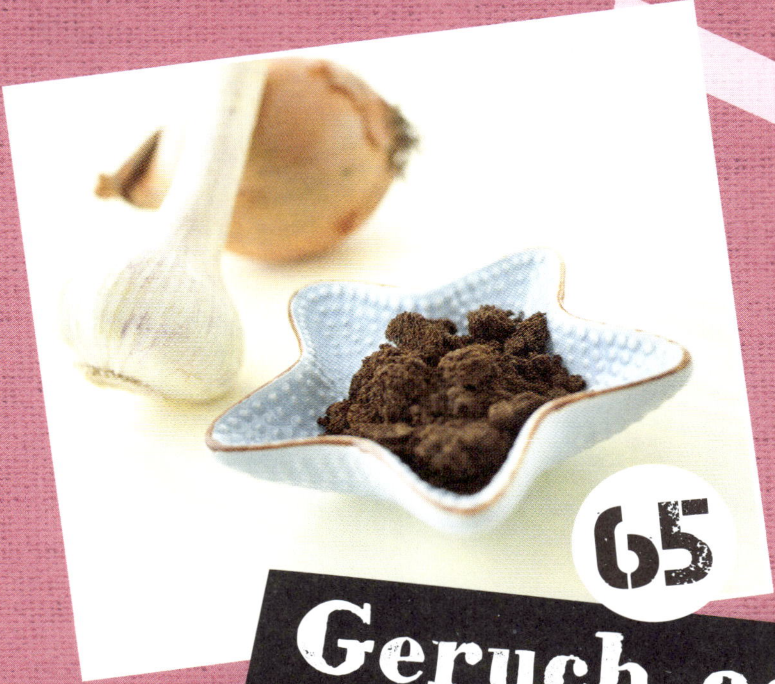

65 Geruch ade!

Nach dem Schneiden von Knoblauch oder Zwiebeln bleibt deren Aroma an den Händen hängen. Abhilfe schafft Kaffeesatz. Einfach die Hände kurz damit einreiben – auf Wiedersehen, Knobi-Duft!

Gewusst? Der Kaffeesatz muss nicht von Espresso- oder Filterkaffeemaschinen kommen. Besitzer von Kaffeepad- oder Kaffeekapsel-Maschinen schneiden nach dem Kaffeegenuss Pad oder Kapsel vorsichtig auf – das kleine bisschen Inhalt genügt zum „Händewaschen".

Meine Erfahrungen ...

Aha!

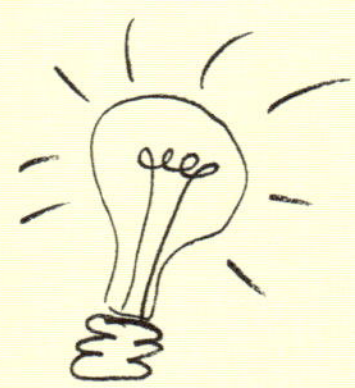

All die genannten Nägel-Hacks kannst du natürlich auch an den Füßen anwenden. Nur bei der Water-Marble-Technik und der eingetunkten Glitzernagelpitze (siehe Seiten 82 und 78) musst du schon sehr gelenkig sein. Übrigens: Wenn du 20-fach lackieren möchtest, also Finger- und Zehennägel, brauchst du dich längst nicht mehr an die alte Regel „alles in derselben Farbe“ halten.
Todsichere Kombi 1: 10x deine Lieblingsfarbe (egal welche) plus 10x Nude oder French Manicure (Seite 80).
Nichts-falsch-mach-Kombi 2: „Oben“ und „unten“ in derselben Farbrichtung bleiben, also beispielsweise kühle Töne. Dabei zwei deutlich voneinander unterscheidbare Nuancen wählen, etwa Schimmer-Rosa auf den Fingernägeln und Brombeere an den Füßen.

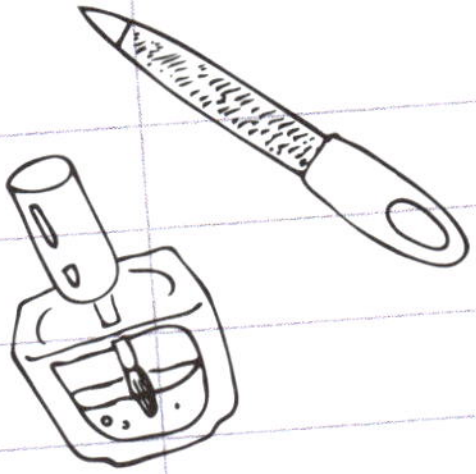

Sandalen, Peeptoes & Flip-Flops®: bitte niemals ohne lackierte Fußnägel in offenen Schuhen! Geht ja auch farblos.

Apropos gepflegter Look für die Füße – auf den nächsten Seiten geht's weiter …

Füße & Schuhe

Trockene Schuh-
creme bekommst
du mit Milch
wieder geschmeidig.

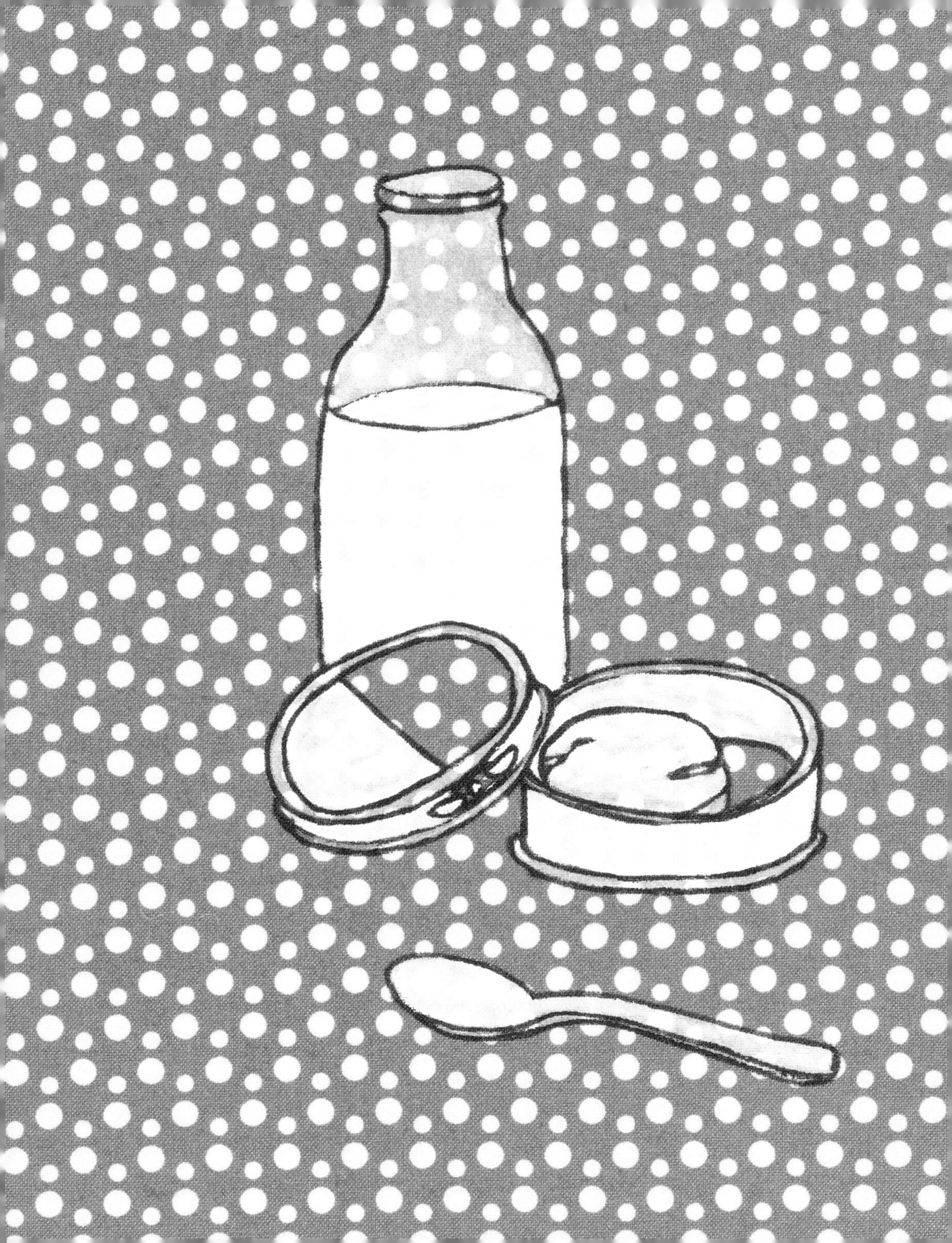

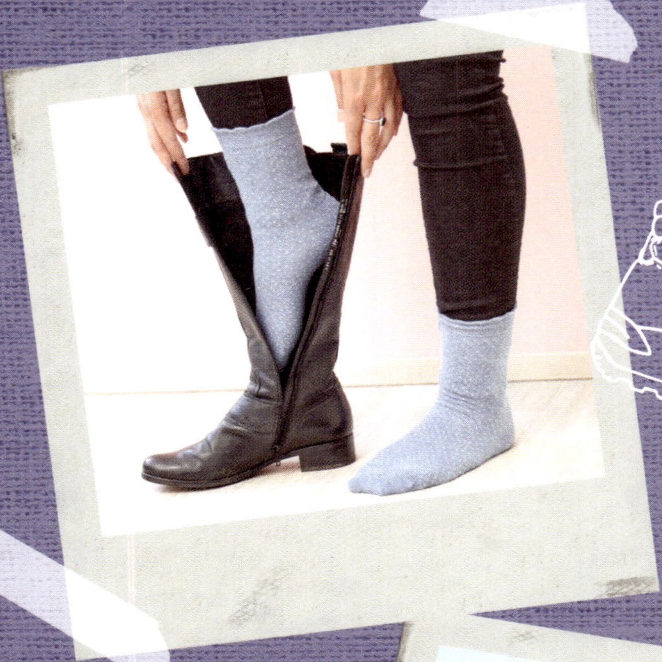

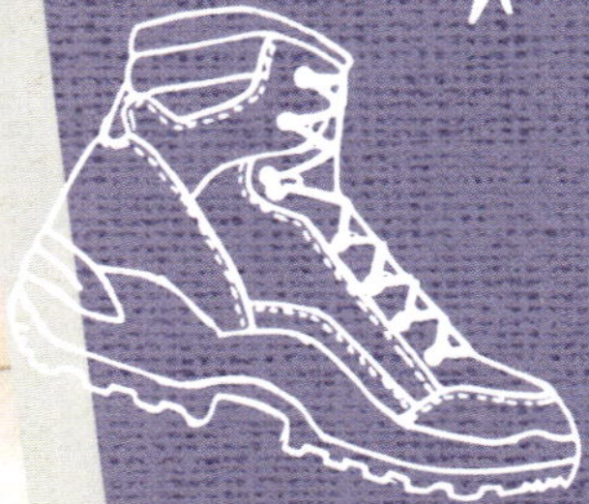

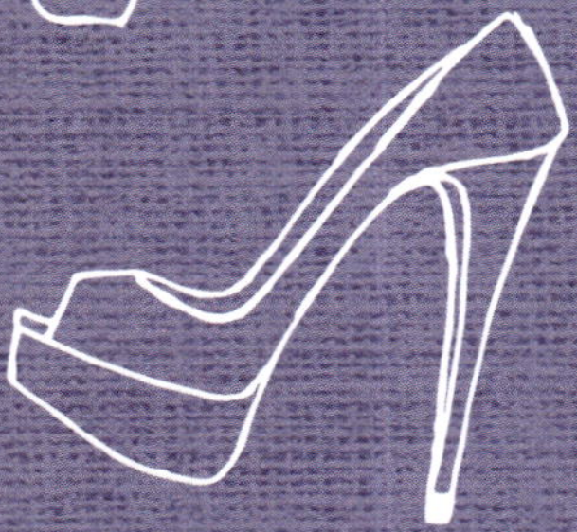

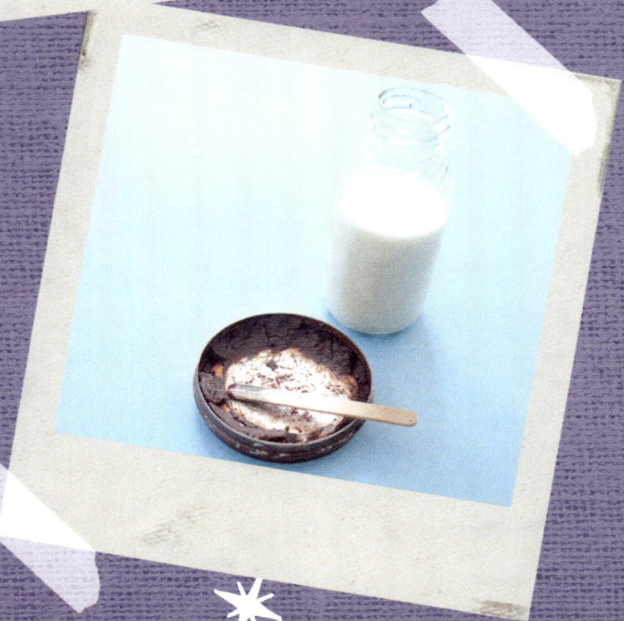

Ganz unten am Körper angesiedelt – ganz nach dem Motto „aus den Augen, aus dem Sinn" – werden sie manchmal vergessen: die Füße. Dabei tragen sie ihren Menschen Schritt für Schritt für Schritt durchs Leben. Für diese Höchstleistung haben sie nur das Beste verdient: Peelings, Fußmasken … und vor allem ganz viele schöne Schuhe – blank geputzte Lederschuhe, individuell verzierte Stofftreter, Sneakers mit tollen Schnürungen … Damit sie uns noch lange treue Dienste leisten!

66 LEDERSCHUHE WEITEN

Lederschuhe kannst du weiten, indem du die drückenden Stellen im Schuh mit ein paar Tropfen hochprozentigem Alkohol benetzt, dickere Socken anziehst und die Schuhe einige Zeit trägst.

Sorge dafür, dass deine Haut so wenig wie möglich am Leder reibt. Auf Seite 110 und 111 findest du jeweils einen Hack dazu.

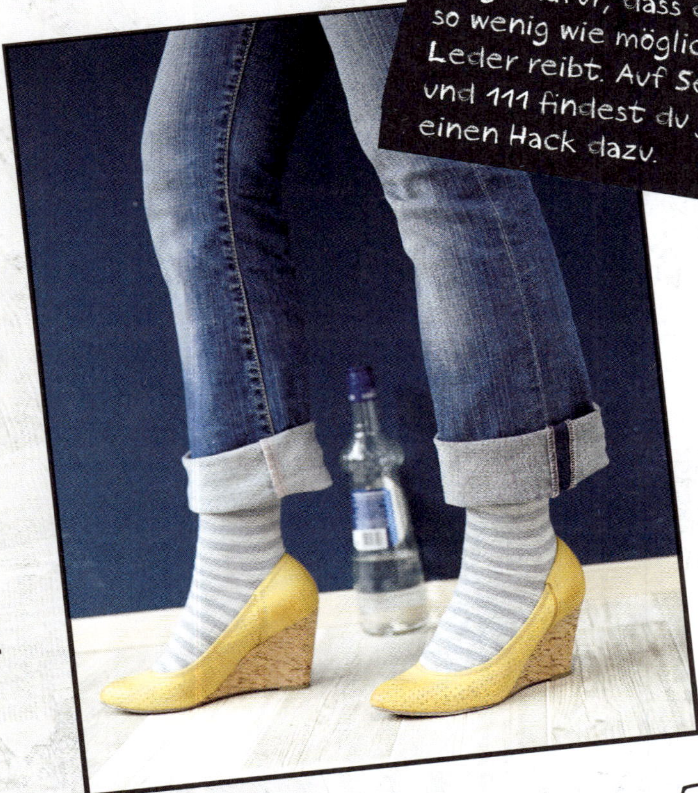

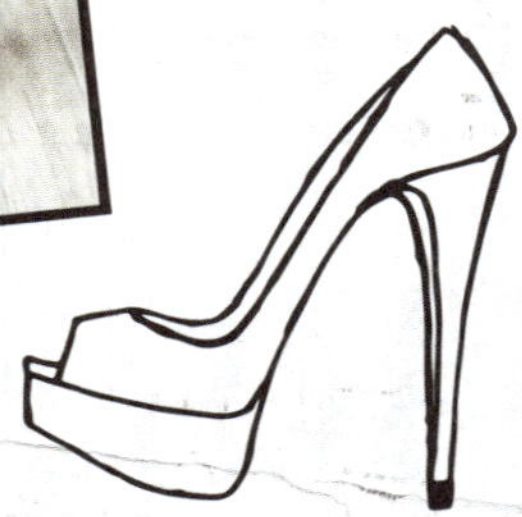

67 Kombiniere, kombiniere!

Ballerinas sind nur etwas für große Frauen? Nicht doch! Kombiniere sie statt zu Hosen mit weiten Beinen lieber zu schmal geschnittenen Hosen. Wenn du dazu deine Hosenbeine ein Stück hochkrempelst, streckt sich deine Silhouette noch zusätzlich.

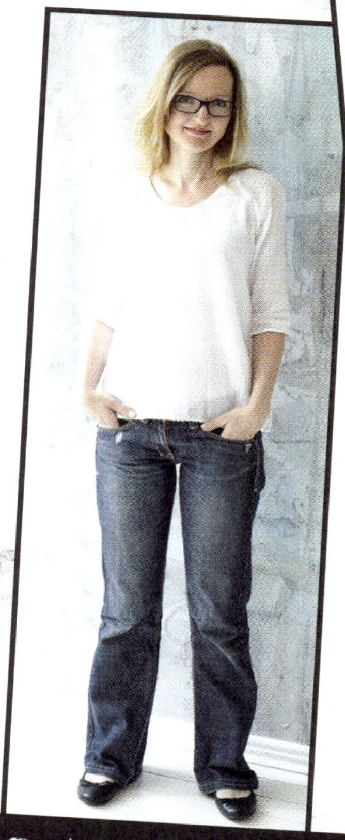

So lieber nicht ...

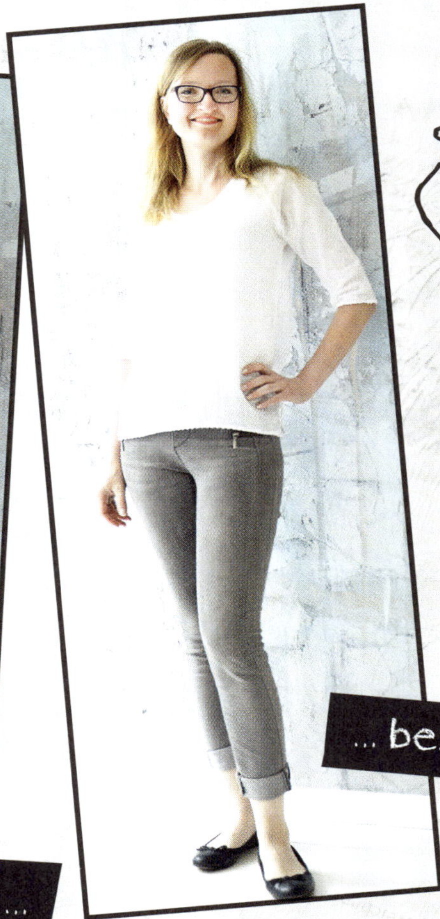

... besser so!

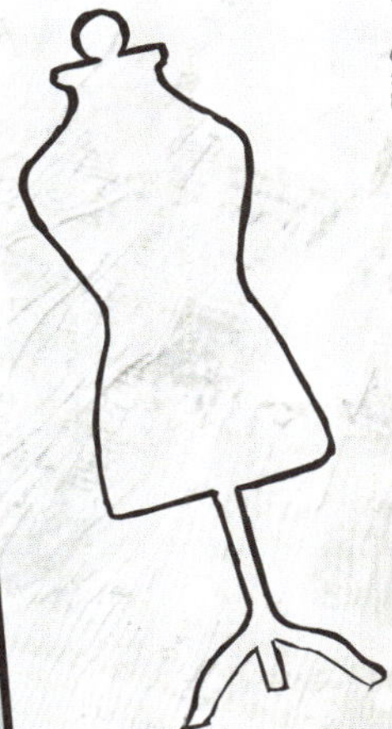

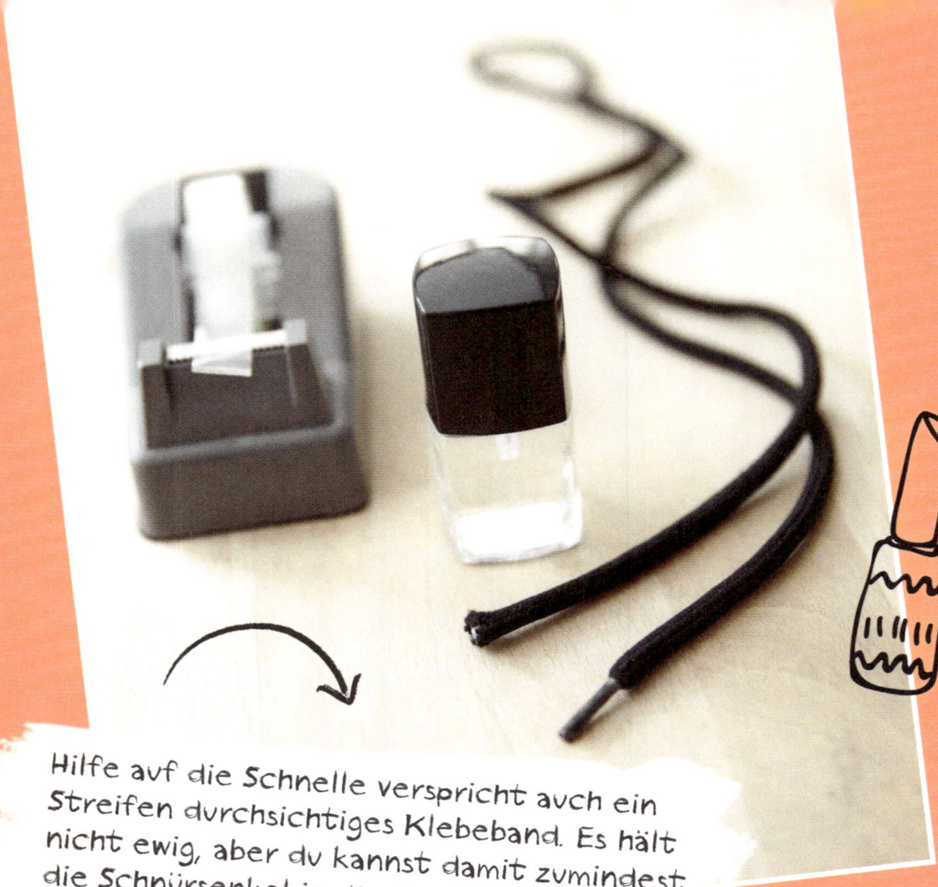

Hilfe auf die Schnelle verspricht auch ein Streifen durchsichtiges Klebeband. Es hält nicht ewig, aber du kannst damit zumindest die Schnürsenkel in die Schuhe einfädeln und wahrst den Schein, bis du dir neue gekauft hast.

SCHNÜRSENKEL-RETTUNG 68

Aufgedröselte und ausgefranste Schuhbänder sauber abschneiden, dann kannst du die Enden mit farblosem Nagellack bepinseln.

Sei doch nicht so geknickt! 69

Abgestellte Stiefel neigen dazu umzuknicken, unschöne Knicke im Leder sind die Folge. Mit einer aufgerollten Zeitschrift als Stütze kann das nicht passieren.

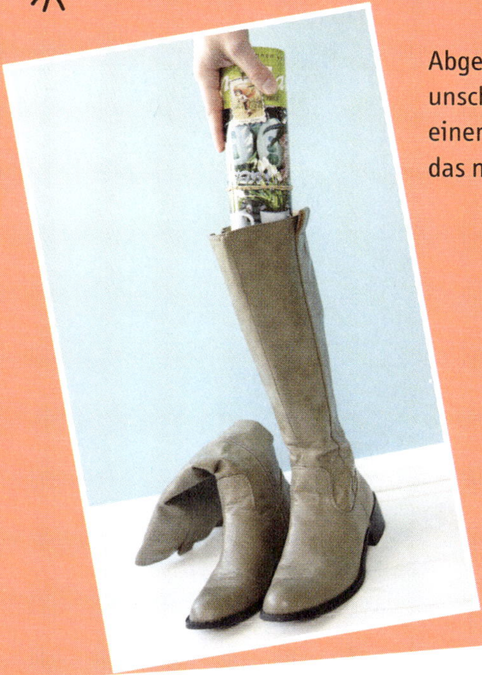

Übrigens: Das Anziehen von Stiefeln mit langem Schaft klappt besser, wenn du die Hosenbeine in deine Socken steckst. So können die Hosen beim Hineinschlüpfen nicht hochrutschen.

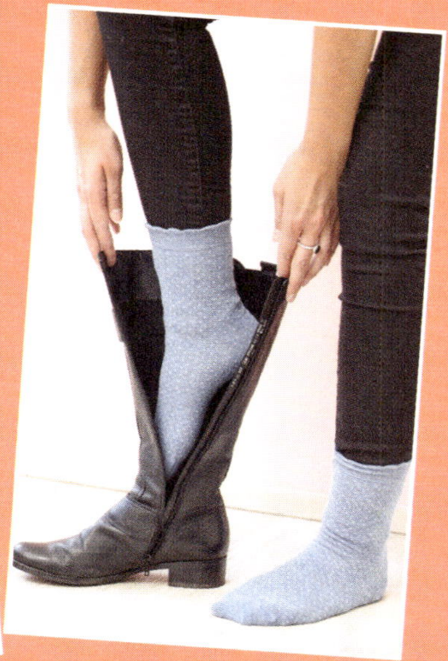

Schuhputzer

70

Lederschuhe lassen sich sehr gut mithilfe von alten Socken pflegen. Egal, ob Schuhcreme auftragen oder glatt polieren, alte Einzelsocken übernehmen diesen Job gerne.

Wer lieber mithilfe einer Bürste poliert, kann den Socken auch über die Bürste ziehen.

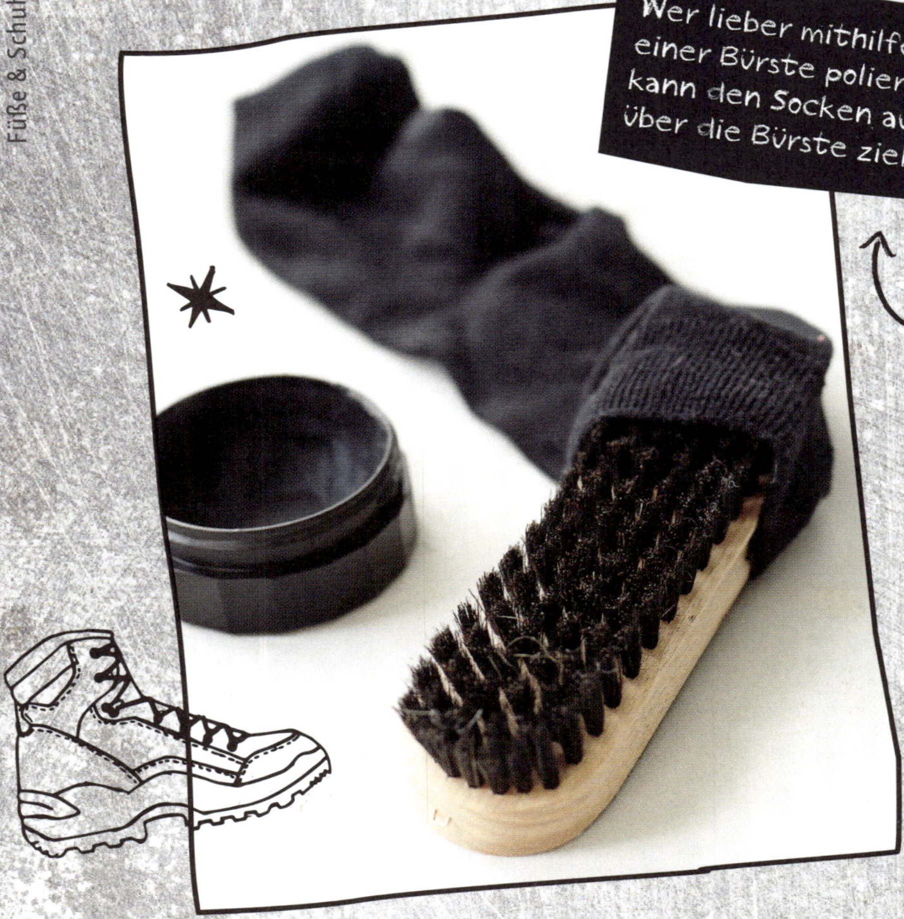

Bröselige Schuhcreme 71

Nur noch antike Schuhcreme im Schrank? Eingetrocknete Schuhcreme lässt sich mit ein wenig Milch wieder cremig rühren.

Rühre immer nur eine kleine, gerade benötigte Portion glatt.

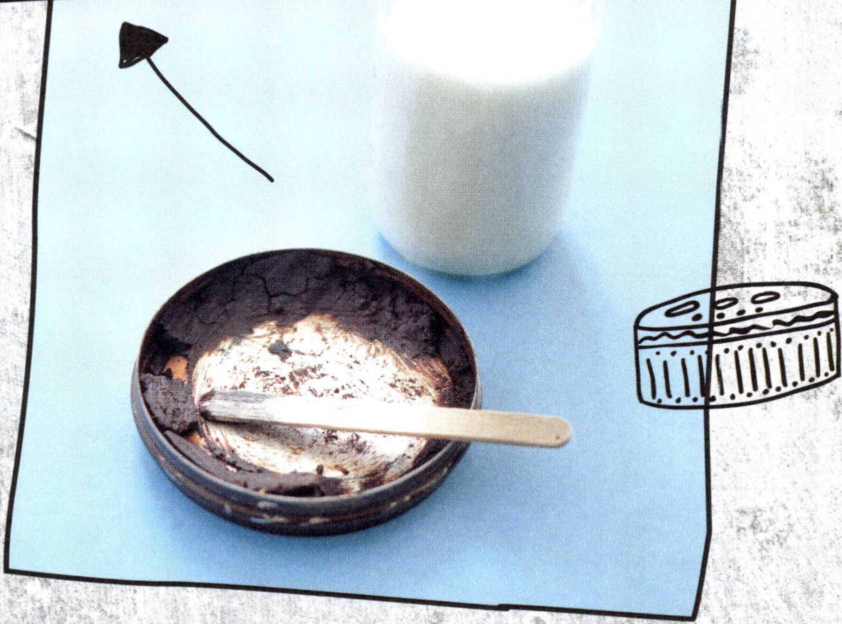

Socken anprobieren – ganz easy 72

So kannst du Socken kaufen, ohne sie anzuprobieren: Mache eine Faust und lege den Fuß der Socke darum. Berühren sich Fußspitze und Ferse, passen die Socken. Überlappen sie, sind die Socken zu groß. Klafft eine Lücke zwischen Fußspitze und Ferse, sind sie zu klein.

Funktioniert bei den allermeisten Menschen! Klasse Trick bei Kindern, die keine Lust aufs Anprobieren haben.

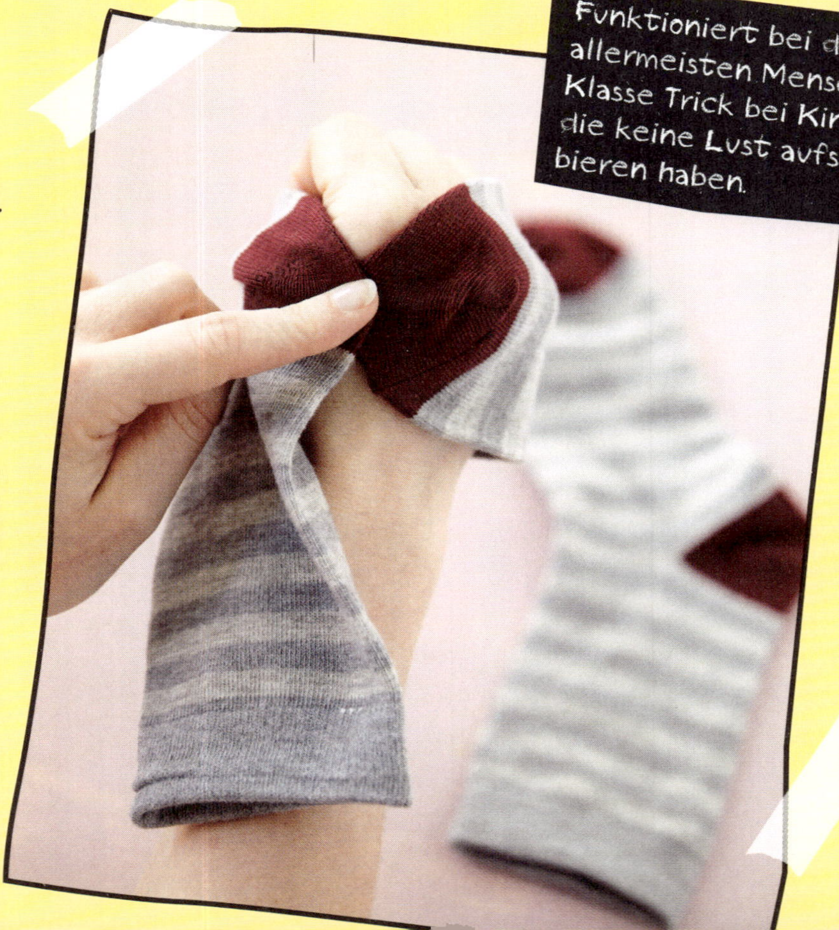

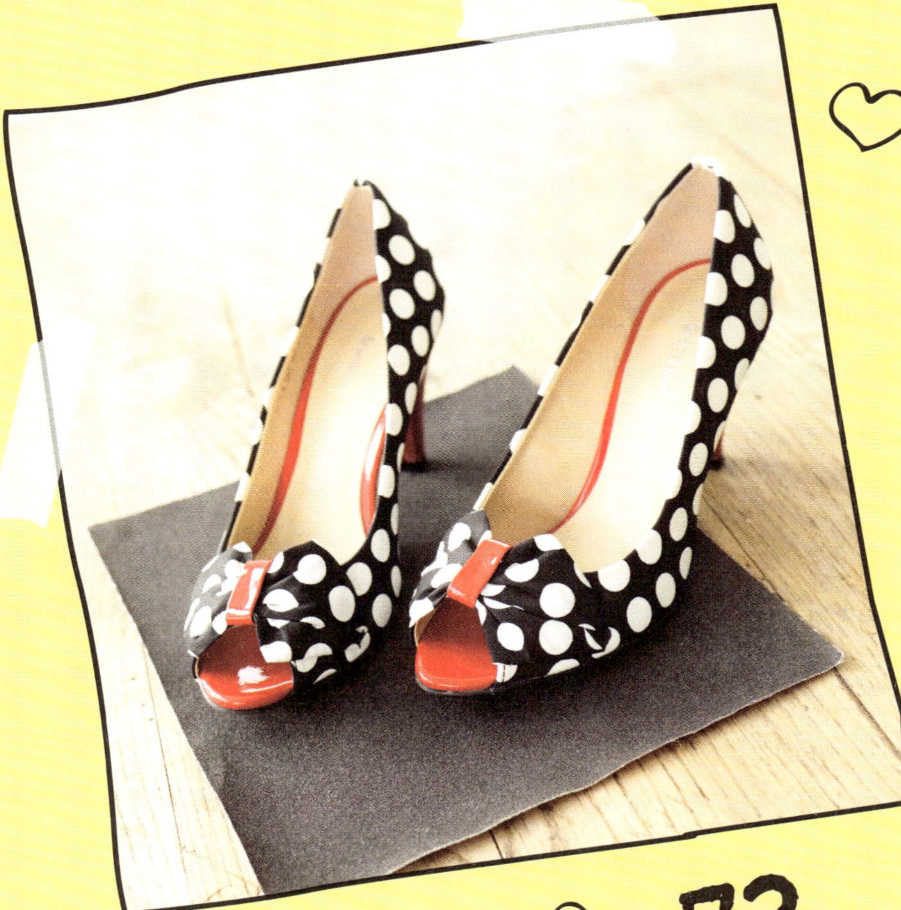

73

GLATTE SOHLE?

Glatte Schuhsohlen kannst du mit etwas grobem Schleifpapier aus dem Baumarkt anrauen. Schleifpapier auf den Boden legen und mit der Schuhsohle mehrmals glatt darüberstreichen. Ciao, Rutschgefahr!

Erst Zehentrenner, dann Sandale

74

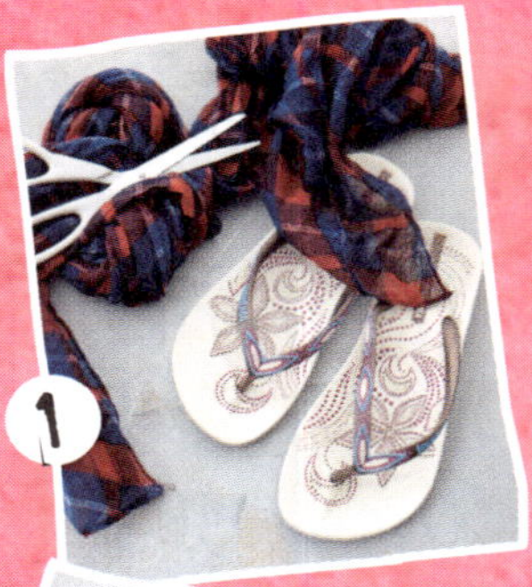

1 Du kannst billige Zehentrenner ganz einfach, zu echten Hinguckern machen: Alles, was du dazu brauchst, ist ein langer Stoffschal oder ein Stoffstreifen. In diesem Fall wurde der Schal der Länge nach halbiert, sodass zwei etwa 6 cm breite Streifen zur Verfügung standen.

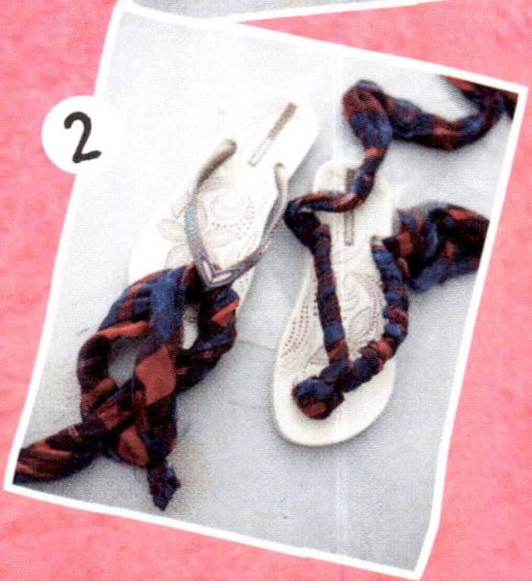

2 Lege einen Stoffstreifen doppelt. Die dabei entstehende Schlaufe legst du um den Zehensteg und ziehst die beiden Enden hindurch. Nimm eines der beiden Enden und wickele es um eine Seite des Zehentrenners, bis ganz nach hinten. Das andere wickelst du um die andere Seite. Bis auf die Sohle ist dein Zehentrenner nun komplett verhüllt.

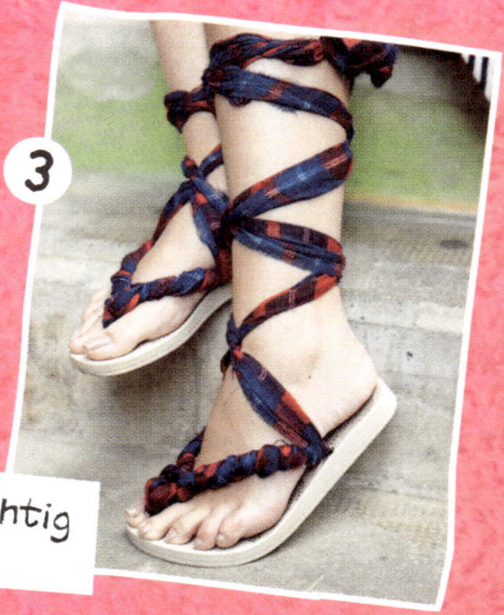

3 Schlüpfe in deine neue Sandale hinein, drapiere die losen Stoffenden um dein Bein und knote sie fest.

So sind die Schuhe richtig bequem!

STOFFSCHUHE VERSCHÖNERN 75

Günstige Stoffschuhe werden mit Textilfarbe blitzschnell zu Unikaten. Stopfe sie fest mit Zeitungs- oder Küchenpapier aus, damit du beim Malen einen festen Halt hast. Am leichtesten malt es sich mit Stiften oder Farbtuben, Fortgeschrittene können auch den Pinsel schwingen. Plakative grafische Muster eignen sich für den Anfang am besten, denn das Malen auf der Rundung des Schuhs ist gar nicht so einfach. Beachte bei komplizierten Mustern, dass die Schuhe nicht gleich, sondern gegengleich verziert werden müssen.

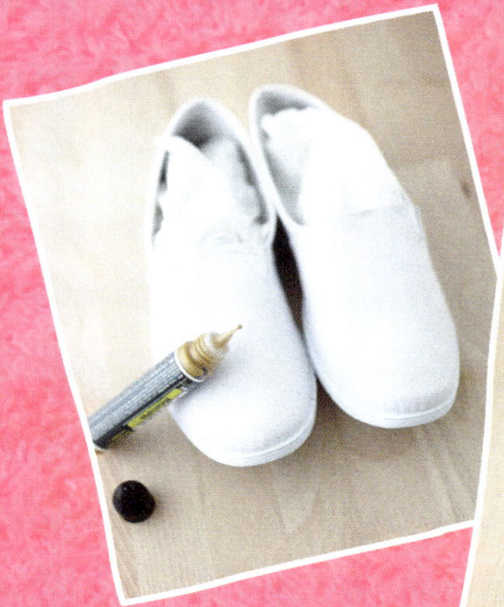

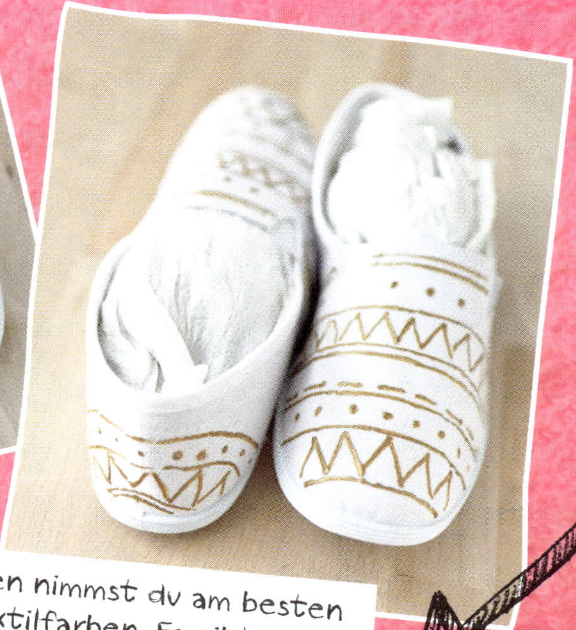

Bei dunklen Schuhen nimmst du am besten stark deckende Textilfarben. Es gibt sie auch mit Metallic- oder Neoneffekten.

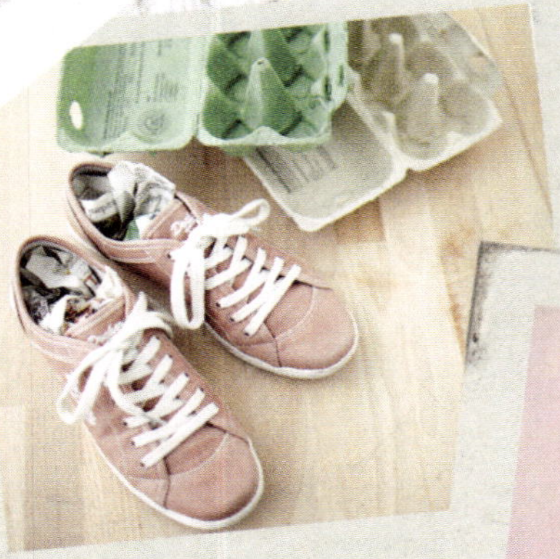

Du kannst auch eine Eierpalette nehmen, dann musst du nichts zusammenstellen. Die gibt es allerdings eher auf Wochenmärkten oder in Hofläden als im Supermarkt.

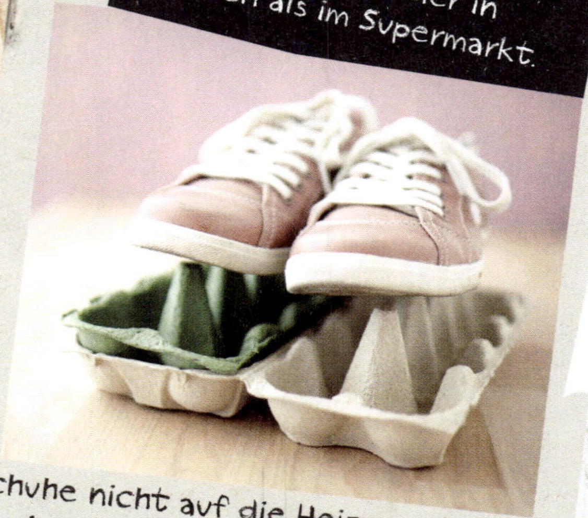

Schuhe nicht auf die Heizung stellen, das Leder wird durch die starke Hitze schnell brüchig.

76 TROCKENGESTELL

Wenn deine Schuhe nass geworden sind, trocknen sie sehr gut auf einem Eierkarton. Genau genommen sind es zwei Eierkartons: Von einem reißt du den Deckel ab und stellst die Hälfte mit den Becherchen in den aufgeklappten Deckel des zweiten Eierkartons – so ergibt sich die perfekte Breite für ein Paar Schuhe. Zusätzlich kannst du die Schuhe mit Zeitungspapier ausstopfen (helle Schuhe oder Stoffschuhe besser mit Küchenpapier, damit keine Druckerschwärze abfärben kann).

Schneeränder an Schuhen 77

Weiße Ränder, die Feuchtigkeit, Streusalz und Schnee an Lederschuhen hervorrufen, lassen sich folgendermaßen entfernen: Die Schuhe zunächst gut trocknen lassen (siehe dazu auch den Hack gegenüber). Dann die Flecken mit der Schnittfläche einer rohen Zwiebel einreiben und mit einem weichen, leicht feuchten Lappen nachwischen. Danach ist Schuhpflege angesagt: Putze deine Schuhe mit Schuhcreme und poliere sie. Auch über regelmäßige Imprägnierungen freuen sich deine Treter.

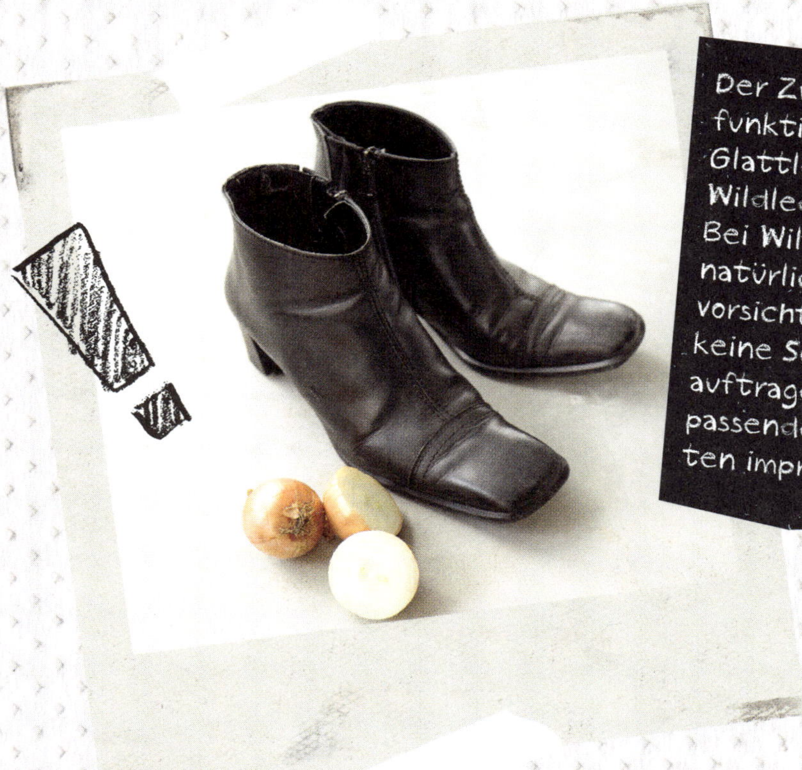

Der Zwiebeltrick funktioniert mit Glattleder- und Wildlederschuhen. Bei Wildleder natürlich äußerst vorsichtig reiben, keine Schuhcreme auftragen & nur mit passenden Produkten imprägnieren!

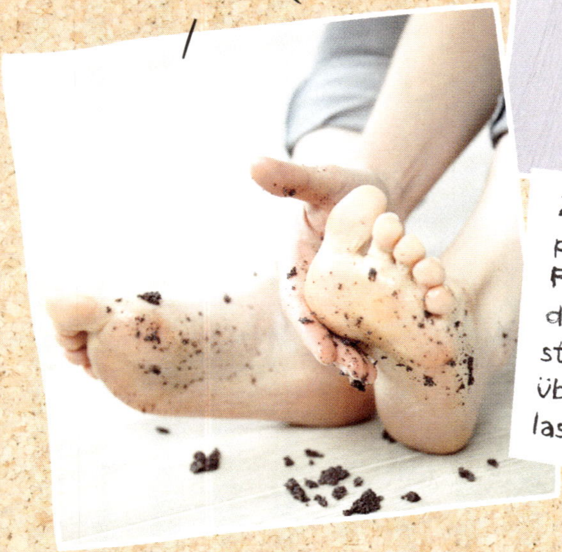

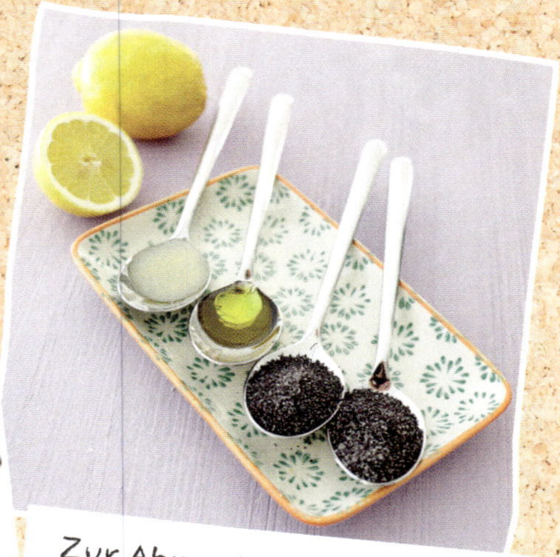

Zur Abrundung des Pflegeprogramms kannst du deine Füße dick eincremen, in dünne Baumwollsöckchen stecken und die Creme über Nacht einziehen lassen.

78 FUSSPEELING

Mische 2 EL Mohn mit 1 EL Zitronensaft und füge einen kleinen Schuss Olivenöl hinzu – fertig ist ein sanftes Peeling. Am besten in der Badewanne oder im Garten anwenden (Krümelalarm!). Grobe Reste zuerst mit einem Küchentuch abnehmen, dann abspülen. Mohn findest du im Supermarkt bei den Backzutaten.

Wellness 79 für die Füße

Für diese pflegende Fußmaske zerdrückst du das Fleisch einer halben reifen Avocado mit einer Gabel und trägst den Avocadobrei auf deine Füße auf. 10–15 Minuten einwirken lassen, dann abwaschen.

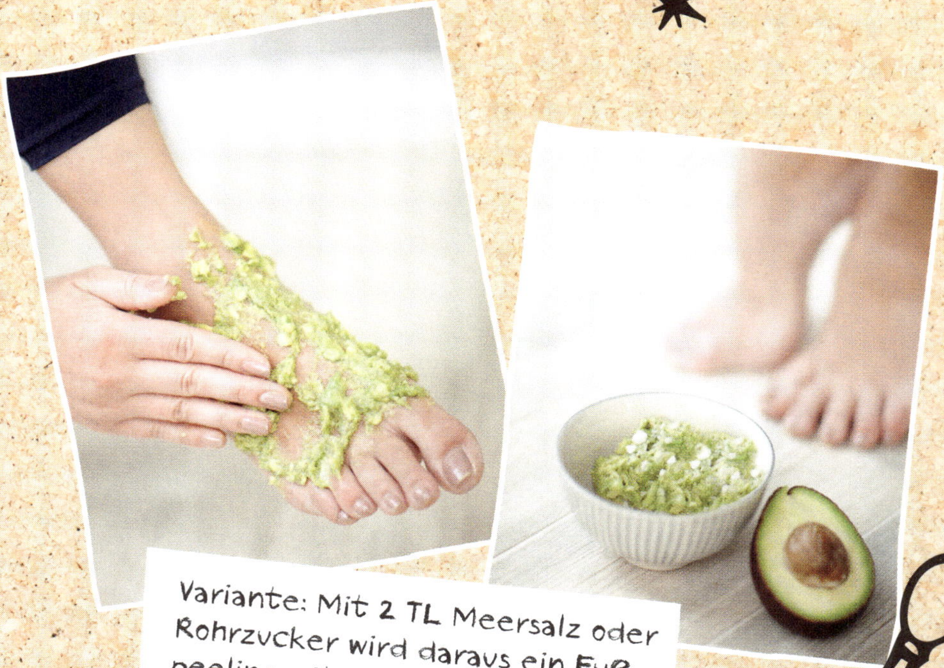

Variante: Mit 2 TL Meersalz oder Rohrzucker wird daraus ein Fuß-peeling mit Pflegefaktor. Je gröber Salz oder Zucker sind, desto stärker die Peelingwirkung.

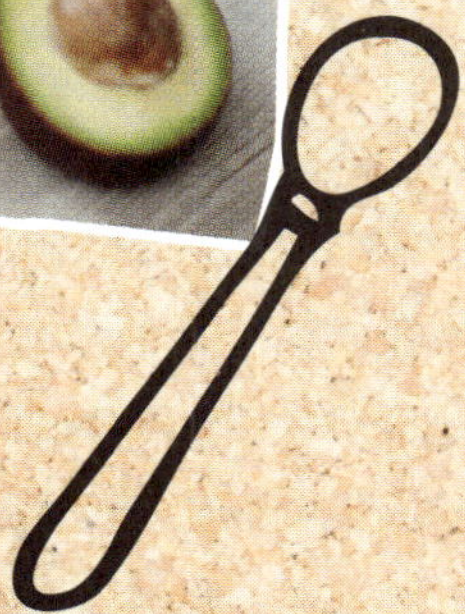

FISCHGRÄT-LACES 80

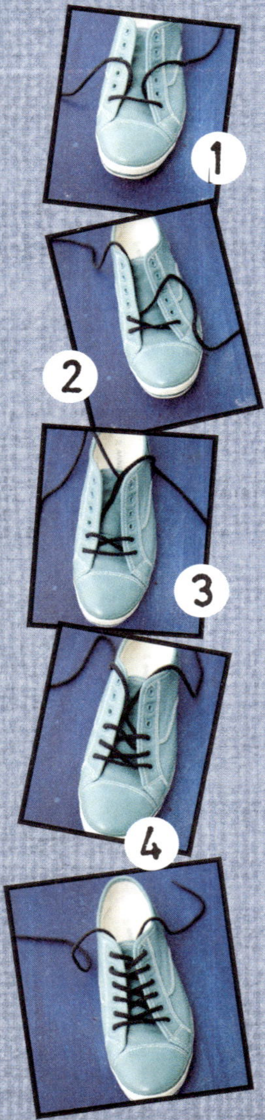

Öfter mal was Neues: Sneaker und Co. kannst du durch neue, andersfarbige Schuhbänder und verschiedene Schnürungen variieren.

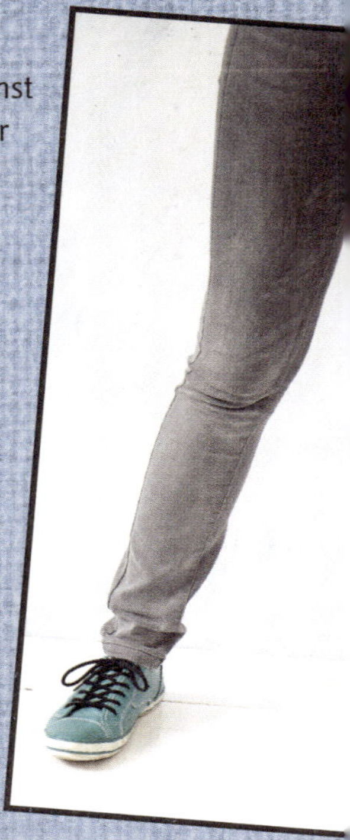

1 Das Schnüren beginnt vorne an der Schuhspitze. Fädele das Schuhband von oben nach unten, sodass ein waagerechter Steg auf dem Schuh entsteht. Die Enden kommen innen im Schuh an.

2 Führe das Band auf der gegenüberliegenden Seite ins nächste Loch – und zwar von oben nach unten!

3 Die andere Seite ebenso schnüren.

4 Das Prinzip ist sehr einfach zu merken: Das Band fädelt immer von oben nach unten ein und kreuzt jedes Mal die Seite. Linke und rechte Seite im Wechsel einfädeln.

Kreuz-Bänder 81

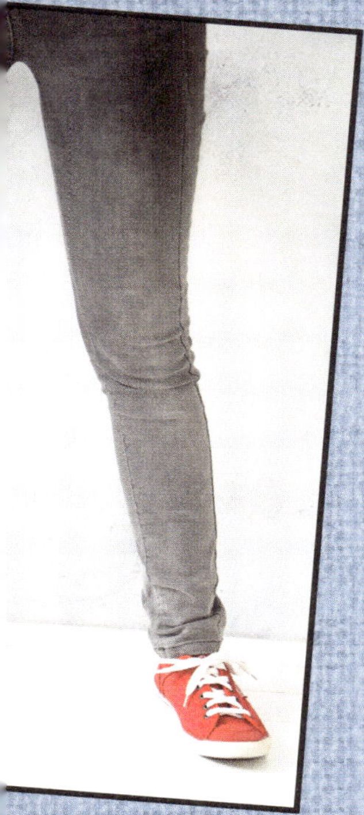

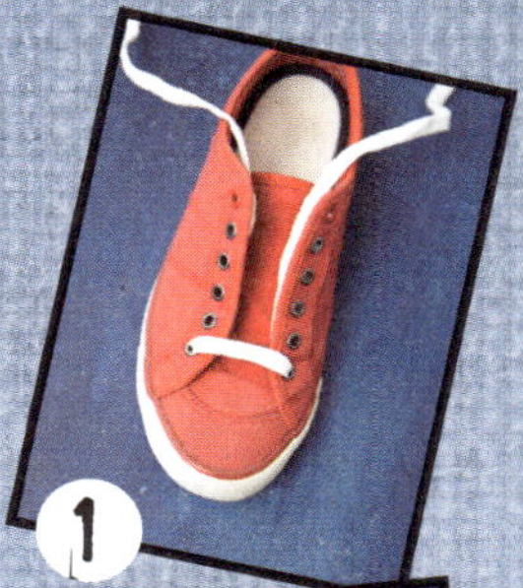

1 Fädele das Schuhband von oben nach unten ein. Die Enden kommen innen im Schuh an.

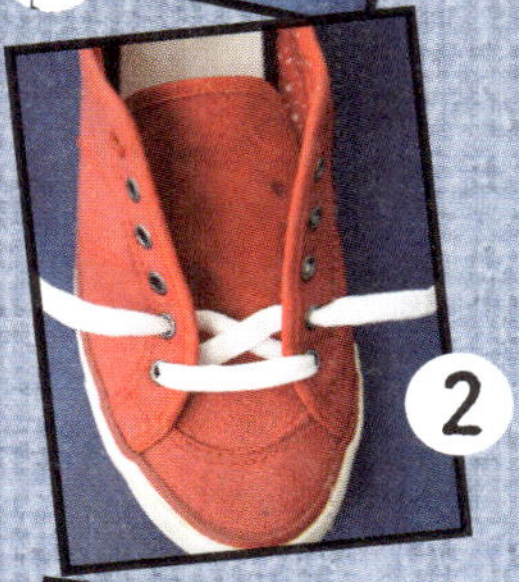

2 Jetzt kreuzt du die Schuhbänder und fädelst sie von unten nach oben in die nächsten Löcher – ein unteres Kreuz entsteht.

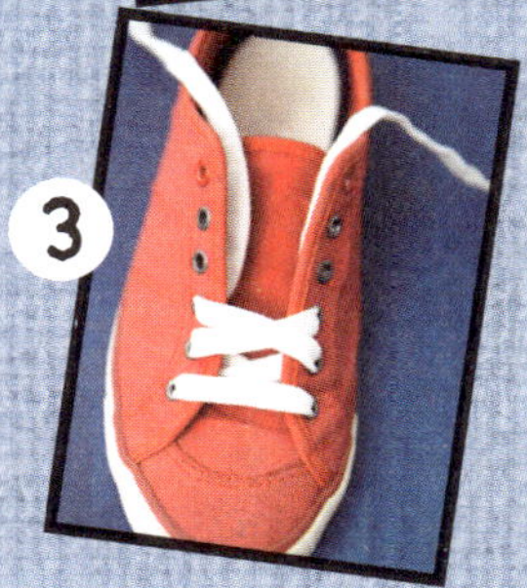

3 Die Schuhbänder nun an der Oberseite kreuzen und von oben nach unten in die nächsten Löcher fädeln. Es entsteht ein oberes Kreuz.

4 Wieder ein unteres Kreuz machen, dann ein oberes … Und so weiter, bis der Schuh komplett gebunden ist.

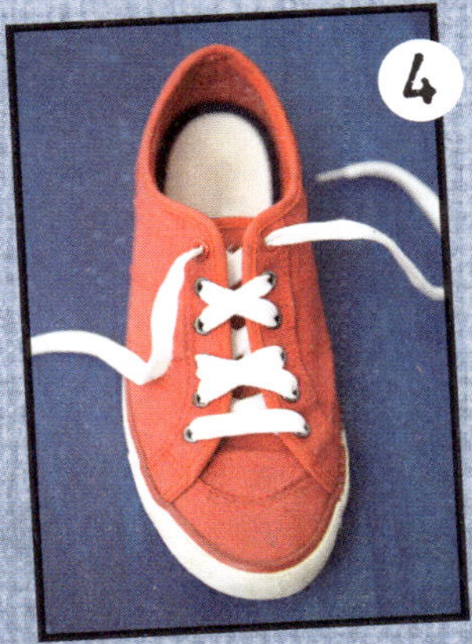

Achte darauf, dass du immer mit derselben Seite zuerst fädelst, damit die Schnürung gleichmäßig wird. Den zweiten Schuh gegengleich fädeln.

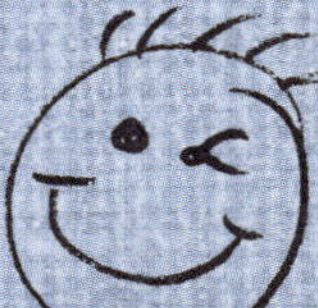

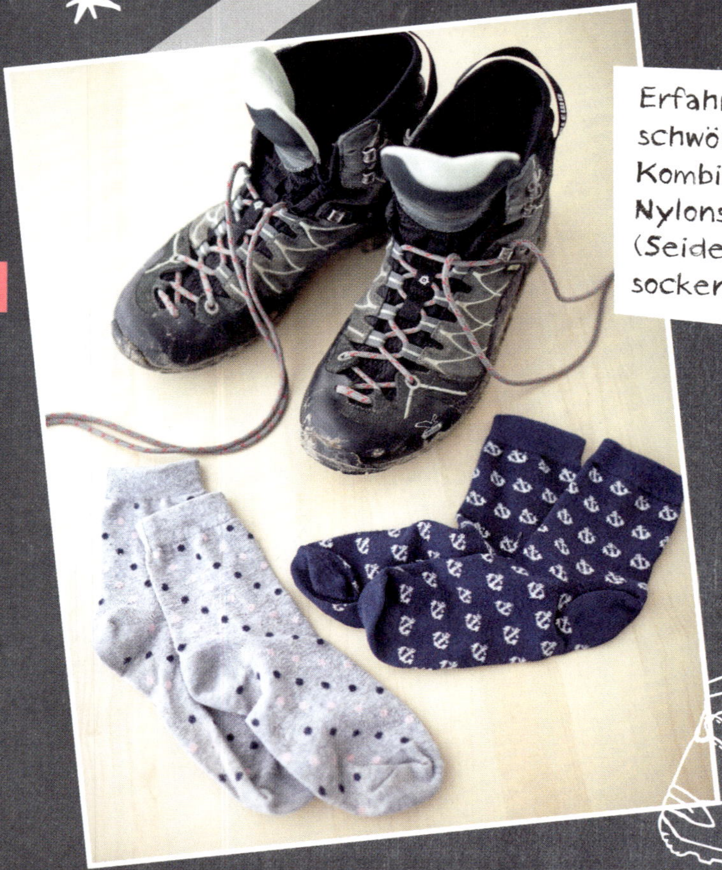

Erfahrene Wanderer schwören auf diese Kombination: erst Nylonsöckchen, dann (Seiden-)Wandersocken drüber.

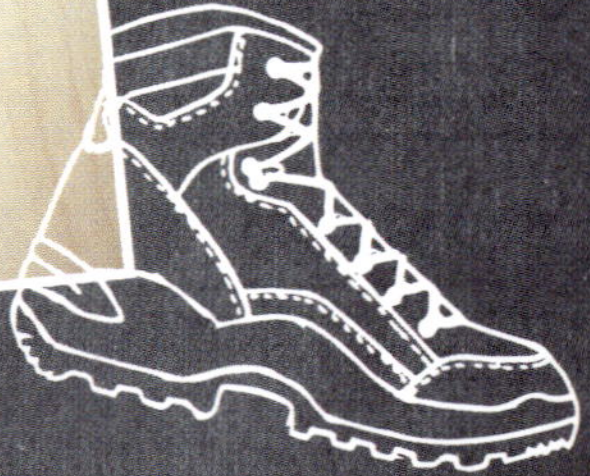

BLASEN-VORSORGE 82

Wer Angst vor Blasen an den Füßen hat, sollte zwei Paar dünne Socken übereinander tragen. So reibt beim Laufen Socke an Socke und nicht Socke an Haut.

Noch ein Tipp gegen Blasen 83

Wenn du mit nackten Füßen in Ballerinas und andere Sommerschuhe schlüpfst, merkst du schnell: „Oh, hier reibt's!" Behandle deine Schuhe an den Problemstellen mit einem Deoroller. Das Deo wirkt als „Schmiermittel" und vermindert die Reibung an der Haut.

Deospray funktioniert leider nicht!

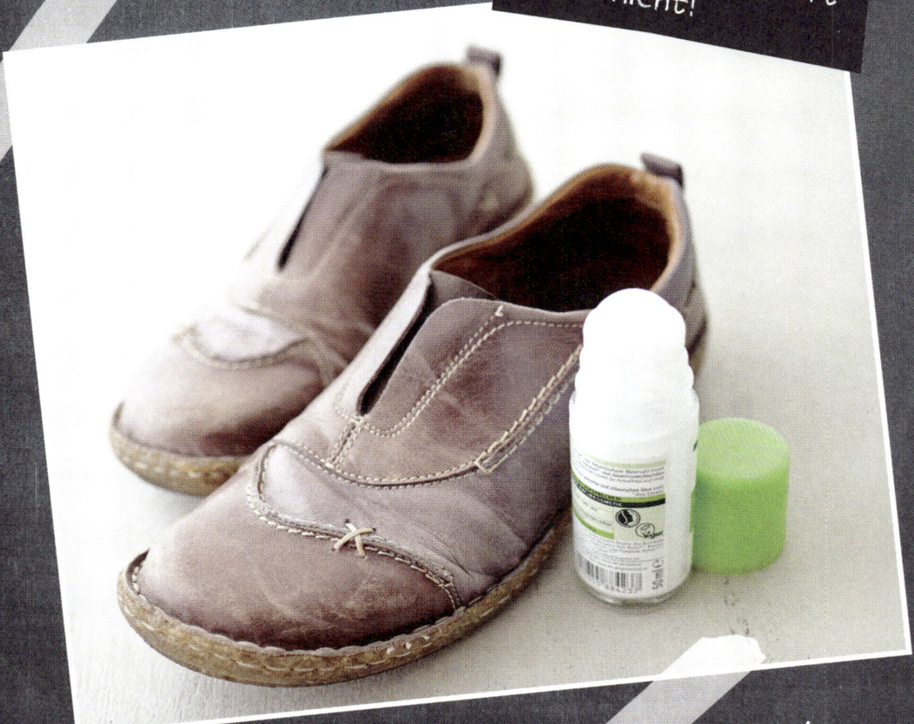

Schuhlöffelersatz

84

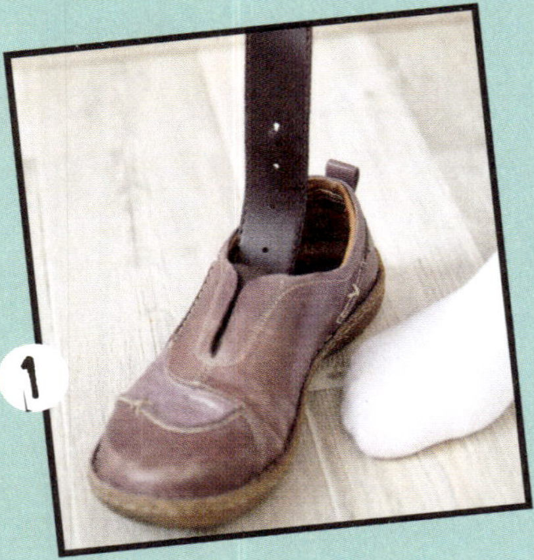

1 Du kommst schlecht in deine Schuhe hinein und trittst beim Anziehen immer den Hacken herunter? Nimm einen Gürtel und lege das Ende mit den Löchern in deinen Schuh; halte das Ende mit der Schnalle dabei fest.

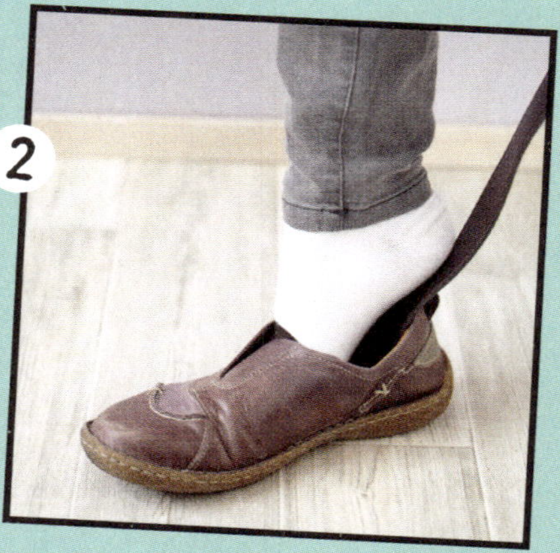

2 Nun schlüpfst du in den Schuh – der Gürtel liegt dabei unter deinem Fuß.

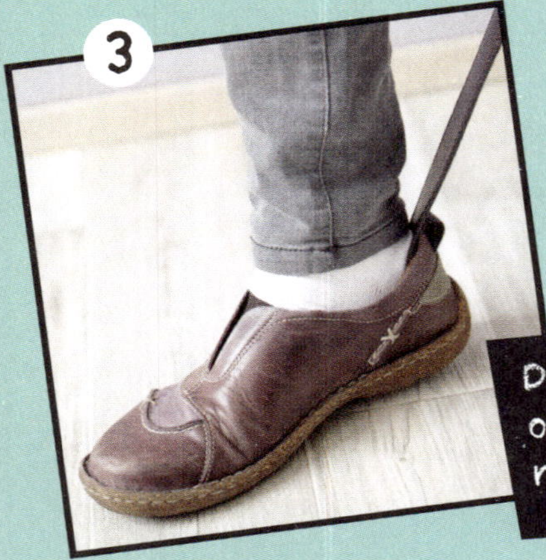

3 Während du deinen Fuß in den Schuh hineinschiebst, ziehst du den Gürtel heraus – wie bei Opas gutem altem Schuhlöffel.

Du kannst auch einen A4-Briefumschlag oder ein A4-Blatt drei Mal der Länge nach falten und ebenso benutzen.

Funktioniert ebenfalls: Desinfektionsspray in den Schuh sprühen und über Nacht trocknen lassen.

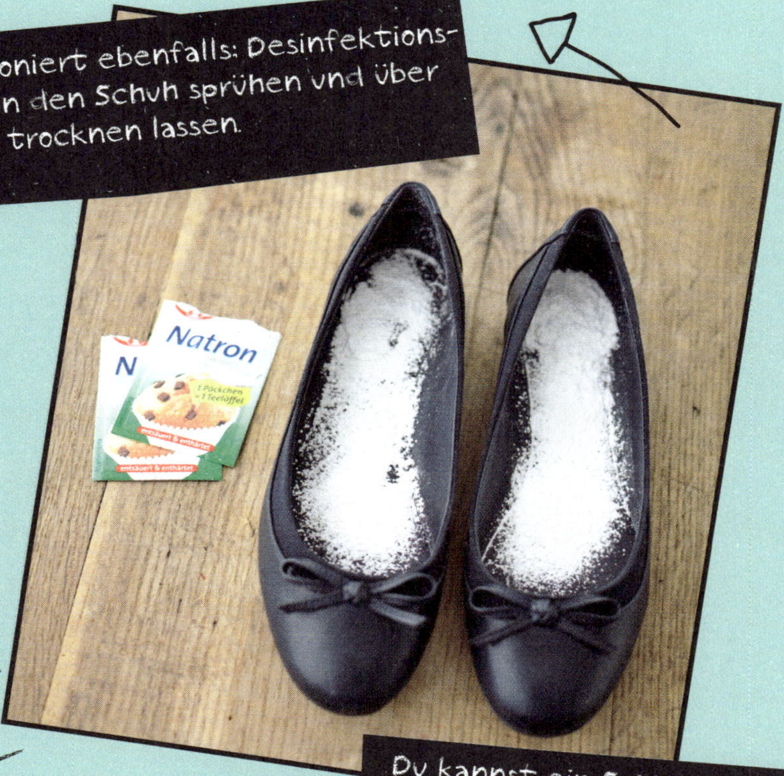

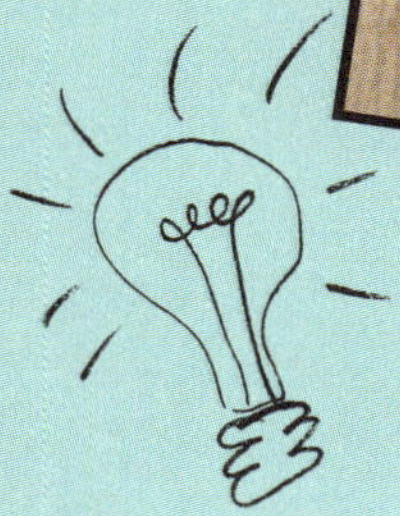

Du kannst ein Schüsselchen voll Natron übrigens auch in den Kühlschrank stellen, wenn dort mal wieder Geruchsbelästigung herrscht.

85 STINKESCHUH

Deine Schuhe müffeln? Streue über Nacht Natron hinein. Natron hat wunderbarerweise die Eigenschaft, Gerüche zu binden.

86 Kamillenpäckchen für schöne Füße

Bevor du mit einem Bimsstein aus dem Drogeriemarkt deine Füße sommerfit machst, bereite die Hornhaut mit einem Kamillenpäckchen auf das Abrubbeln vor: Gib 1 EL getrocknete Kamillenblüten (aus der Apotheke oder dem Teeladen) auf ein sauberes Baumwolltuch, z. B. ein ausrangiertes Geschirrtuch oder eine Stoffwindel. Das Tuch zu einem Päckchen knoten und mit heißem Wasser überbrühen. Sobald es auf eine angenehme Temperatur abgekühlt ist, kannst du deine Hornhaut damit betupfen und weichkneten.

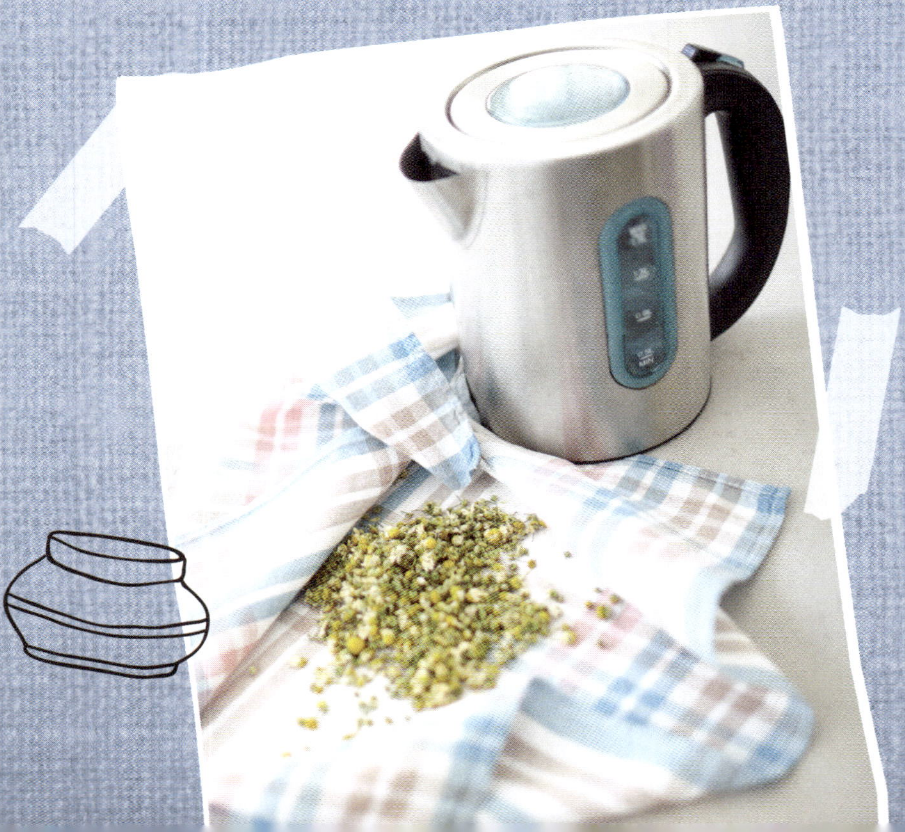

Aha!

Flache Schuhe auch zum Rock?
Klar, geht schon, wenn du diese Grundregeln beachtest:

- Schmale Rockschnitte wie Pencil Skirts bevorzugen; eine hohe Taille ist vorteilhaft.
- Der Rock sollte maximal kurz unter dem Knie enden, je mehr Bein zu sehen ist, desto besser.
- Schuhe und Strümpfe Ton in Ton wählen (dunkle, matte Farben), nicht in Kontrastfarben, nicht gemustert. Und keine (Sneaker-)Söckchen!
- Schmal-abgerundete oder spitze Schuhe sehen besser aus als solche mit eckiger oder breit-runder Kappe. Frauen mit großen Füßen tragen aber besser keine spitzen Schuhe.
- Nicht oder kaum gemusterte Schuhe wählen, lieber auf unauffällige Eleganz setzen.
- Keine hoch geschlossenen Schuhe wie Oxfords und andere Schnürschuhe, lieber feminine Modelle, die weit (also bis nah an die Zehen) ausgeschnitten sind.
- Riemchen an den Knöcheln vermeiden.
- Schmal geschnittene Oberteile dazu kombinieren und in den Rockbund hineinstecken.
- Zu weiblichen, zierlichen und leichten Schuhen greifen: Ballerinas, Sandalen, Espadrilles …

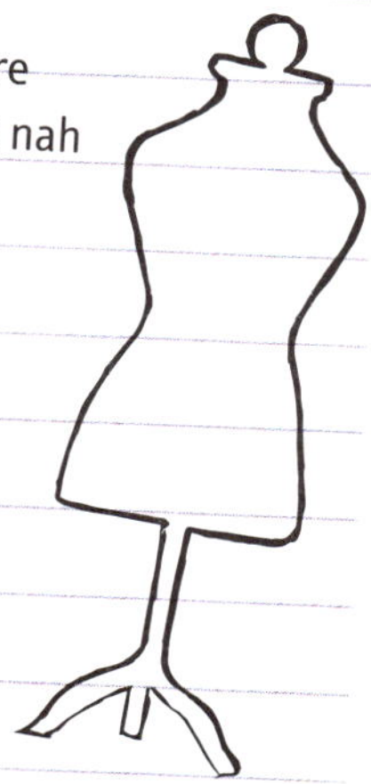

Waschen & Bügeln

Vergilbte Kragen werden mit Essig und Natron wieder strahlend weiß.

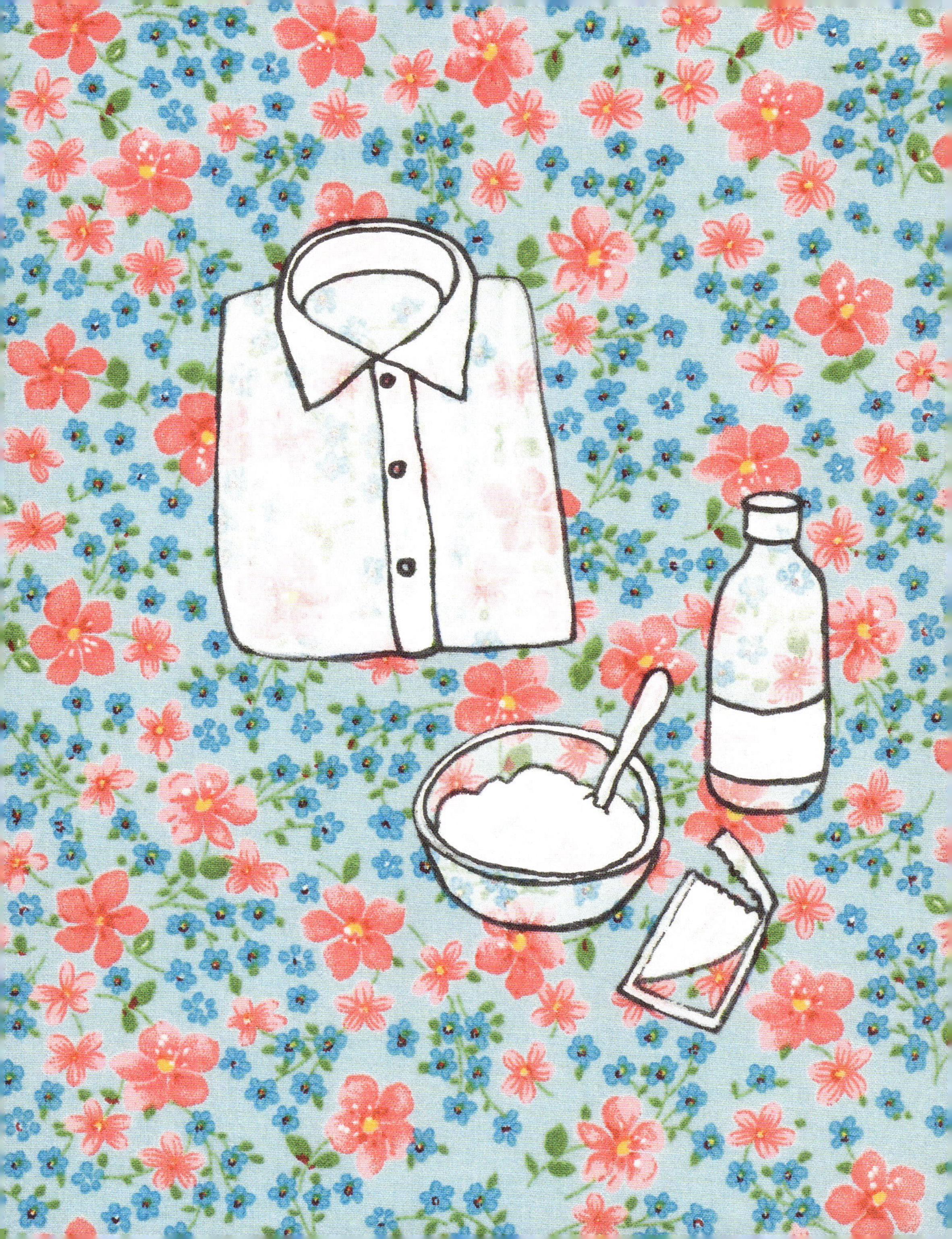

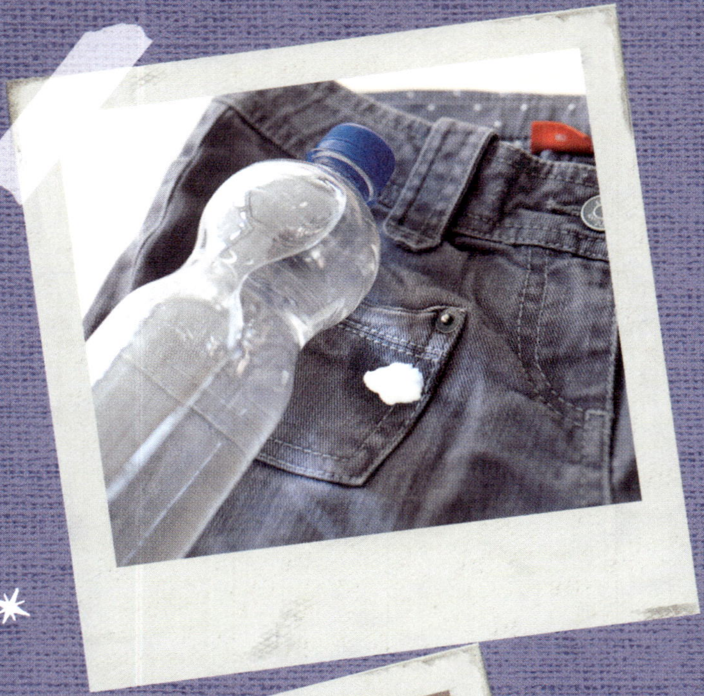

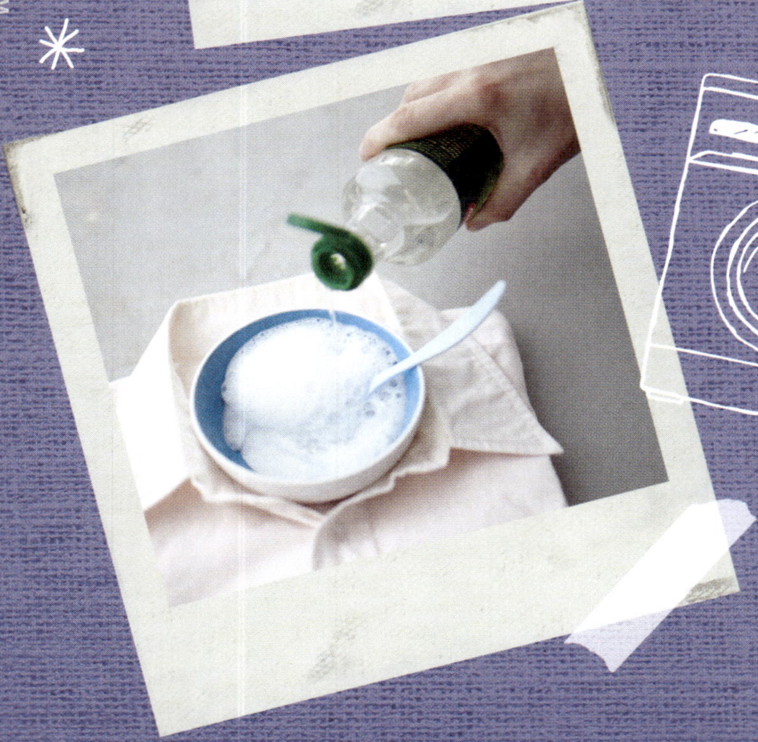

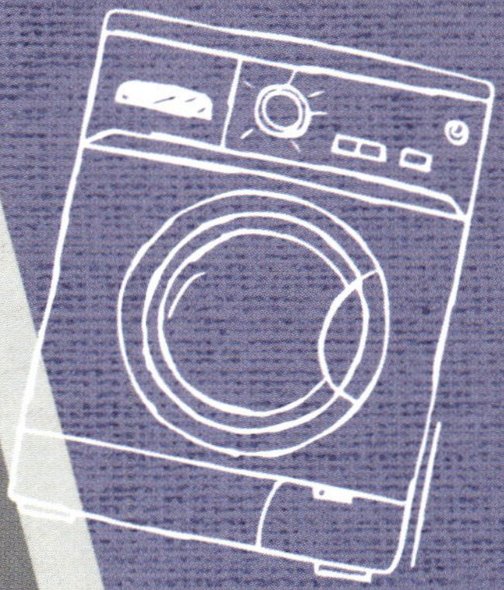

Die Tätigkeiten sind oftmals ungeliebt, die Früchte der Arbeit aber umso mehr geschätzt: frisch gewaschene, makellose Wäsche, duftend und ohne Knitterfalten. Bis sie sich mit diesem Status schmücken kann, hat eine mit Tomatensauce bekleckste Bluse einen weiten Weg vor sich. Deshalb findest du in diesem Kapitel die besten Flecken-Hacks und Tipps zum erfolgreichen Waschen & Bügeln. So wird alles tipptopp gepflegt: von weißen bis bunten Textilien, vom Kragen bis zum Schuh.

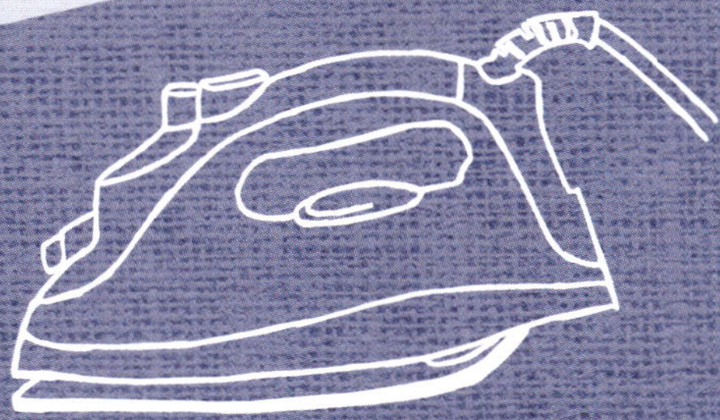

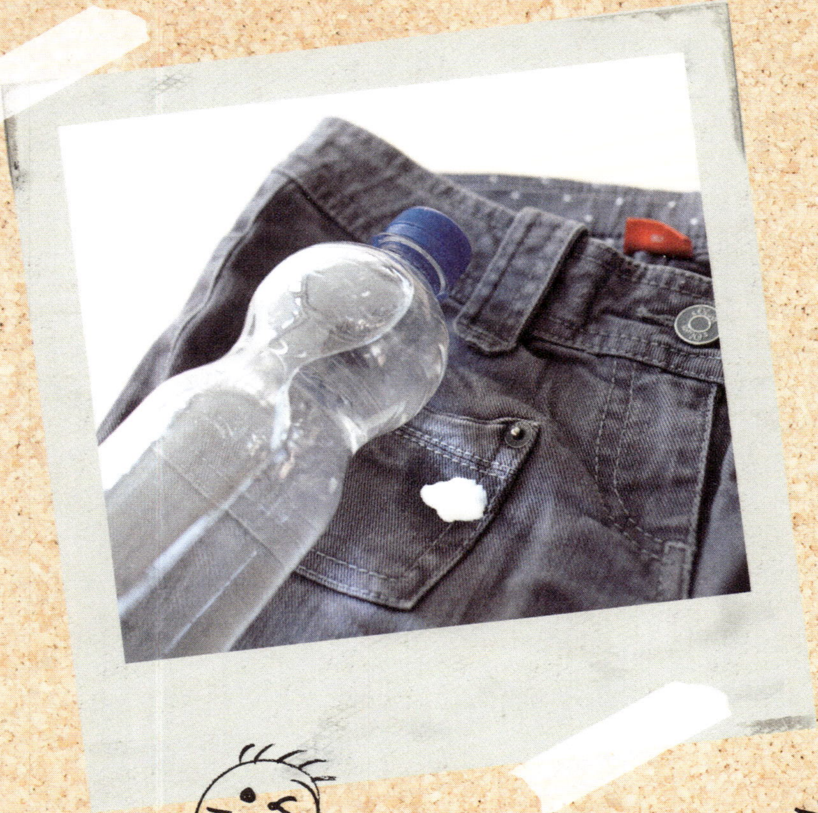

87

Flecken heraussprudeln

Frische Flecken solltest du gleich mit reichlich Mineralwasser behandeln. Praktisch: Überall, wo es Essen gibt – und der Fleckenteufel lauert –, kannst du stets auch Mineralwasser bestellen. Aber bitte mit Kohlensäure!

Auf weißen Sohlen

88

Schmutzige Sohlen bekommst du mit einem sogenannten Schmutzradierer wieder sauber: Schwämmchen anfeuchten und losradieren. Schmutzradierer findest du bei den Reinigungsmitteln im Supermarkt.

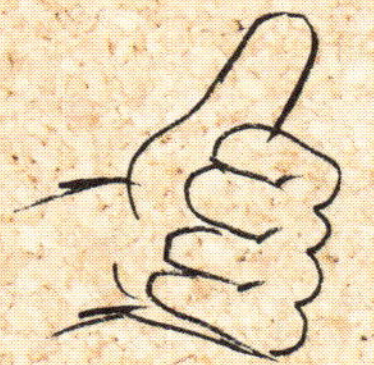

Super für Chucks!

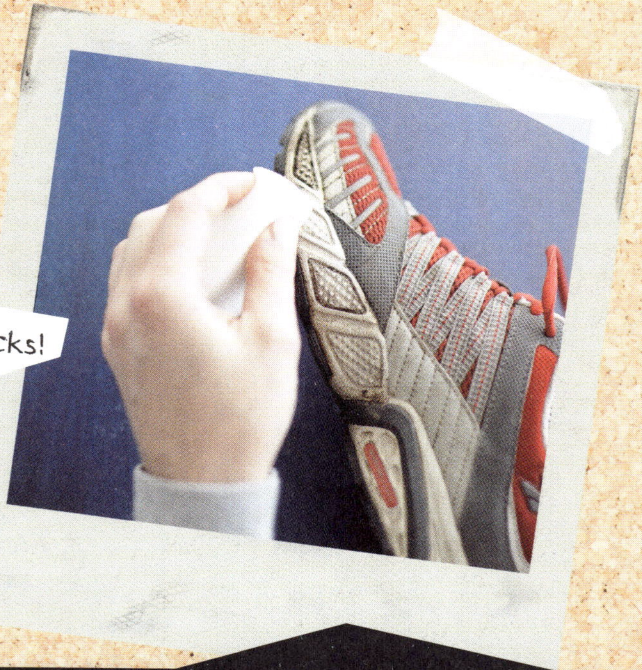

Eine weitere Möglichkeit ist Zahnpasta! Reibe deine Sohlen mit Zahnpasta – am besten ohne rote oder grüne Streifen – und einem weichen Tuch ab. Feucht nachwischen nicht vergessen, sonst bleiben Schlieren.

Hilfe bei kratzigen Wollpullis

89

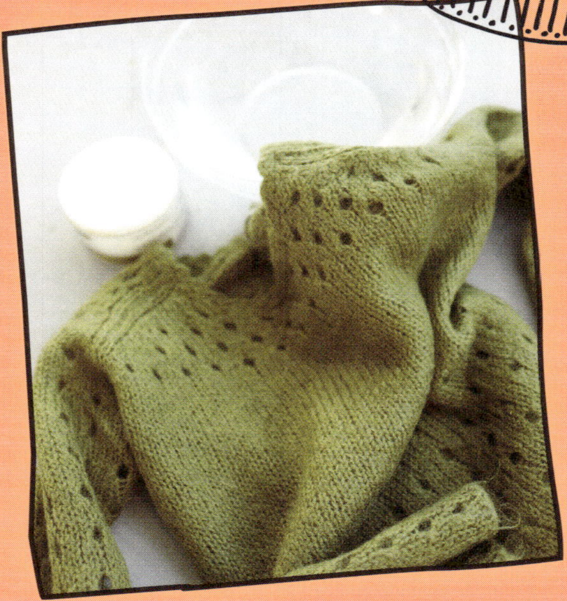

TIPP 1

Was bei dir gegen strohige Haare nützt, hilft auch deinem Wollpullover, der nach mehrmaligem Waschen „kratzbürstig" geworden ist. Lege ihn nach dem Waschen für etwa 15 Minuten in lauwarmes (keinesfalls heißes) Wasser und gib einen Klecks Haarkur hinzu. Danach ausspülen und auf einem Handtuch liegend trocknen.

TIPP 2

Wenn du deinen Wollpulli aus Versehen zu heiß gewaschen hast und er verfilzt und eingelaufen ist, kannst du versuchen, ihn mit einer Haarkur zu retten: Gib viel (wirklich viel!) Haarkur in eine Schüssel mit kühlem Wasser (du darfst ruhig die allerbilligste Kur nehmen). Weiche deinen Pulli mindestens 6 Stunden darin ein (dazwischen immer mal wieder vorsichtig dehnen). Danach gründlich ausspülen, in Form ziehen und liegend trocknen.

Das funktioniert nur bei echter Wolle und auch nur, wenn das Teil nicht bis zur Unkenntlichkeit geschrumpft ist.

90 BUNT UND FRISCH

Farbige Kleidung nach Möglichkeit stets im Schatten trocknen, in der Sonne bleichen die Farben schneller aus.

Frische die Strahlkraft deiner farbigen Kleidung auf, indem du sie ab und zu in Essigwasser badest. Gib einen Schuss klare Essigessenz in einen Eimer Wasser und spüle die bunten Lieblingsteile durch. Zum Schluss noch einmal in klarem Wasser spülen.

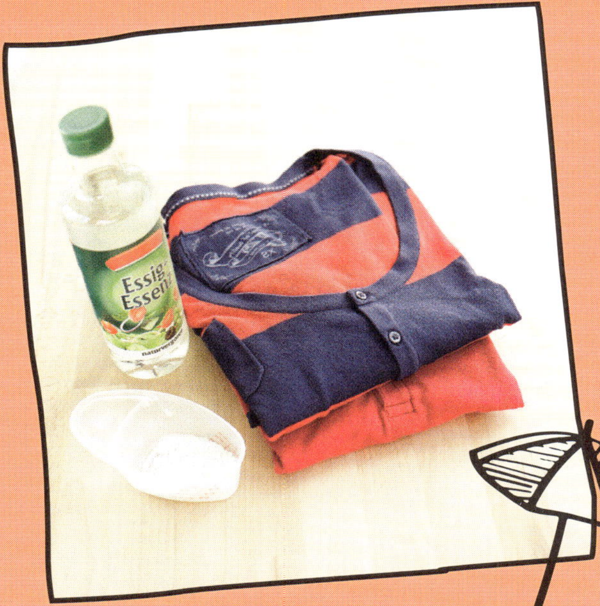

Die gleiche Essigspülung erfrischt Kleidung, die nach dem Waschen muffig riecht. Je nach Hartnäckigkeit des Geruchs musst du den Essig gegebenenfalls höher dosieren und danach mit einem normalen Waschgang nachwaschen, um den Essiggeruch wieder zu vertreiben. Kümmere dich aber auch um die Ursache der Geruchsbelästigung: Flusensieb und Waschmittelschublade deiner Waschmaschine reinigen, einmal so heiß wie möglich laufen lassen oder Wäschedesinfektion verwenden, um die miefauslösenden Bakterien abzutöten.

Improvisierte Fusselbürste

91

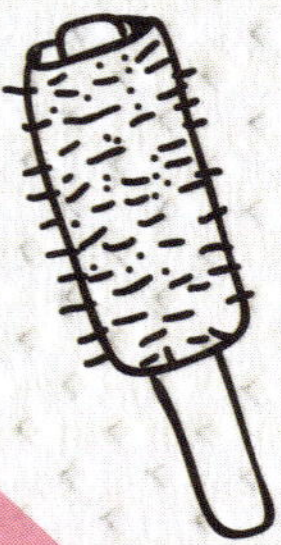

Tupfe mit einem Stück Paketklebeband über deine Kleidung: Lose Fusseln und Haare bleiben daran haften.

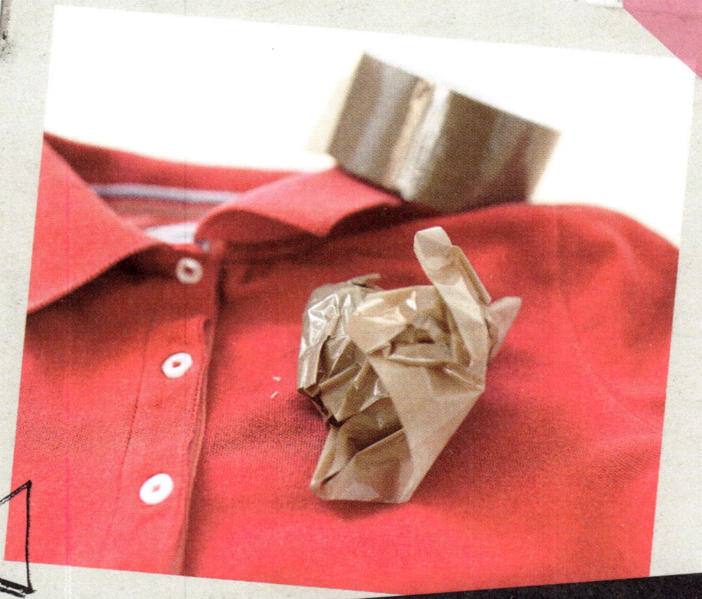

Es muss nicht unbedingt Paketklebeband sein, es funktioniert natürlich auch jedes andere gut haftende Klebeband wie Malerkrepp, Washi Tape oder Klebefilm.

92 Tierhaare am Hosenbein

Morgens vor der Arbeit nochmal kurz die Katze um die Beine schnurren lassen oder den Hund herzen und schon haften Haare an der Hose. Keine Angst, du musst dich nicht umziehen! Feuchte einfach ein Frotteehandtuch leicht an und putze die Haare ab.

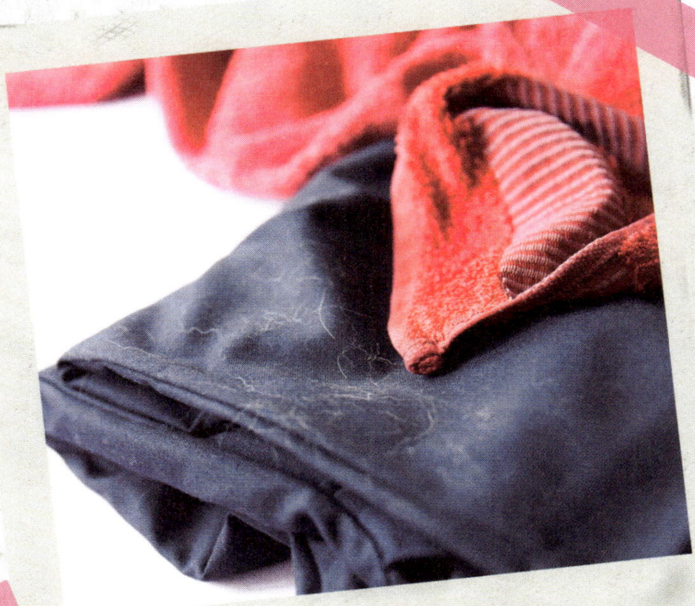

Funktioniert auch mit einem angefeuchteten Nylonstrumpf!

Stoffschuhe waschen

93

Stoffschuhe lassen sich bei 30 °C und mit Colorwaschmittel in der Waschmaschine waschen. Ziehe vor dem Waschen die Schuhbänder heraus und gib die Schuhe in einen alten Kissenbezug.

Wenn bei deinem Waschmaschinenmodell möglich, regele die Drehzahl der Schleuderfunktion herunter. Nach dem Waschen die Schuhe wie im Hack auf Seite 104 beschrieben trocknen lassen. Erst nach dem Trocknen die Schuhbänder wieder einziehen.

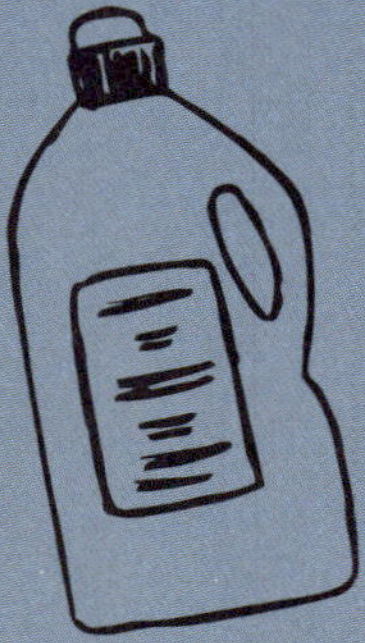

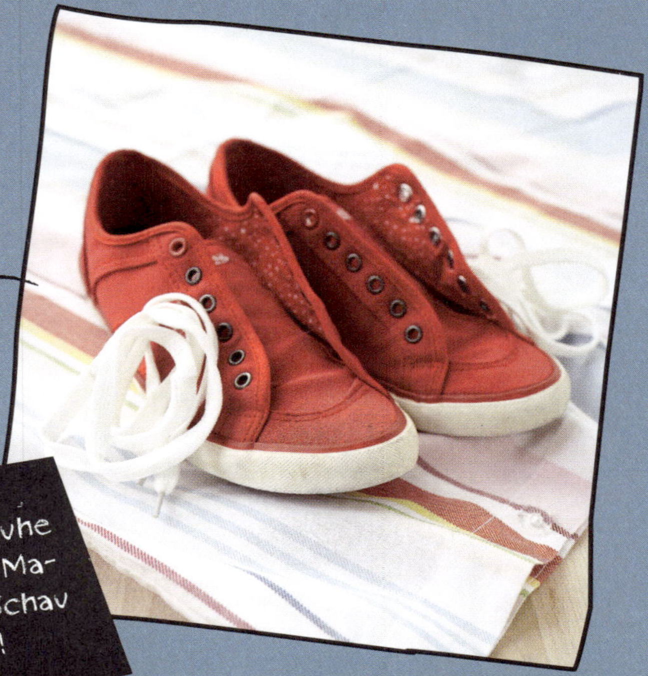

Fast alle Sportschuhe lassen sich in der Maschine waschen. Schau mal aufs Etikett!

Weiße Wäsche

94

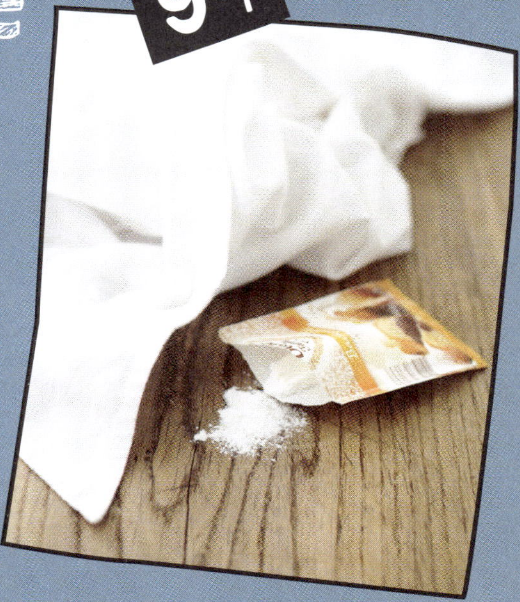

Weiße Blusen und vor allem der Klassiker, die weiße Gardine, bekommen mit der Zeit häufig einen Grauschleier oder Gelbstich. Am effektivsten erlangen sie das Strahle-Weiß wieder, wenn du 1 Päckchen Backpulver in warmem Wasser auflöst und die Stücke vor der Wäsche mindestens 1 Stunde darin einweichst. Wenn es schneller gehen muss, kannst du auch ein Päckchen Backpulver mit zum Waschmittel in die Maschine geben.

Auch bei vergilbten Hemdkragen kannst du zu Backpulver greifen: Kragen anfeuchten, Backpulver einreiben, einwirken lassen und abbürsten. Danach das Hemd wie gewohnt waschen. Je nach Verschmutzungsgrad musst du die Prozedur wiederholen.

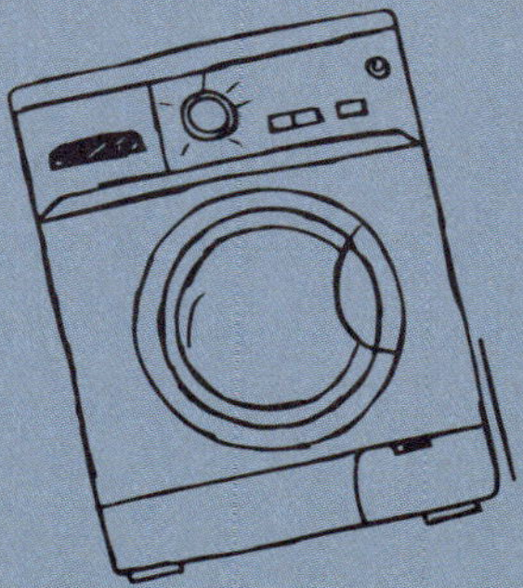

Gleiches Problem – andere Lösung:
Schau mal auf Seite 132.

Buttermilch bei verfärbter Wäsche

95

Einmal nicht aufgepasst und schon hat sich ein rotes Shirt in die Weißwäsche verirrt, das Ergebnis sind himbeerrosa marmorierte Kleider? Dann ab zum Kühlschrank! Lege die verfärbten Teile über Nacht in pure Buttermilch. Danach noch einmal normal waschen. Funktioniert leider nicht bei allen Fasern oder bei ganz fiesen Verfärbungen, aber einen Versuch ist es wert.

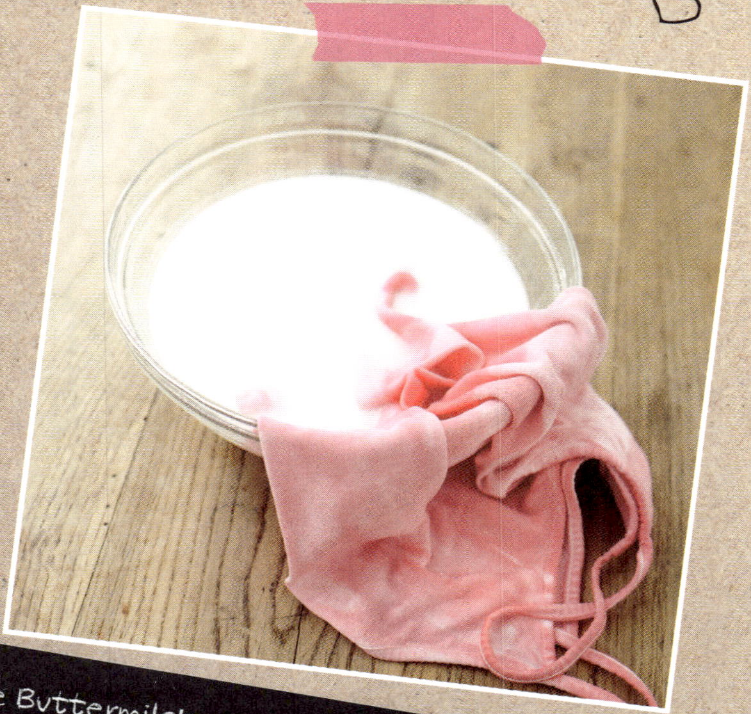

Hast du keine Buttermilch, nimm Milch! Lege die Stücke darin ein, stelle sie an einen warmen Ort und warte, bis die Milch sauer geworden ist.

96 FLECKEN-HACK

Fettflecke entfernst du am besten mit einem Spritzer Spüli. Einwirken lassen und danach normal in der Waschmaschine waschen.

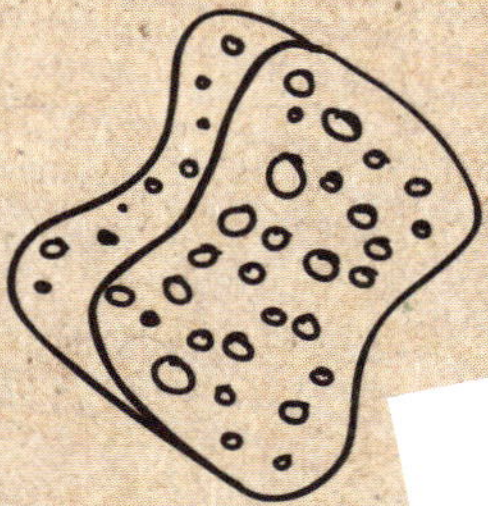

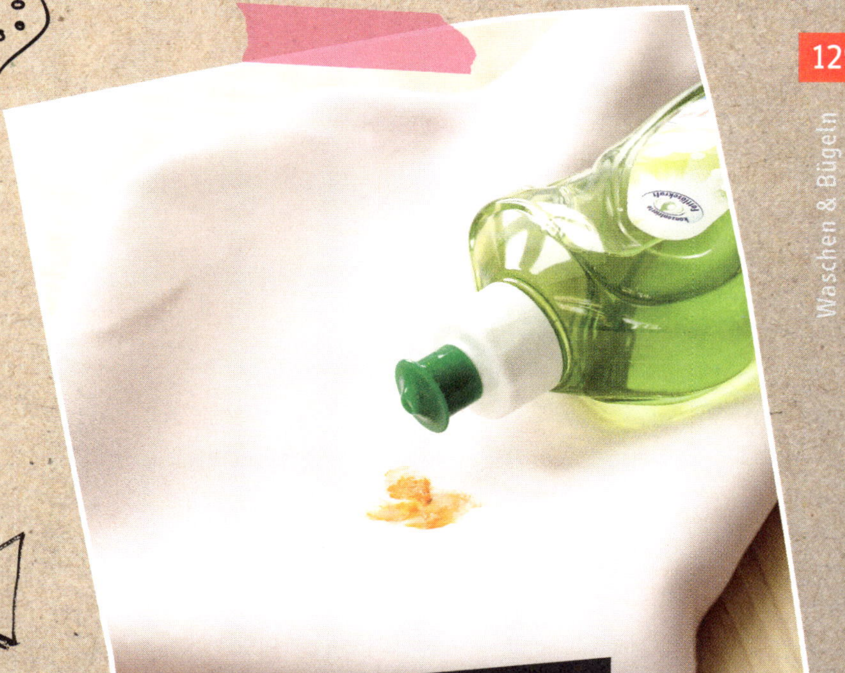

Gewusst? Blutflecke solltest du mit kaltem Wasser und Waschmittel auswaschen, gegebenenfalls auch erst etwas darin einweichen. Erst wenn der Fleck gut gelöst ist, kannst du das Kleidungsstück normal, also in warmem Wasser, nachwaschen.

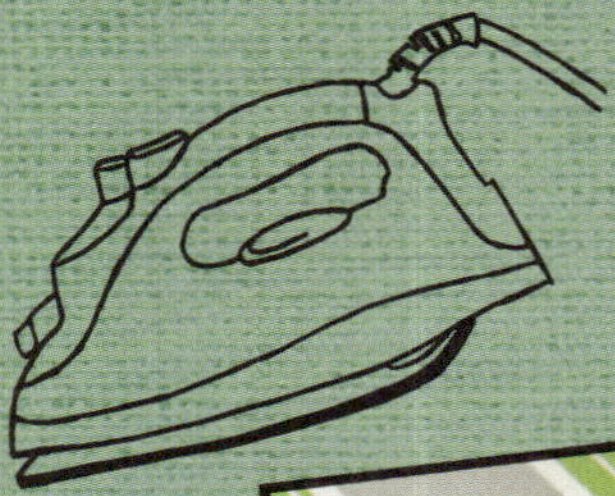

Klappt besonders gut bei dünnen Baumwollstoffen, z. B. bei Blusen, Sommerkleidern oder Oberhemden.

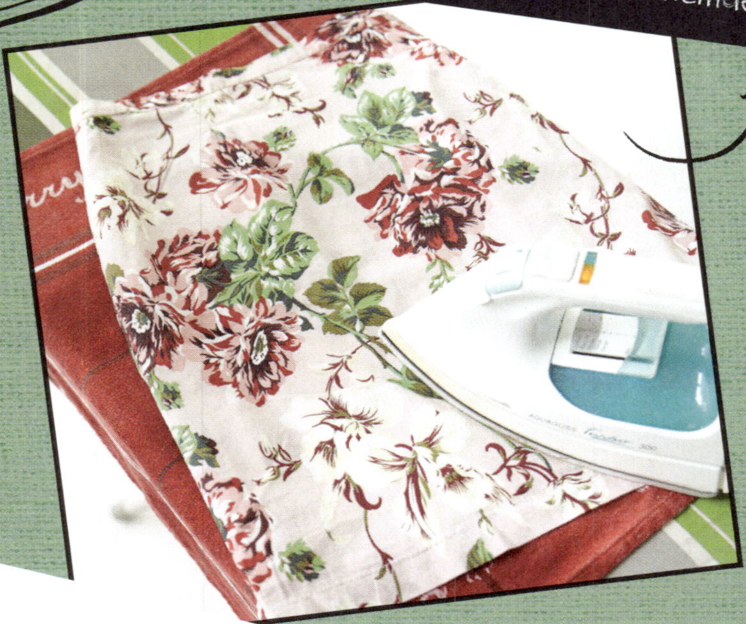

97 Upside down bügeln

Wer kein Dampfbügeleisen hat, kann ein feuchtes Geschirrtuch aufs Bügelbrett legen. Das Kleidungsstück darauf ausbreiten und mit einem normalen Bügeleisen darüber bügeln. Die Wäsche wird durch den Dampf schneller glatt.

Für Helden am Bügelbrett

Bügle den Kragen von Oberhemden und Blusen immer von der Kragenspitze in Richtung Mitte. Warum? Da die Kragenoberseite immer ein paar Millimeter größer ist als die Unterseite (damit sich der Kragen geschmeidig nach unten legt und nicht starr absteht), würde dieser zusätzliche Stoff beim Bügeln in umgekehrter Richtung Falten in den Kragenspitzen bilden. Bügelst du von den Spitzen weg, verteilt sich die Mehrweite unbemerkt in der gesamten Länge des Kragens.

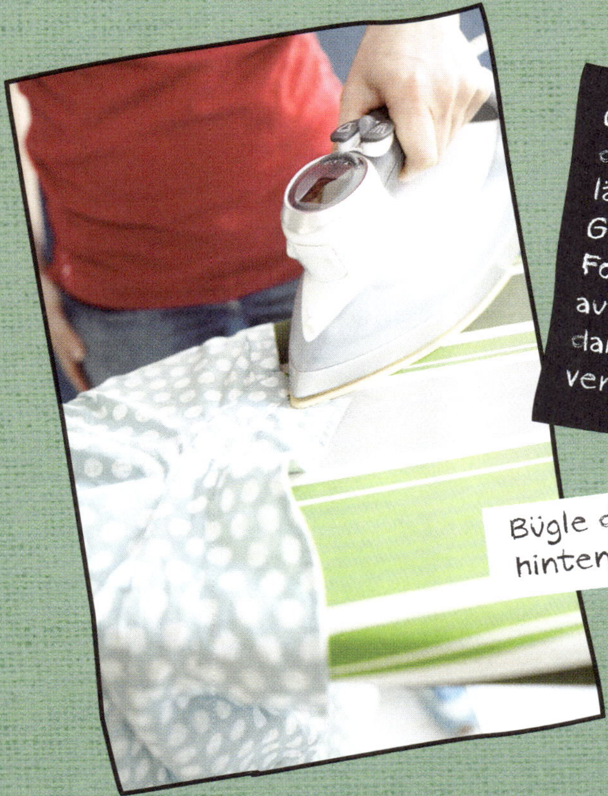

Geschäftsreise: Ist nur der Kragen verknittert, lässt er sich mit einem Glätteisen für Haare in Form bringen. Stelle es auf die niedrigste Stufe, damit der Stoff nicht verbrennt.

Bügle den Kragen am besten von hinten, das schont den Stoff.

Natron vs. Gilb

99

Vergilbte Kragen, wie sie gern bei hellen Lieblingsblusen und -oberhemden auftreten, werden mit dieser selbst gemachten Waschpaste wieder weiß. Gib Natron in eine Schüssel und füge so viel Essig hinzu, dass eine dickflüssige Konsistenz entsteht. Sofort auf die vergilbte Stelle auftragen, am besten solange die Mischung noch sprudelt. Einwirken lassen. Die eingetrocknete Paste abbürsten und das Kleidungsstück wie gewohnt waschen.

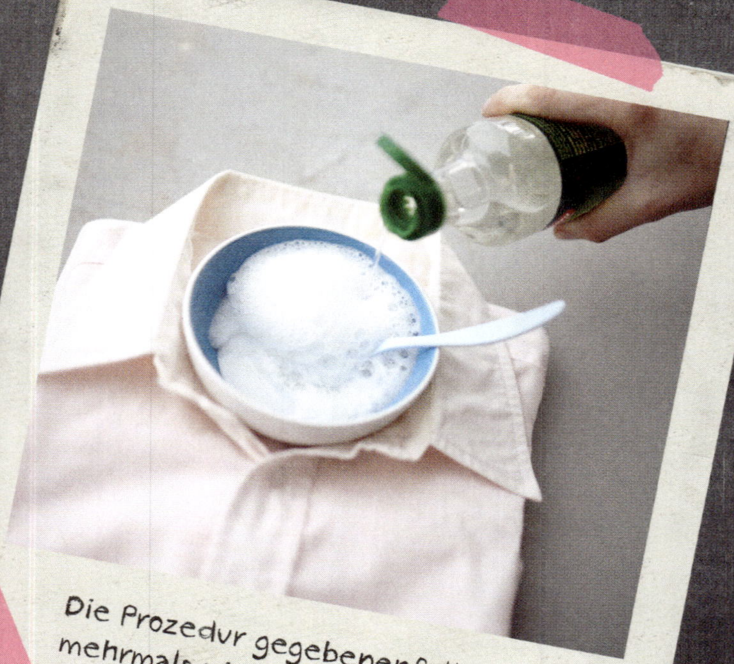

Die Prozedur gegebenenfalls mehrmals wiederholen.

Aha!

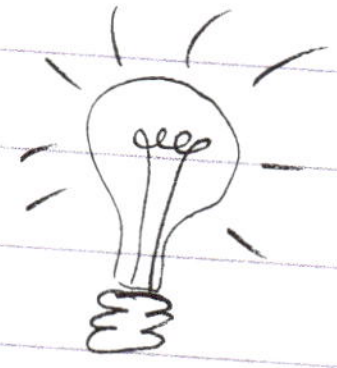

Die wichtigsten Wäschezeichen:

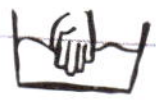 Handwäsche

30 °C-Waschgang

30 °C-Schonwaschgang (z. B. Feinwasch- oder Pflegeleichtprogramm)

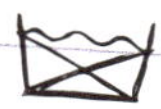 nicht waschen (nur Reinigung)

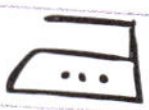 bügeln; Punkte geben die Temperatureinstellung an: Je mehr Punkte, desto heißer darf man bügeln.

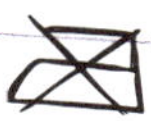 nicht bügeln

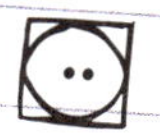 im Trockner trocknen möglich

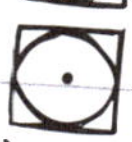 im Trockner-Schonprogramm trocknen

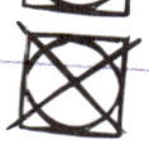 nicht in den Trockner geben

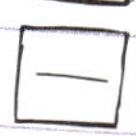 zum Trocknen glatt auslegen

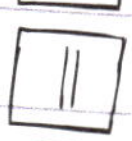 zum Trocknen tropfnass aufhängen

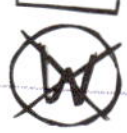 nur chemisch reinigen

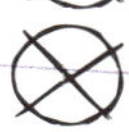 nicht chemisch reinigen

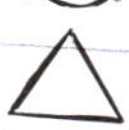 Bleichen möglich

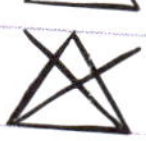 nicht bleichen

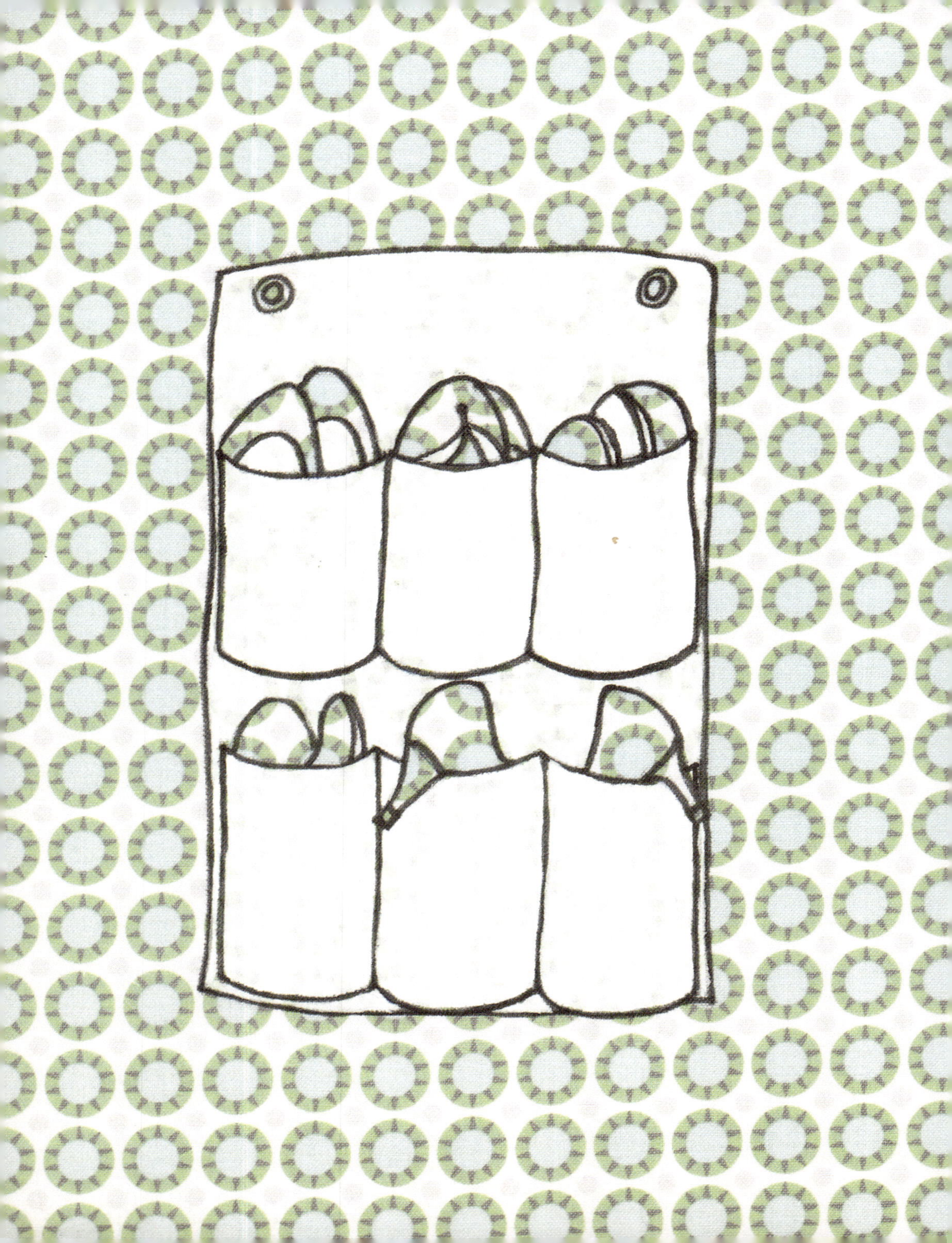

Ordnen & Verstauen

Minibudget? Utensilo wird Schuhschrank!

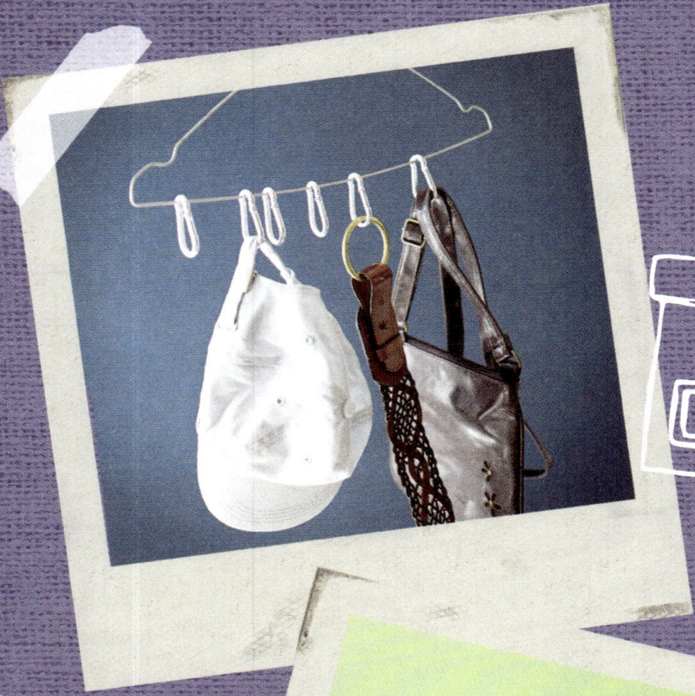

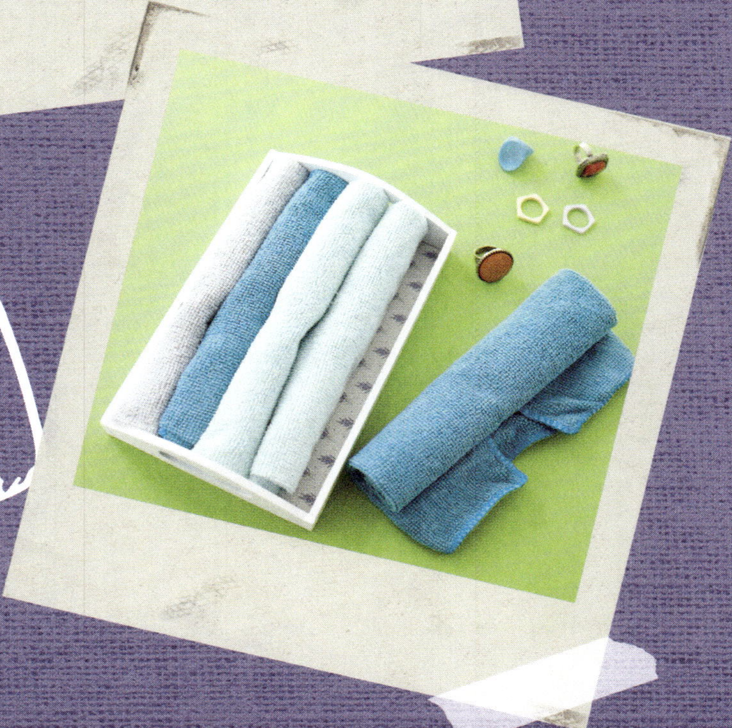

Platzsparend aufgeräumt ist besser als breitwürfig hingepfeffert, das weiß jeder. Nur an der tagtäglichen Umsetzung hapert es häufig. Besonders bei kleinen Einzelteilen, allen voran Make-up-Utensilien und Schmuck, sind clevere Aufräumideen gefragt. Gerne mit Präsentationspotenzial! Denn einige Dinge will man nicht einfach nur weggeräumt wissen, sondern man möchte sich jeden Tag aufs Neue daran erfreuen.

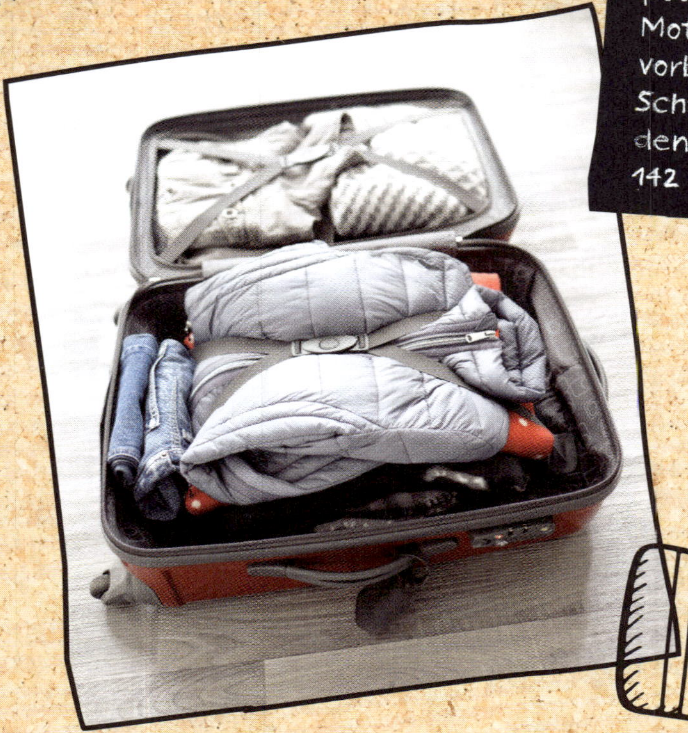

Du willst potenziellem Mottenbefall vorbeugen? Schau mal auf den Seiten 142 und 155!

100 Platz schaffen

Winterklamotten im Sommer und Sommerklamotten im Winter finden in deinem Reisekoffer Platz. Der Koffer steht auf diese Weise nicht leer im Keller oder unter dem Bett und du schaffst Platz im Kleiderschrank.

KETTENHALTER 101

Mit etwas Kraft steckst du Pinnadeln in einen Holzbügel. Ketten darüber hängen und Bügel an einen Haken an der Wand oder an die Kleiderstange hängen.

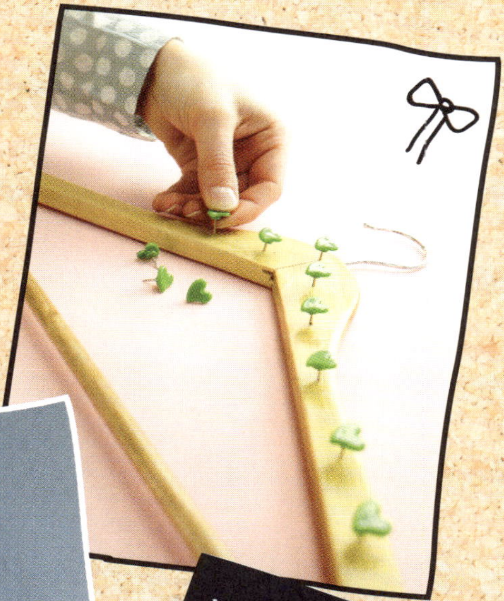

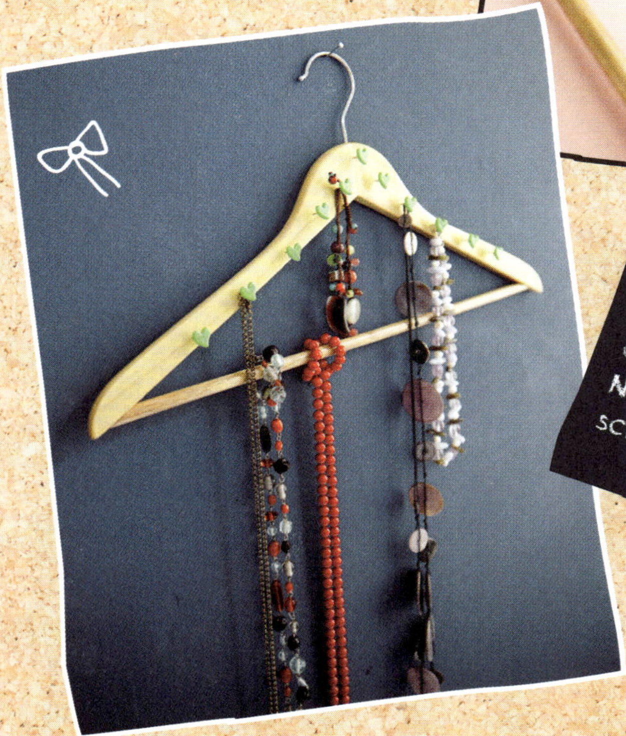

Wer keine Pinnadeln verwenden möchte, kann auch mit dem Hammer Nägelchen einschlagen.

Zusammen mit den Hacks von Seite 146 bewahrst du all deine Beauty-Helfer platzsparend auf und hast dennoch alles im Blick.

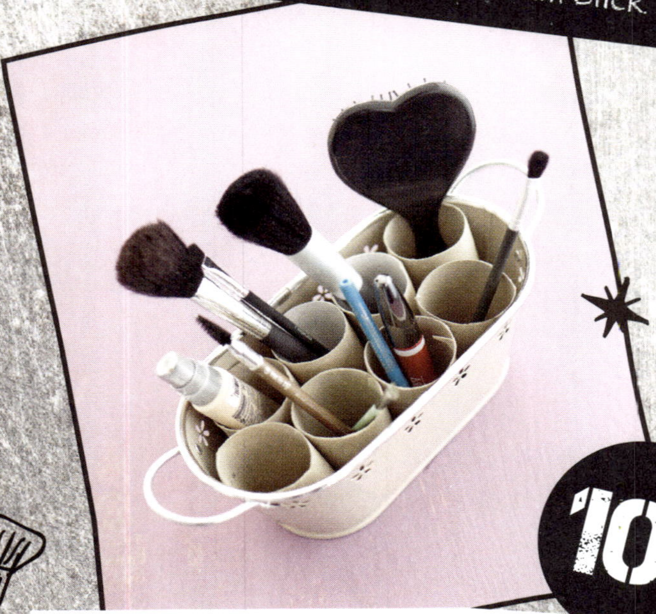

102

Zeigen, was man hat

Mascara, Pinsel, Augenbrauenbürstchen und all die anderen Kosmetikschätze präsentiert man gern in schönen Gefäßen. Bei breiten Töpfen neigen die Utensilien zum Herauskippen – aber nicht, wenn du leere Toilettenpapier- oder zugeschnittene Küchenpapierrollen hineinstellst.

Alternativ kannst du dein Gefäß mit Kaffeebohnen oder Sand füllen und die Stifte und Pinsel hineinstecken.

Schuh-Versteck 103

Schuhe lassen sich stolpersicher und platzsparend aufgehängt an Wänden und Türen aufbewahren: in Utensilos. Modelle aus abwaschbarem Kunststoff sind besonders robust und unempfindlich gegen Schmutz.

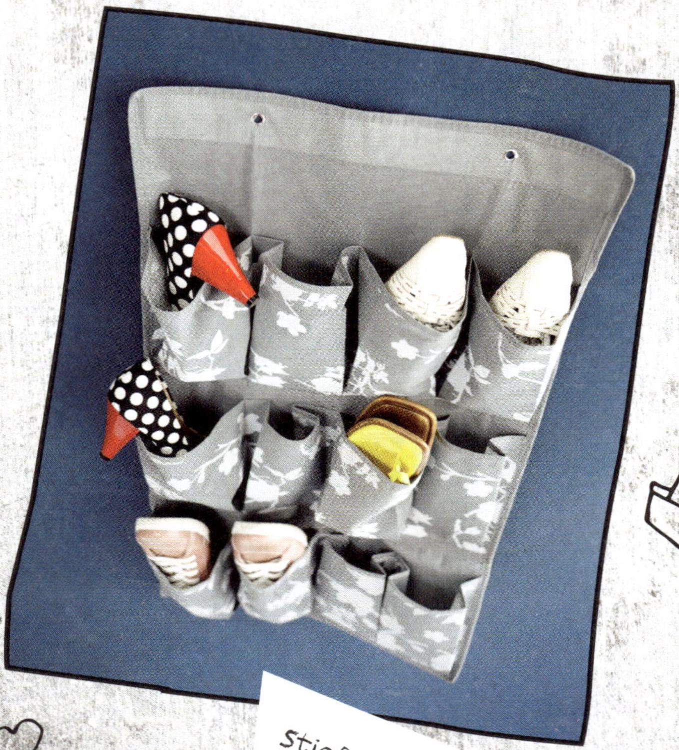

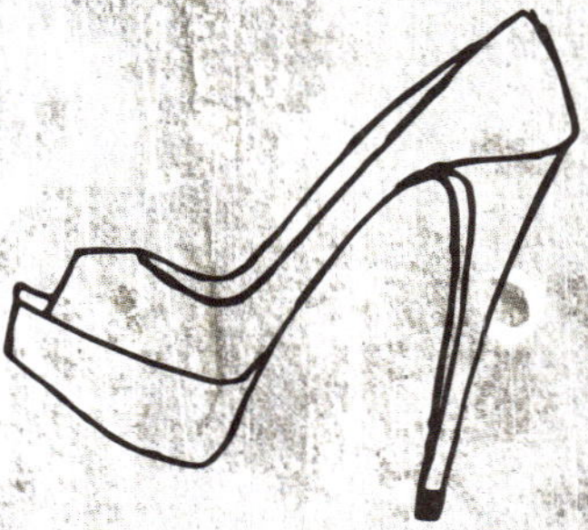

Stiefel lassen sich paarweise an Hosenbügeln aufhängen.

104

Frischeduft im Kleiderschrank

Du wünschst dir sanften Duft im Kleiderschrank? Und das schnell und unkompliziert? Lege ein Stück Seife hinein. Es verströmt dort sehr lange sein Aroma.

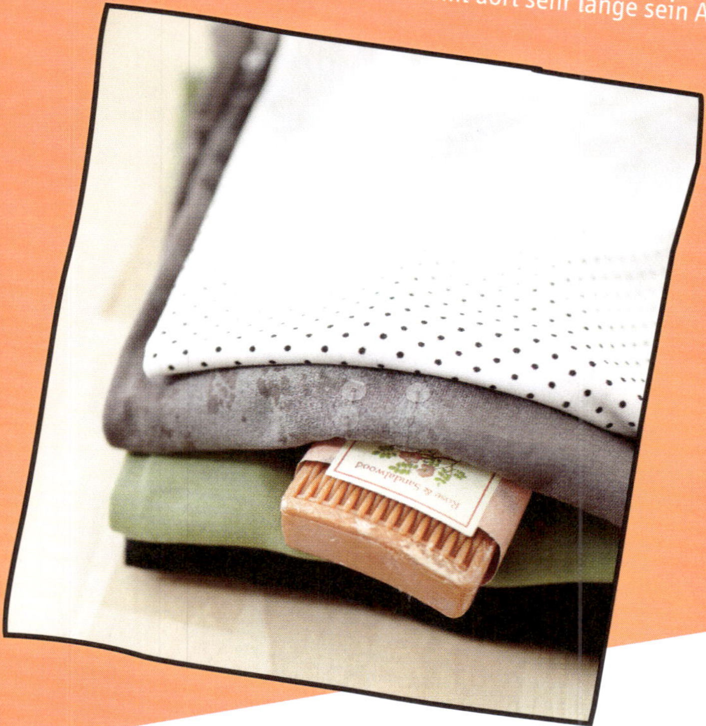

Der Klassiker für guten Schrankduft sind Lavendelsäckchen. Kleine Baumwolltäschchen mit getrockneten Lavendelblüten und -blättern füllen, zubinden und aufhängen. Lavendel gedeiht auch auf dem Balkon, im Garten sowieso. Lavendel- und Zedernholzgeruch hält außerdem Motten fern!

EIN SCHMUCKER ZWEIG 105

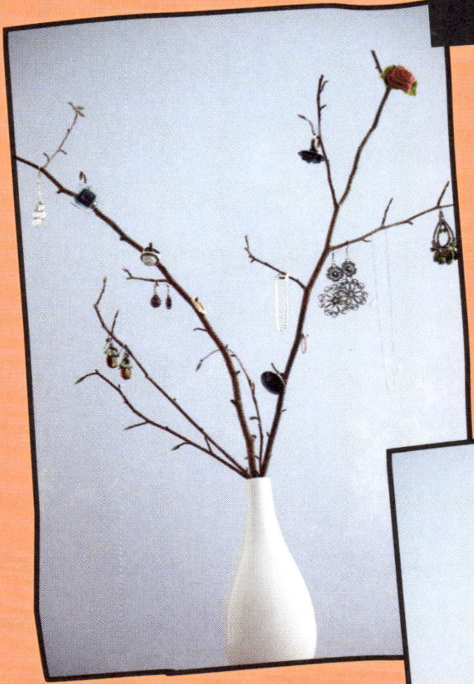

Schöner und einfacher kannst du deinen Schmuck gar nicht präsentieren: Suche dir einen hübschen, reich verzweigten trockenen Ast im Garten, im Wald oder beim Floristen und stelle ihn kippsicher in eine schwere Vase – fertig ist dein Schmuckständer.

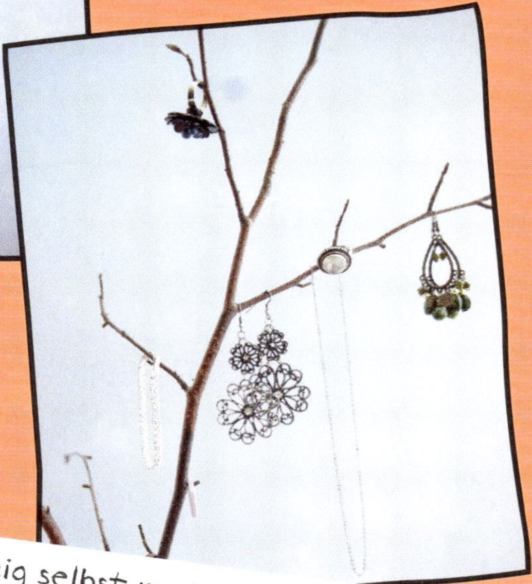

Wer möchte, kann den Zweig selbst noch zu einem Schmuckstück machen und ihn mit Acryllack bepinseln oder besprühen. (Vor dem Behängen mit Schmuck aber völlig durchtrocknen lassen.)

Ringbox für unterwegs

106

Transportbox: Stecke einen Spülschwamm in eine Pappbox – die kratzige Topfreinigerseite kommt dabei nach unten. Möglicherweise musst du den Schwamm passend zuschneiden. Ritze anschließend mit einem Cutter oder einem scharfen Küchenmesser ca. 1,5 cm lange, etwa 1 cm tiefe Schlitze hinein. In diese Schlitze steckst du deine Ringe.

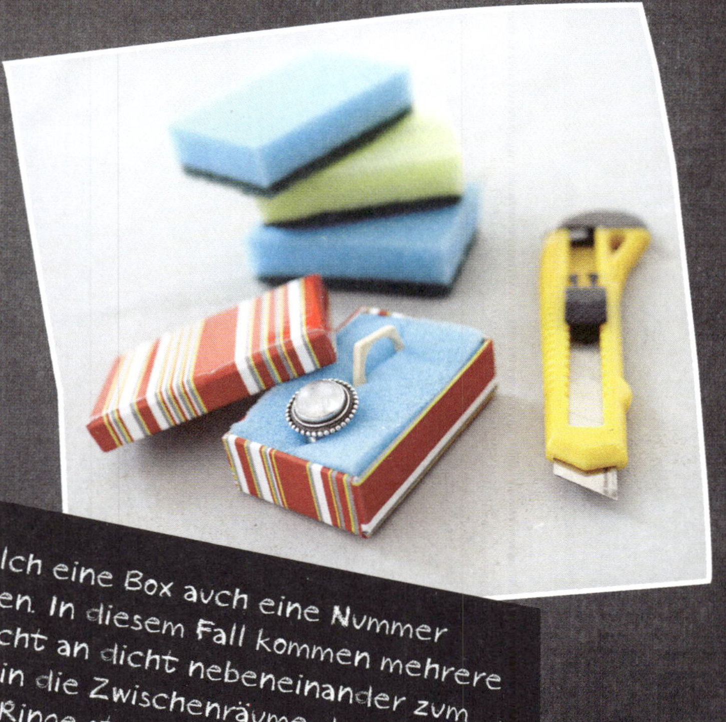

Du kannst solch eine Box auch eine Nummer größer machen. In diesem Fall kommen mehrere Schwämme dicht an dicht nebeneinander zum Einsatz. Auch in die Zwischenräume der Schwämme kannst du Ringe stecken.

107 Tablett der Ringe

Diese Ring-Aufbewahrung ist schnell gemacht: Rolle weiche Putztücher, Waschlappen oder Ähnliches zu festen Rollen zusammen und lege sie dicht an dicht in ein Mini-Tablett. In die Rillen zwischen die Rollen kommen die Ringe – fertig.

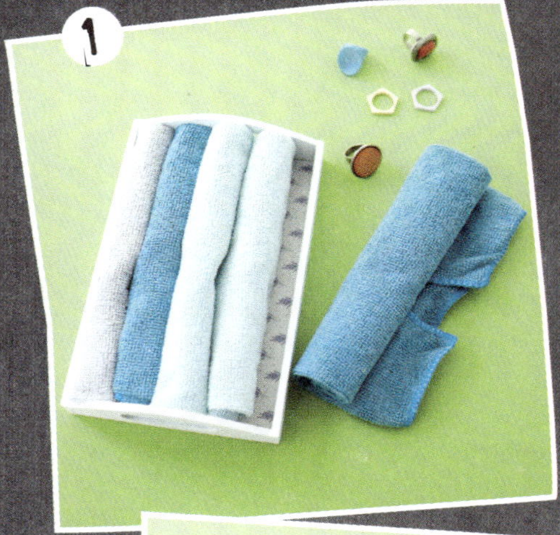

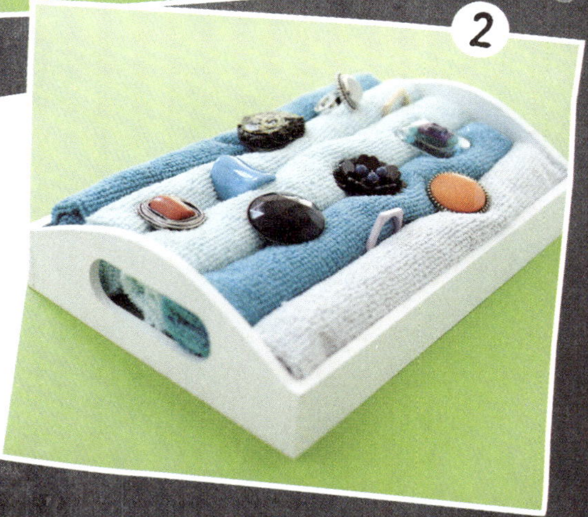

Es muss nicht unbedingt ein Tablett sein, du brauchst einfach ein viereckiges Gefäß mit Rand. Alternativen sind eine Pappbox, eine Minikuchenform oder ein tiefer Bilderrahmen.

108 Lidschattenwand

Kein Kramen mehr in chaotischen Schubladen! Wenn du Magnete (z. B. aus dem Baumarkt) an die Unterseiten deiner Lidschatten- und Rougedöschen klebst, kannst du sie an Magnetwände (oder den Spiegelrahmen) haften. So hast du all deine Schätze stets im Blick.

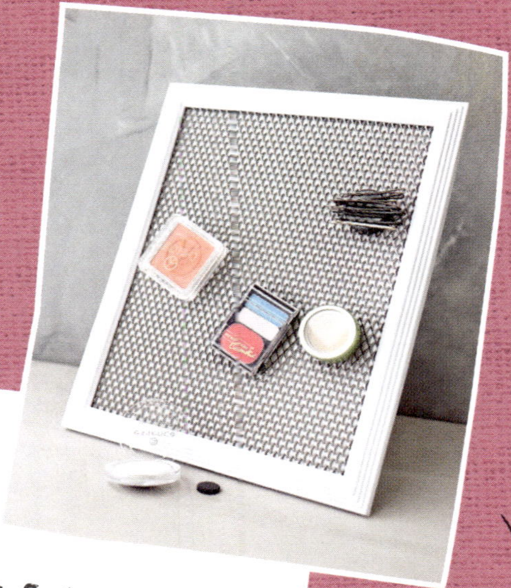

Nimmst du Heißkleber, lassen sich die Magnete mit einem Messer abhebeln, wenn dein Lidschatten aufgebraucht ist. So kannst du sie immer wieder an neue Döschen kleben.

109 Bobby-Pin-Halter

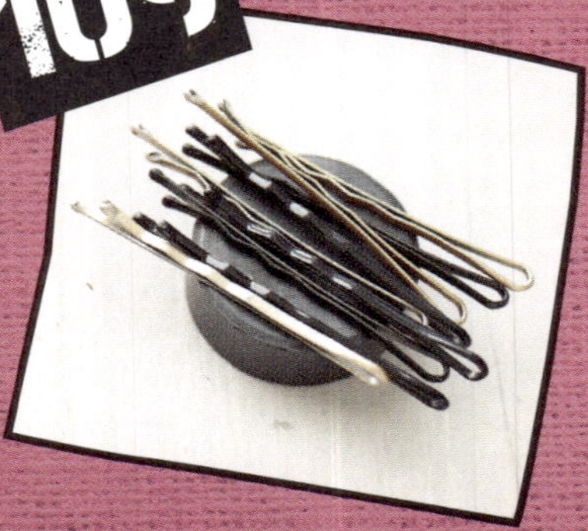

Bewahre deine Bobby-Pins, Haarnadeln und -klammern kompakt an einem Magneten auf. Den Magneten kannst du beispielsweise ans Badregal kleben oder, falls der Vermieter das erlaubt, an eine Badezimmerfliese. Du kannst ihn auch einfach an einen Metallgegenstand anhaften, z. B. an einen Heizkörper, oder aber – zusammen mit Lidschatten und Co. wie oben zu sehen – an eine Magnetwand.

110 Mmh, Kaffeeduft!

Nicht nur auf dem Frühstückstisch, sondern auch im Kleiderschrank? Ja, bitte! Kaffeebohnen können schlechte Gerüche vertreiben und sie mit ihrem Aroma überlagern. Ganze Kaffeebohnen in kleine Säckchen füllen und in den Schrank hängen.

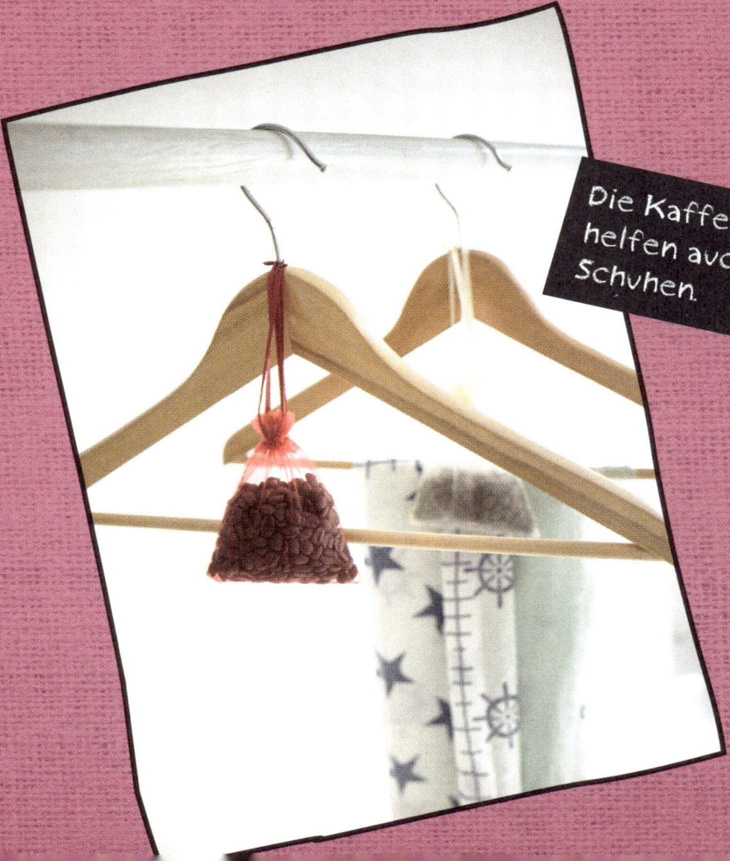

Die Kaffeesäckchen helfen auch in muffligen Schuhen.

Du hast nur wenig Schmuck? Fülle die Flasche mit (Deko-)Sand oder beklebe sie mit buntem Tape – sieht gleich viel schicker aus!

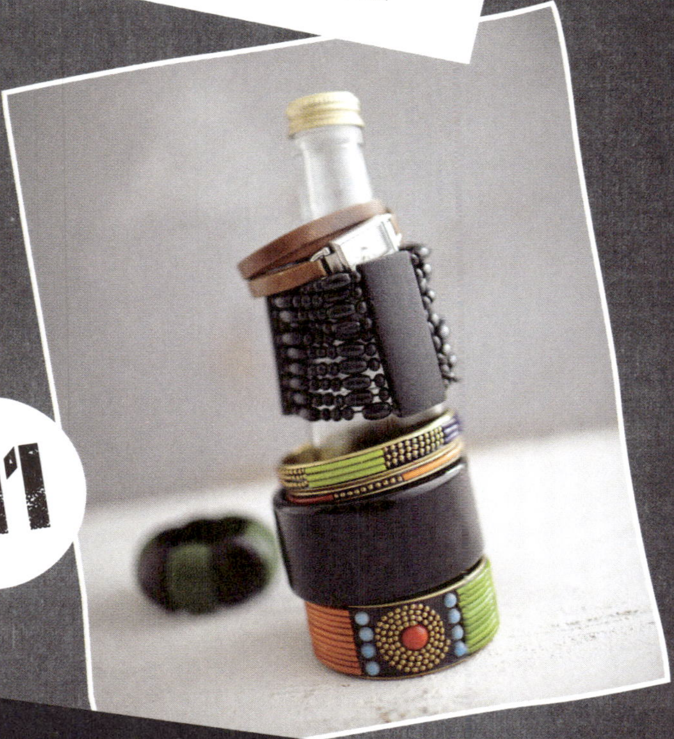

111

Superflasche

Armreifen kannst du dekorativ verstauen, indem du sie über kleine Limo- oder Sektflaschen stülpst. Das sieht fast wie ein Kunstwerk aus, findest du nicht?

Schuhhänger 112

Wer sagt, dass Schuhe immer ein Schuhregal brauchen? Du kannst sie auch aufhängen. Biege dazu Drahtbügel aus der Reinigung in Form: Ziehe die Enden links und rechts nach oben, sodass du Schuhe einhängen kannst. Eine Zange oder anderes Werkzeug brauchst du dafür nicht, etwas rohe Gewalt und eine Prise Vorsicht beim Biegen genügen.

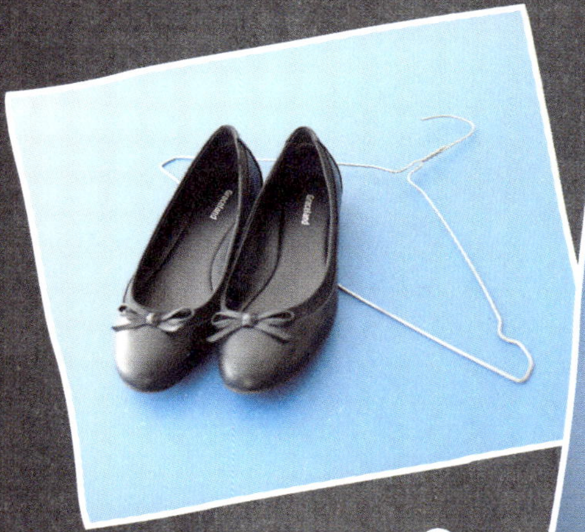

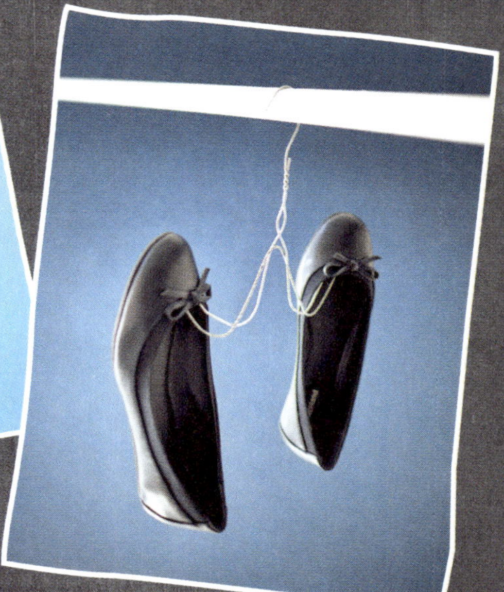

Variante:
Ziehe Gardinenringe über deine Kleiderschrankstange. Daran kannst du Schuhe mit großen Klammern befestigen.

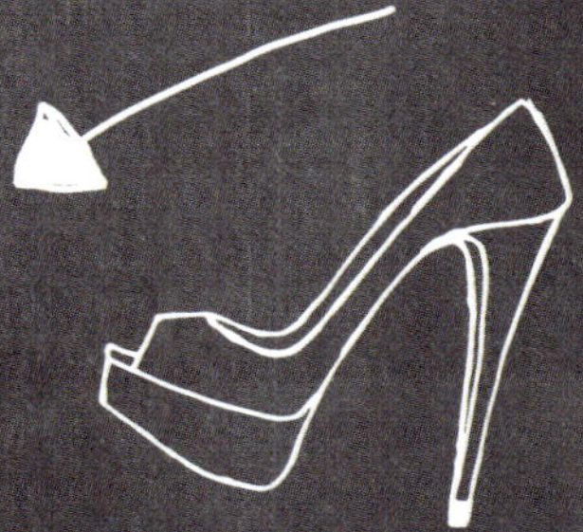

Schmucke Pralinen-schachtel

113

Erst Kostbarkeiten aus Schokolade, nun Schmuckstücke: Eine Pralinenschachtel mit ihren vielen kleinen Fächern ist genau das richtige Zuhause für Ohrringe, Ringe, Anhänger & Co.

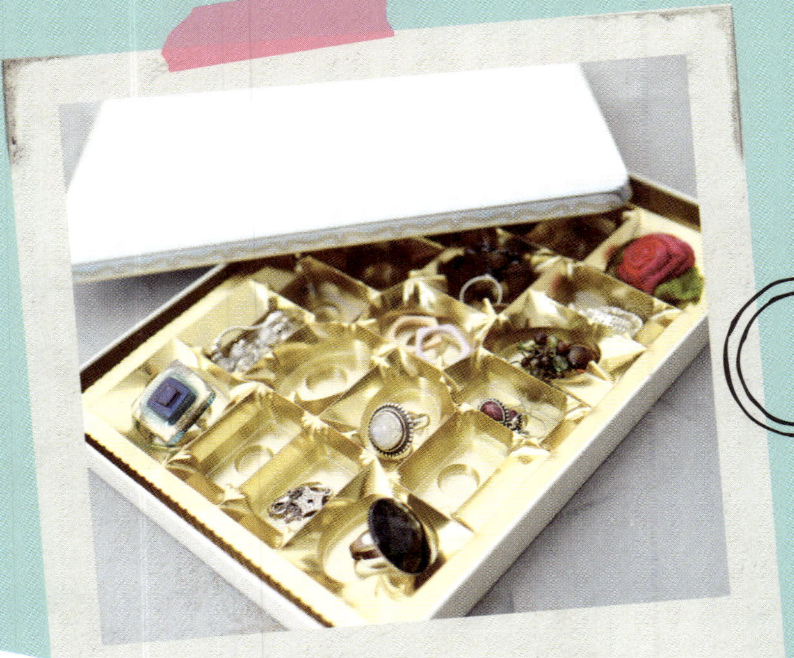

Selbstbeherrschung: Nasche nur eine einzelne Praline. Lege einen Ring oder einen Kettenanhänger in die Mulde. Verschließe die Packung wieder und verschenke so eine ganz besonders süße Überraschung.

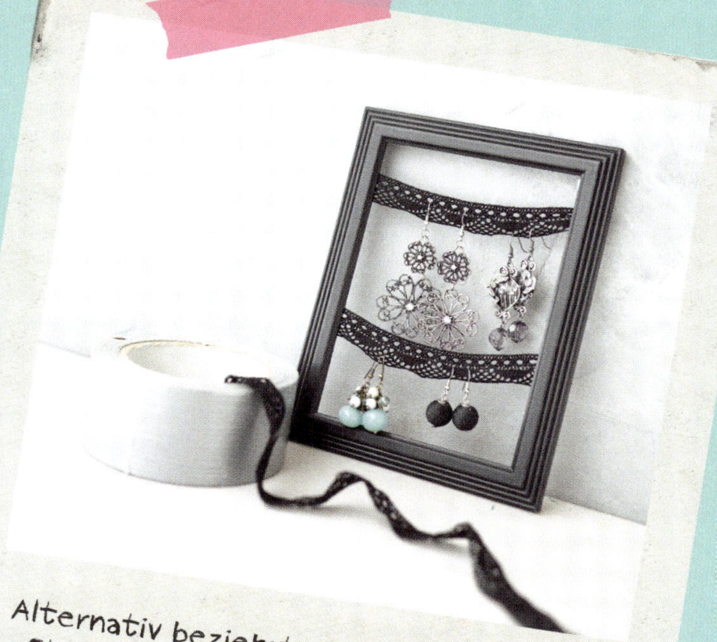

Alternativ beziehst du die Rückwand mit Stoff und bestückst sie mit Pinnadeln.

Gerahmt 114

Entnimm aus einem Bilderrahmen die Rückwand und klebe mit starkem Klebeband waagerecht Spitzenborte hinter den Rahmen. Den Rahmen aufhängen oder hinstellen. Durch die Löcher in der Spitze kannst du deine Ohrhänger fädeln.

115 Platz sparen

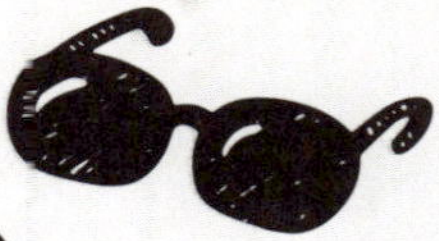

Oft sind es gerade die Accessoires, bei denen das Ordnunghalten schwerfällt. Einfache Kleiderbügel schaffen Abhilfe. Hänge die gefüllten Bügel einfach in den Kleiderschrank.

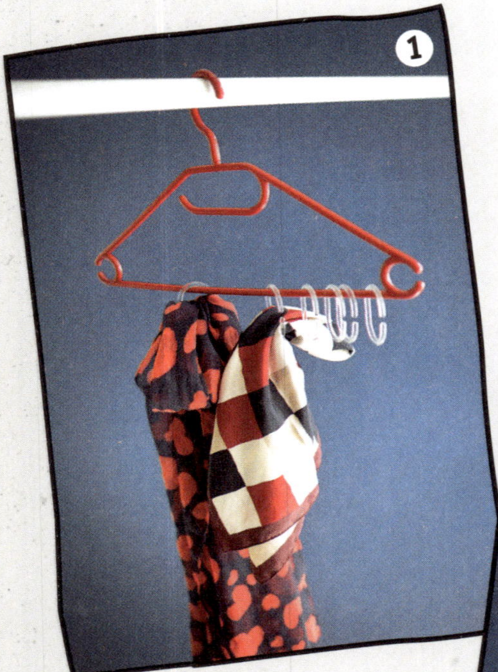

1 Bei dieser Variante hängst du Ringe aus Plastik, die normalerweise Duschvorhänge halten und günstig zu haben sind, auf einen Kleiderbügel. Du kannst Tücher und Schals bequem durch die Ringe fädeln und genauso easy herausziehen.

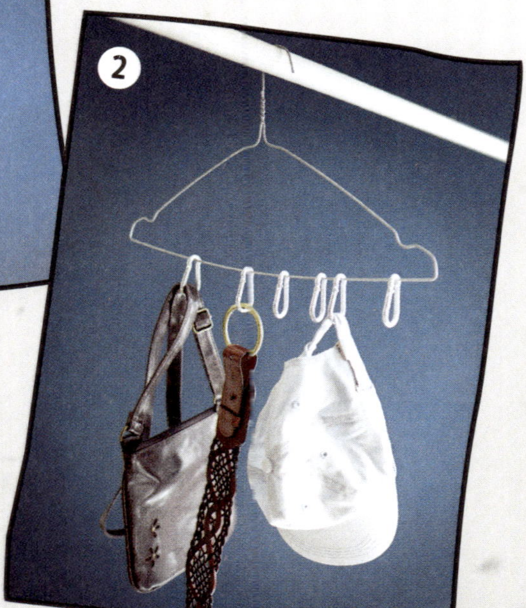

2 Hier hängen Karabinerhaken aus dem Baumarkt an einem Drahtbügel von der Reinigung. Karabiner aufdrücken und alles, was man auffädeln kann, einhängen: Taschen, Basecaps, Gürtel ...

ALLES AN SEINEM PLATZ 116

Platzsets, z. B. aus Bast oder Kunststoff, haben häufig eine grob gewebte Struktur – perfekt zum Ordnen der Ohrring-Sammlung. Klipse noch eine Foldback-Klammer aus dem Bürobedarf ans Platzset, sodass du es aufhängen kannst. Die Ohrringe durchs Platzset pieken.

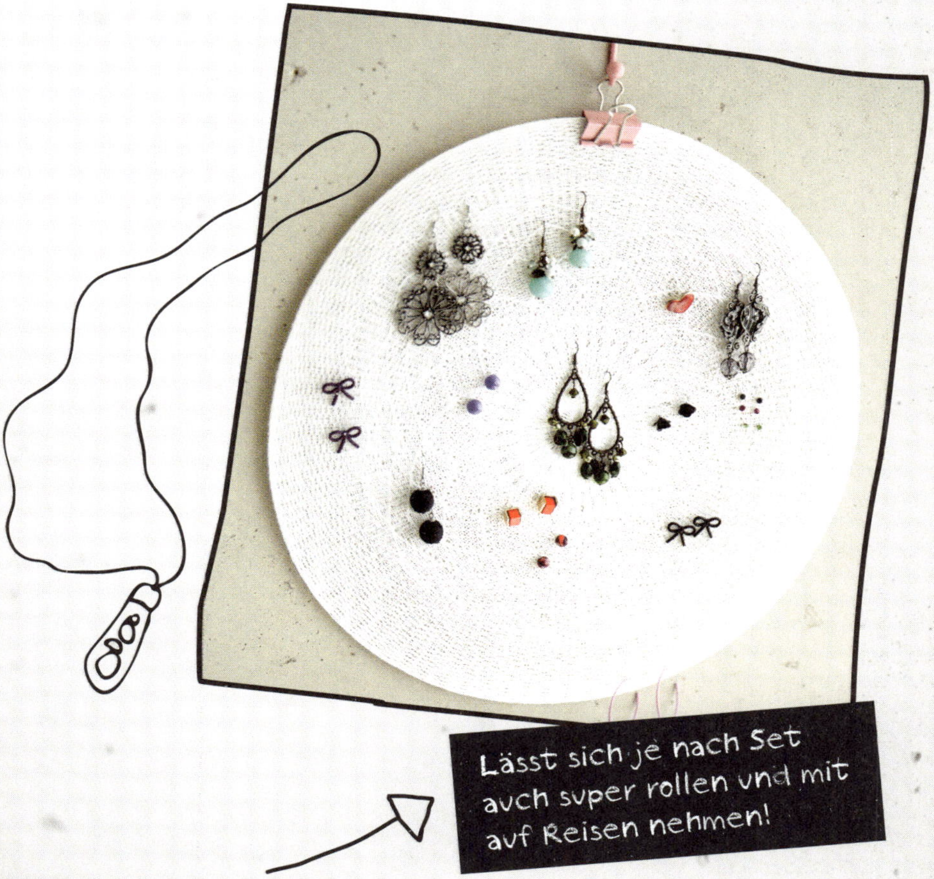

Lässt sich je nach Set auch super rollen und mit auf Reisen nehmen!

Chilirot, Safrangold, Thymiangrün …

117

Die Nagellackfläschchen mit ihren tollen Farben sind viel zu schade für die Schublade. Ein altes Gewürzregal präsentiert sie stilvoll und übersichtlich.

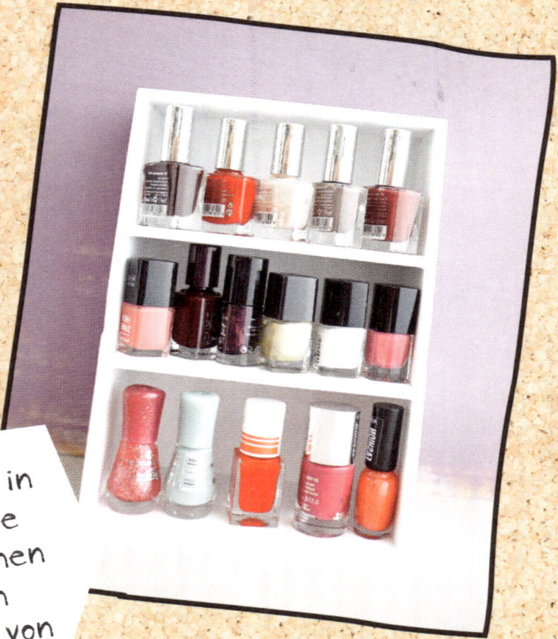

Alternative: Lagere deine Lacke in einer kleinen Pappschachtel. Male mit dem Lack jeweils einen kleinen Punkt auf den Lackdeckel, dann erkennst du jeden Lack direkt von oben.

Wo Nagellackflaschen passen, passen meist auch Lippenstifte. Aber Achtung! Manche sind minimal höher.

Aha!

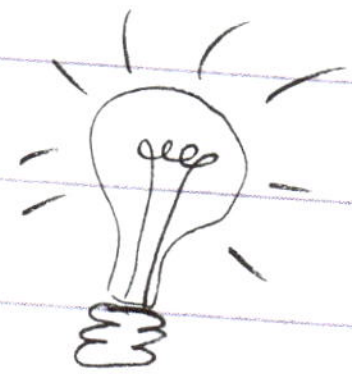

Kleidermotten treten häufig an Winterkleidung im Sommerlager auf. Besonders blöd, dass sie vor allem Appetit auf die „guten" Stücke haben, weil ihnen echte Wolle, Wollmischgewebe, Seide und auch Pelz so gut schmecken. Polyester und Elasthan lassen sie links liegen. Das hilft:

- Kleidung nur gewaschen einlagern, Wintermäntel reinigen lassen, denn Haare und Hautschüppchen ziehen Motten an.
- Kleidung in Vakuumbeuteln einlagern, möglicher Befall kann so auf wenige Stücke eingedämmt werden.
- Aufhängen von Zedern- oder Zirbelholzstücken im Schrank.
- Aufhängen von Lavendelsäckchen.

Bei Mottenalarm:

- Kleidung bei mindestens 60 °C waschen; falls die Stücke für diesen Temperaturbereich nicht geeignet sind, für mindestens 1 Woche in den Gefrierschrank legen (auch gut zur Vorbeugung).
- Schrank gründlichst mit Essigwasser auswaschen, schwer erreichbare Stellen (Ritzen, Bohrlöcher) mit dem Föhn erhitzen.

Gewusst?

Mottenpapier bzw. -kugeln sind übrigens umstritten, manche der verwendeten Stoffe sind nämlich auch für den Menschen nicht gesund.

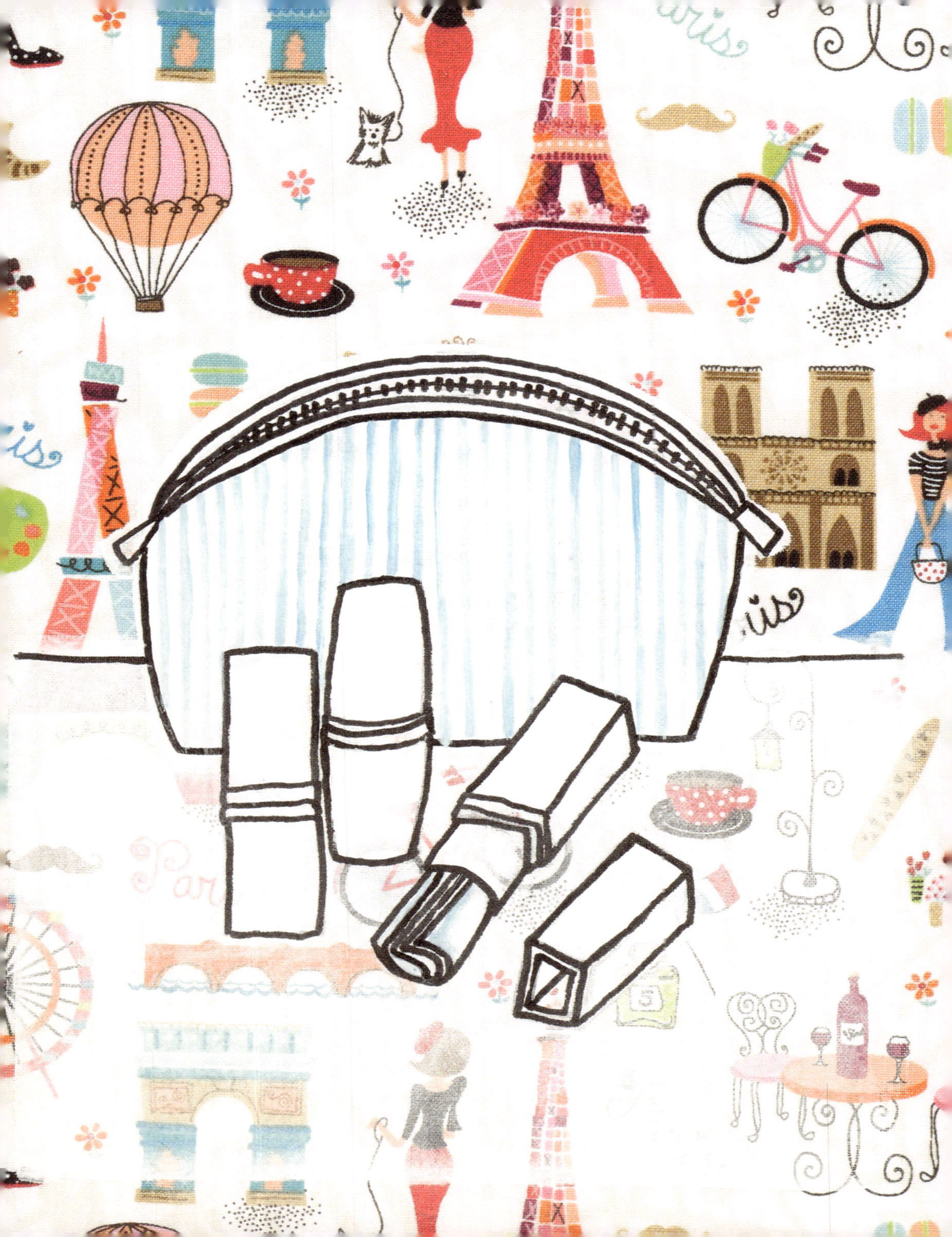

Urlaub & Reisen

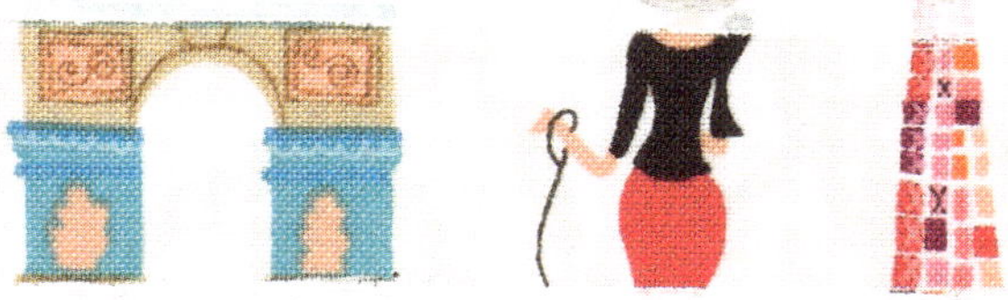

Verstecke Geldscheine in einer leeren Lippenstifthülse.

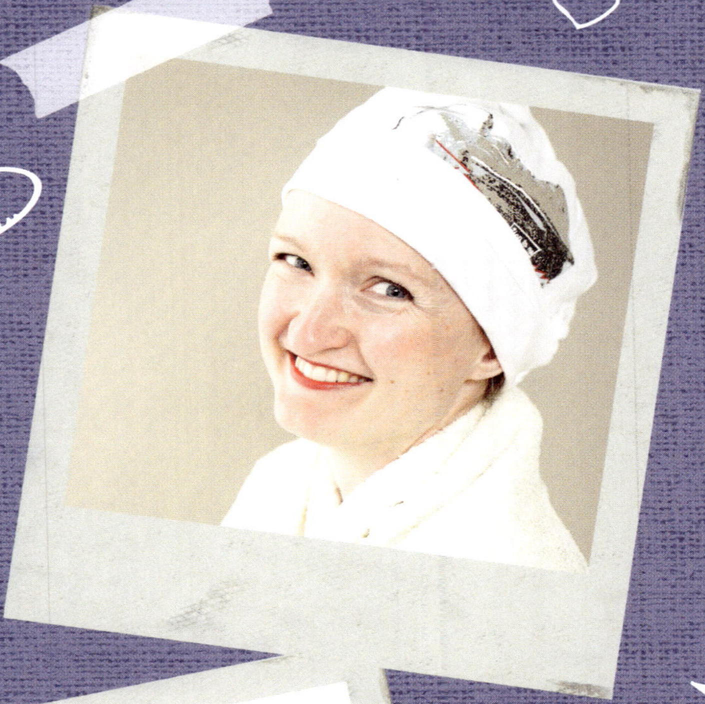

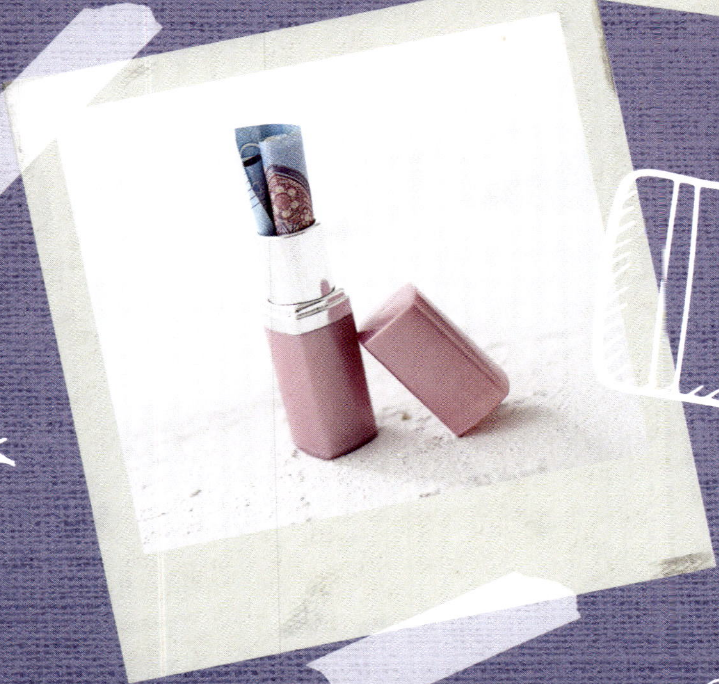

Sommer, Sonne, gute Laune. Die Ferne ruft, nichts wie weg! Aber bloß nicht zu viel Ballast herumschleppen, das gilt besonders im Urlaub. Und dennoch willst du jeden Tag frisch gepflegt unterwegs sein. Da heißt es: improvisieren statt perfektionieren. Haarpflegeprodukte sind beispielsweise echte Multitasking-Talente! Und Tipps zum sicheren Transport – vom Schmuck bis zum Notgroschen – kann man immer gebrauchen.

118 Knopf ab?

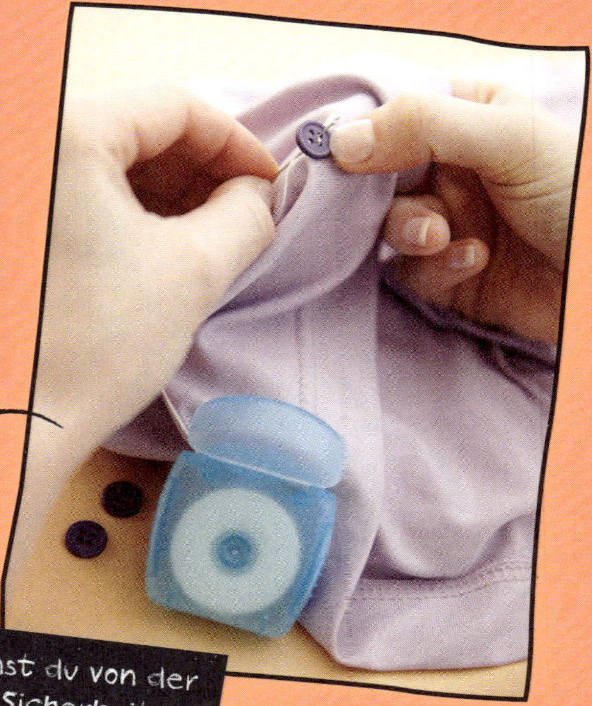

... und kein Nähset im Hotelzimmer zu finden? Borge dir an der Rezeption eine Nadel und nähe den Knopf mit Zahnseide an. Zahnseide hält sowieso besser als Garn, da sie reißfest ist.

Knöpfe mit Stiel kannst du von der Gegenseite mit einer Sicherheitsnadel befestigen, Knöpfe ohne Stiel ganz durch eine Sicherheitsnadel ersetzen.

Scharfkantiger Metallknopf? Lege beim Annähen ein Streichholz unter den Knopf. Streichholz entfernen und den Extraplatz nutzen, um Garn zur Stabilisierung um den Faden zu wickeln.

Beine rasieren 119

Rasiermousse & Co. nehmen im Koffer viel Platz weg. Du kannst sie aber leicht durch deinen Conditioner oder deine Haarkur ersetzen – das bedeutet ein Produkt weniger in deinem Gepäck.

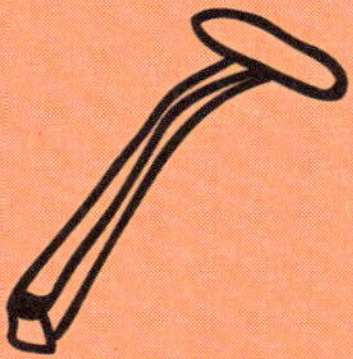

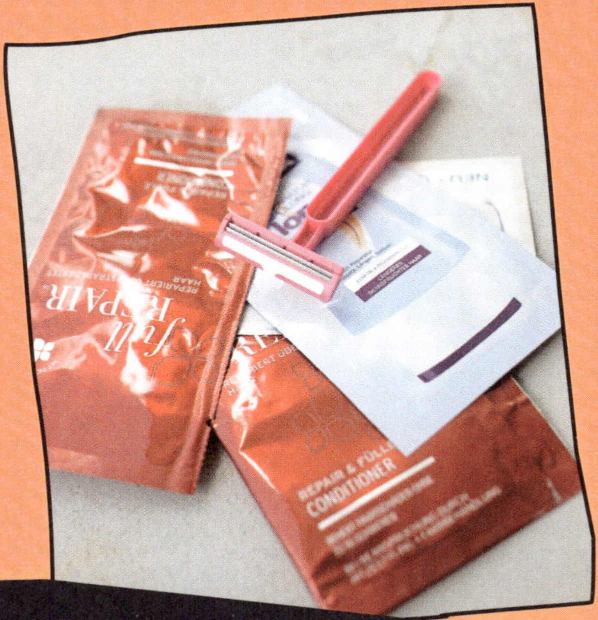

Minigepäck? Nimm die Conditioner-Tütchen mit, die häufig als Gratisprobe Zeitschriften beiliegen.

120 Schnell mal durchwaschen ...

Eigentlich wolltest du ja eine Miniwaschmitteltube zum Waschen deines Lieblingsshirts einpacken – vergessen! Aber keine Panik, nimm stattdessen Haarshampoo. Dieses ist besonders schonend zum Stoff. Es kann auch zuhause ab und zu das Feinwaschmittel ersetzen (um es dauerhaft zu ersetzen, ist es zu teuer).

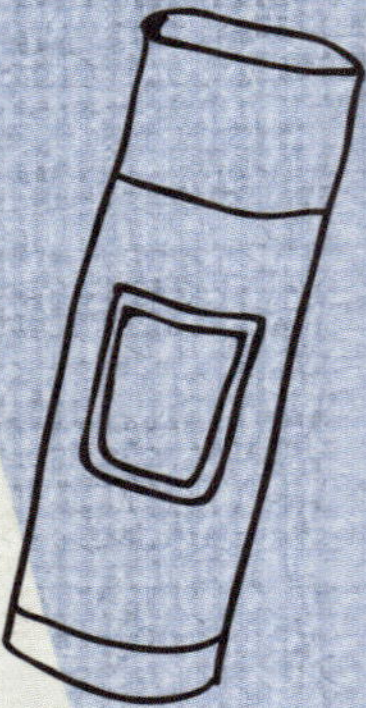

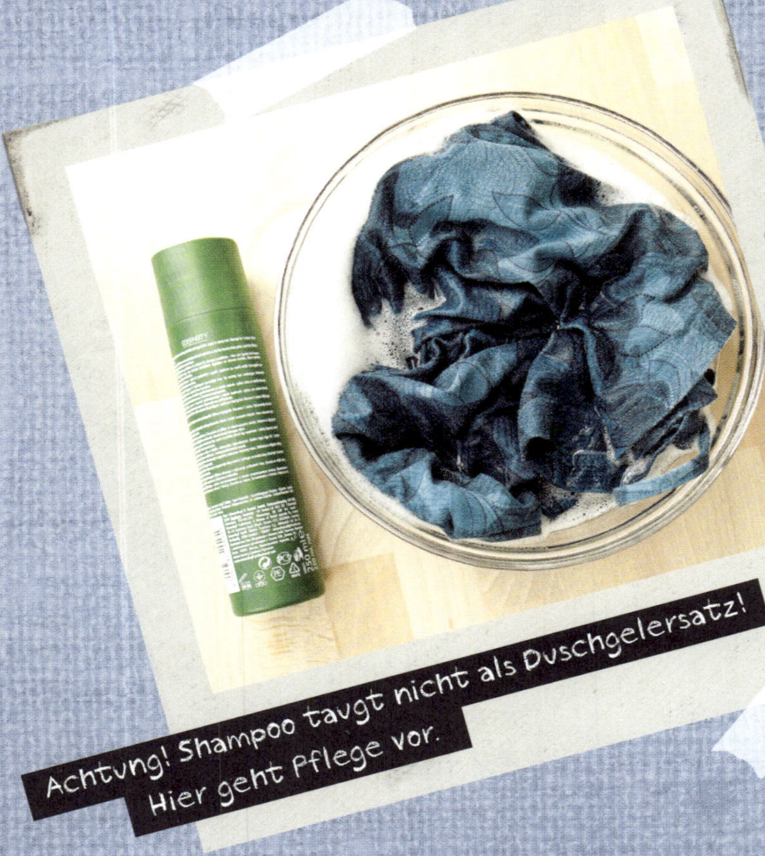

Achtung! Shampoo taugt nicht als Duschgelersatz! Hier geht Pflege vor.

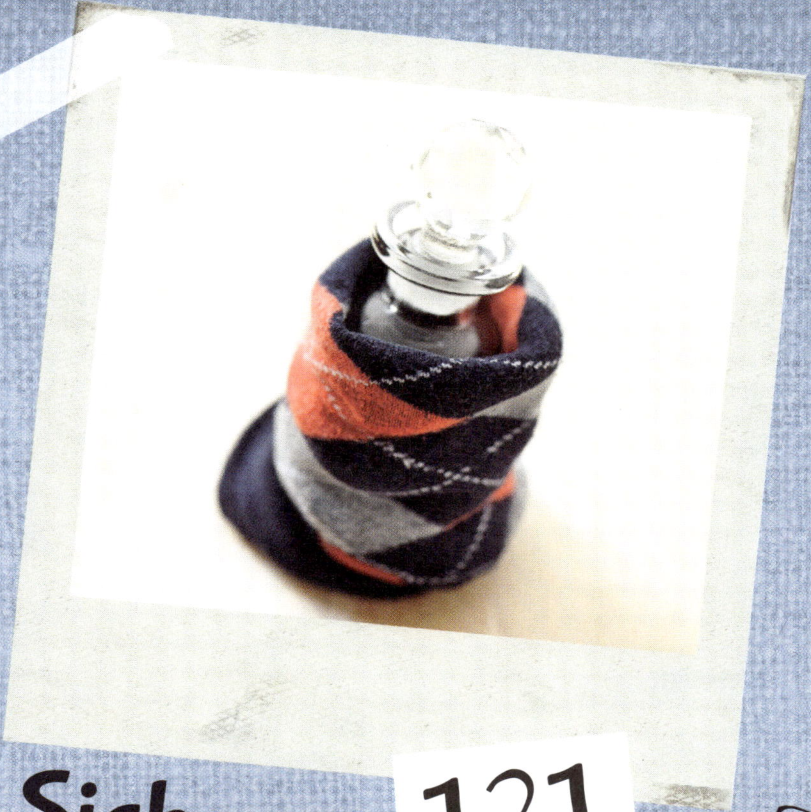

Sicherer Transport 121

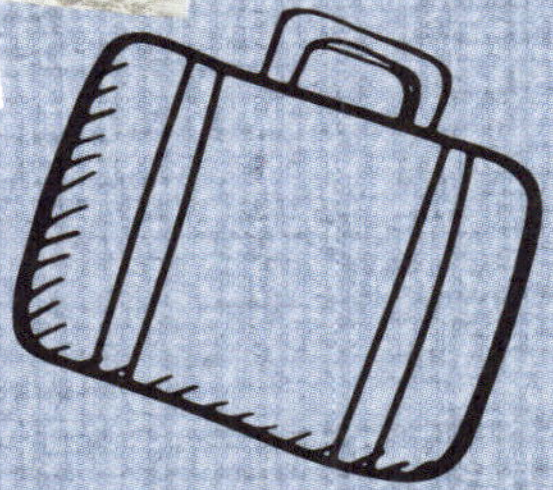

Einen Parfümflakon kannst du in eine dicke Socke stecken, so geht er im Koffer nicht kaputt.

Noch zusätzlich gepolstert wird das Ganze, wenn du die Socke samt Glasflasche in einen Schuh steckst.

122 T-Shirt-Turban

Haare nass, sämtliche Handtücher in deinem Hotelzimmer aber auch schon feucht? Wickele deine Haare in ein Baumwoll-Shirt. Sie werden darin sehr schnell trocknen.

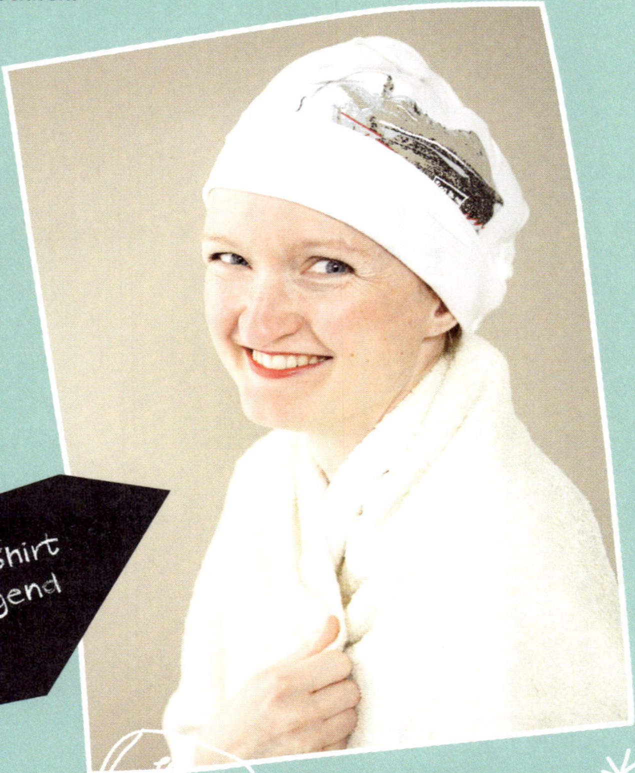

Danach das feuchte T-Shirt in Form ziehen und liegend trocknen lassen.

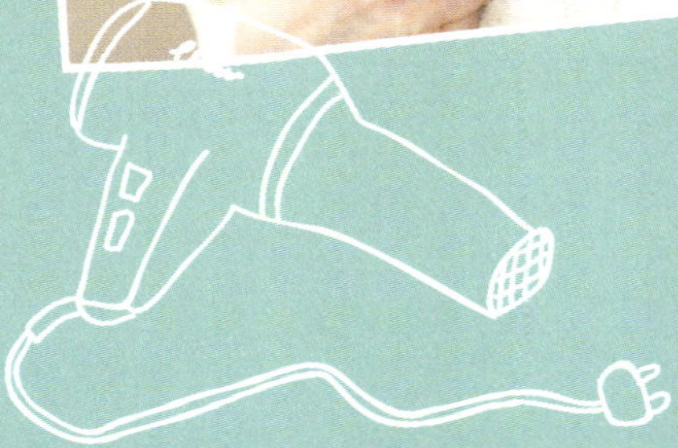

Ein Urlaubstag am Strand …

123

… liegt hinter dir und an Armen und Beinen haften immer noch Sandkörnchen, die du einfach nicht abgerubbelt bekommst? Gib Babypuder darüber – so lässt sich der Sand leicht abstreifen.

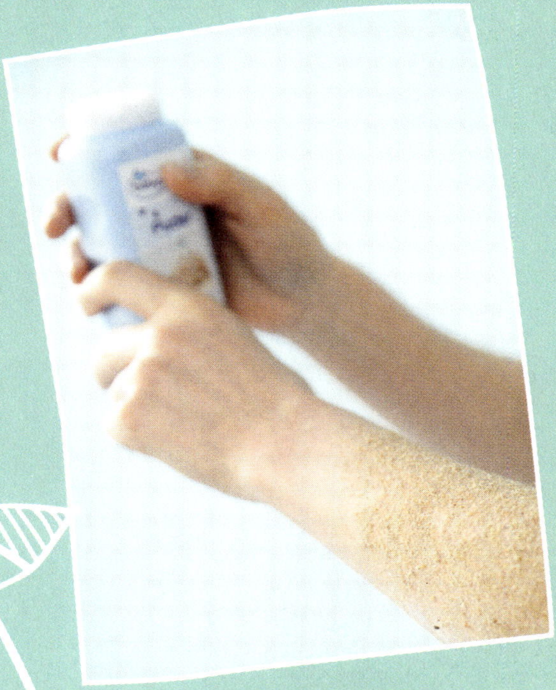

Und falls deine Haut am Strand etwas zu viel Sonne abbekommen hat, bekommst du auf den Seiten 296 und 297 Tipps zur Linderung von leichtem Sonnenbrand.

GELDVERSTECK 124

Auf Reisen tut man gut daran, noch ein kleines geheimes Gelddepot zu haben – für alle Fälle. Säubere einen leeren Lippenstift von Lippenstiftresten, rolle einen Geldschein und stecke ihn in die Hülse.

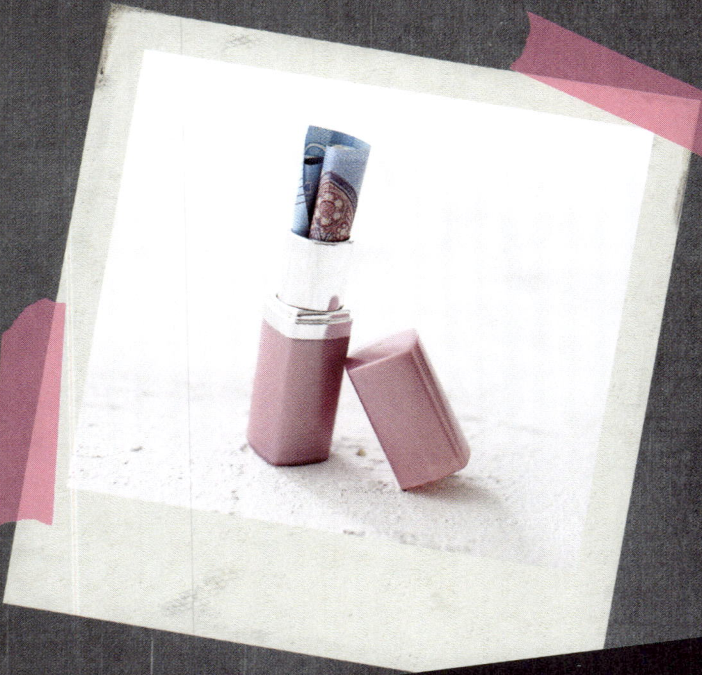

Männer, falls euch dieser Trick mit Lippenstiften in „Rubinrot" und „Pink Lady" peinlich sein sollte, könnt ihr zu leeren Lippenpflegestiften greifen!

Unkaputtbar 125

Damit Kompaktpuder und festes Puderrouge auf Reisen nicht brechen, lege ein oder zwei Wattepads zwischen Puder und Deckel. Hat der Deckel einen Spiegel, ist auch dieser so optimal geschützt.

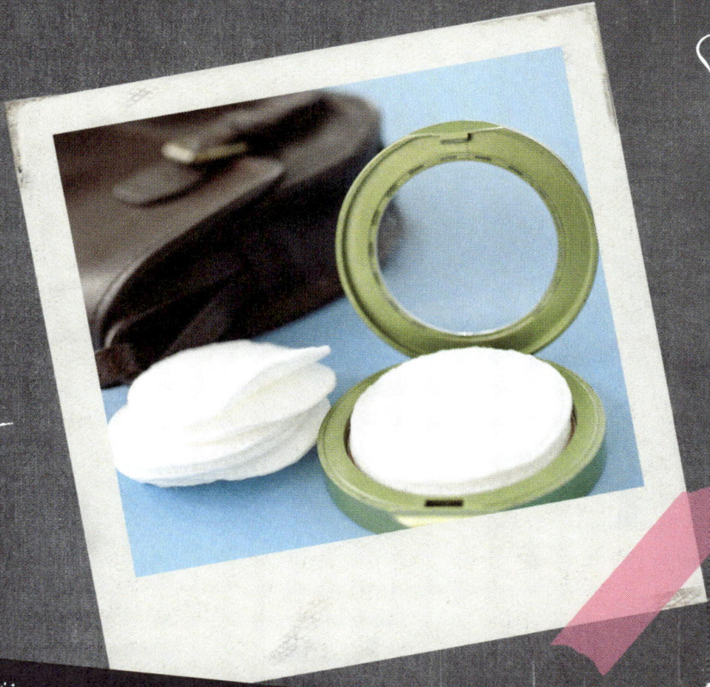

Übrigens: Für unterwegs eignen sich Puderpinsel, deren Borsten du in den Griff hinein- und herausdrehen kannst.

Nimmst du eher kleinen Schmuck wie Ohrstecker, Ringe und Kettenanhänger mit, kannst du auch eine Pillenbox, ein sauberes Creme- oder Bonbondöschen verwenden.

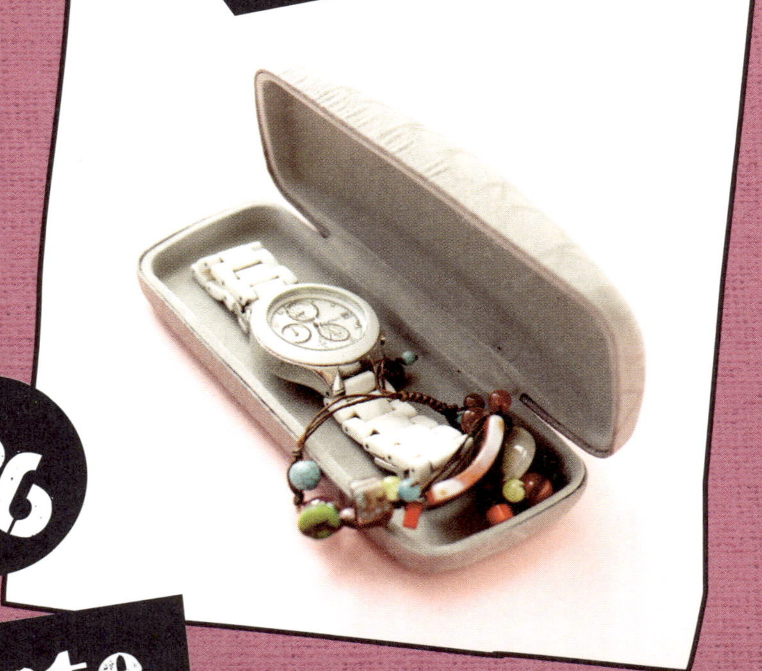

126

Harte Schale...

... funkelnder Kern. Schmuck bewahrst du auf Reisen am besten in einem Hartschalen-Brillenetui auf.

127 Radfahren mit Rock …

1
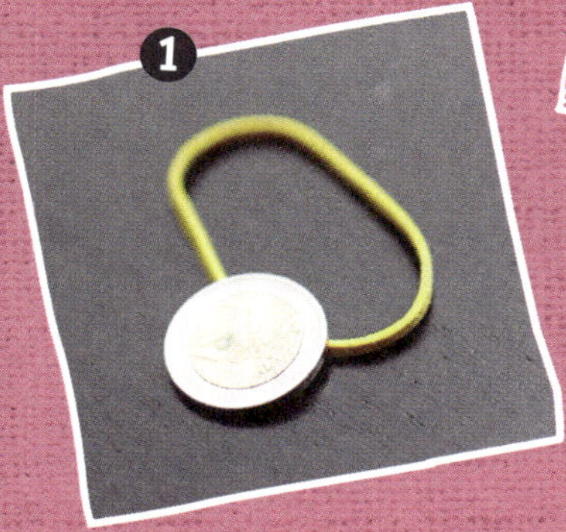

… führt ab heute nicht mehr zu ungewollten Unterwäsche-Blitzern. Alles, was du brauchst, ist eine Münze und ein Haar- oder Haushaltsgummi.

Stelle dich mit leicht gegrätschten Beinen hin. Schiebe die Münze von hinten durch deine Beine nach vorn – beide Rocklagen liegen vor der Münze.

2
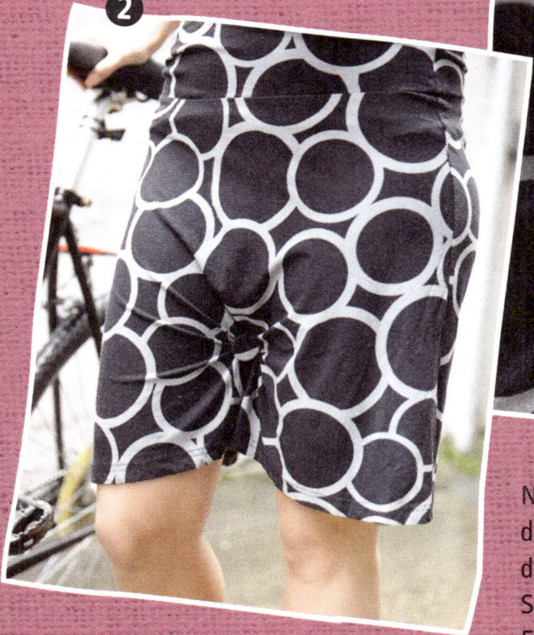

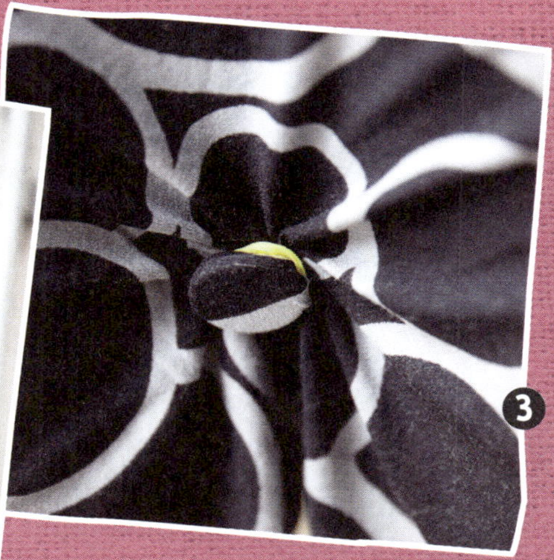
3

Nun umwickelst du die Münze mit dem Gummiband und fixierst so den Rock. Nun ist der Rock vor den Speichen geschützt und du vor dem Fahrtwind.

128 Knitterkiller

Knittrige Kleidung kannst du ins Bad hängen, während du duschst. Durch den Wasserdampf werden die Falten gemildert. Das klappt besonders gut in kleinen Hotelzimmerbädern – je kleiner das Bad, desto stärker der Dampf.

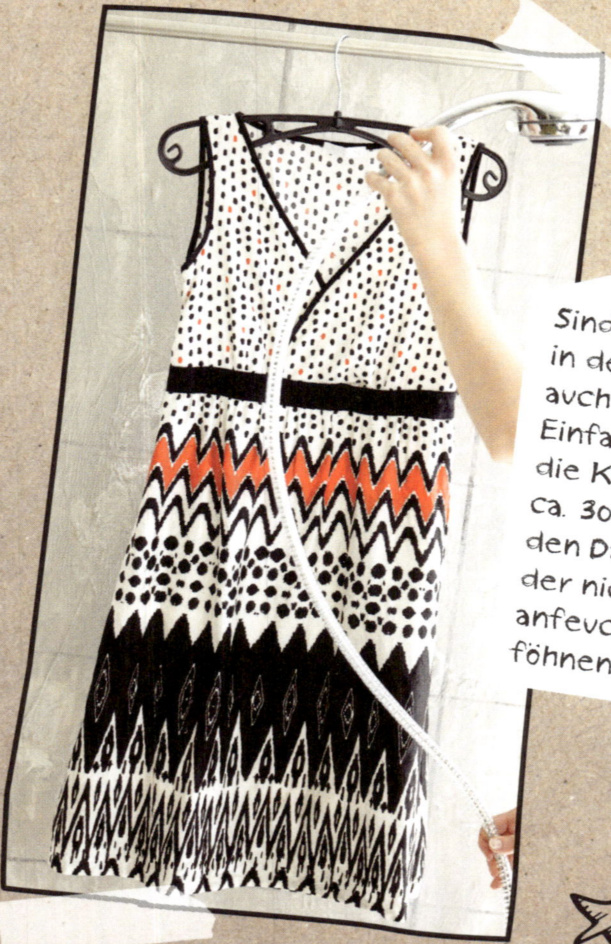

Sind nur wenige Falten in der Kleidung, tut's auch ein Wasserkocher. Einfach kochen lassen, die Kleidung mit ca. 30 cm Abstand in den Dampf halten. Ist der nicht vorhanden: anfeuchten und föhnen.

Crinkeln statt Bügeln

129

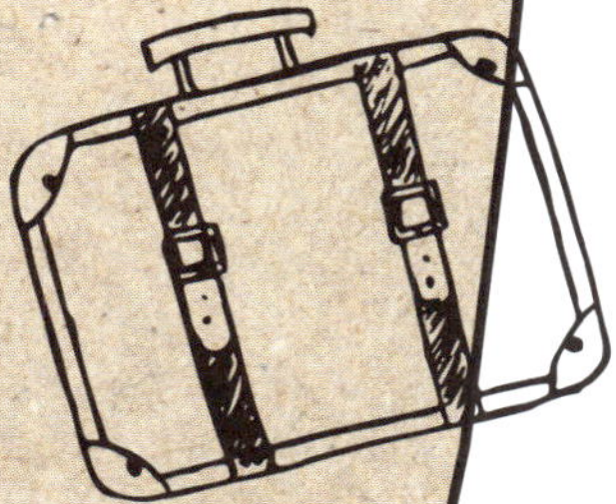

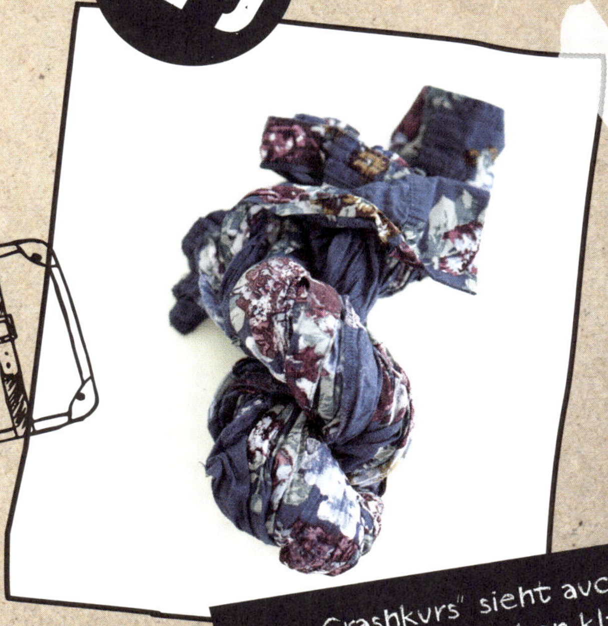

Der „Crashkurs" sieht auch bei langen Sommerröcken klasse aus!

Die gute Bluse ist im Koffer komplett zerknittert? Wenn du kein Bügeleisen für deine Bluse hast, kannst du aus der Not auch eine Tugend machen: Feuchte die Bluse an und drehe sie zu einem Strang, führe Anfang und Ende der „Wurst" zusammen, sodass sich die Bluse um sich selbst kordelt. Lege dieses Bündel zum Trocknen. Nach dem Auffalten hast du eine modisch gecrashte Bluse.

130 Gepäck weg!

Der Alptraum vieler Reisender: Sicher gelandet, aber der Koffer ist weg! Erfahrene Weltenbummler haben daher die allernötigsten Sachen im Handgepäck, damit sie die erste Nacht im Urlaubsdomizil überstehen. Und so verstaust du alles super platzsparend:

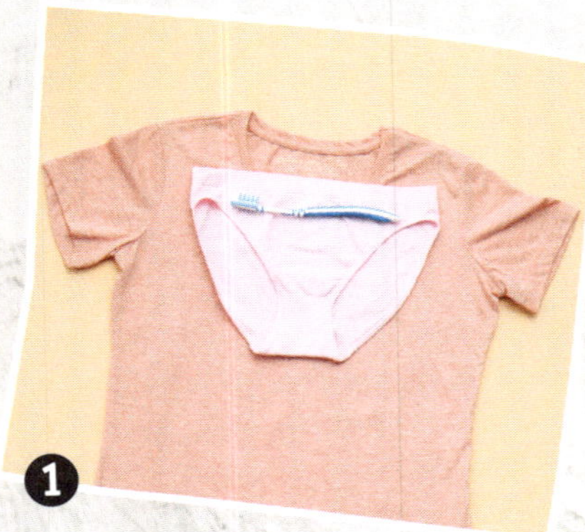

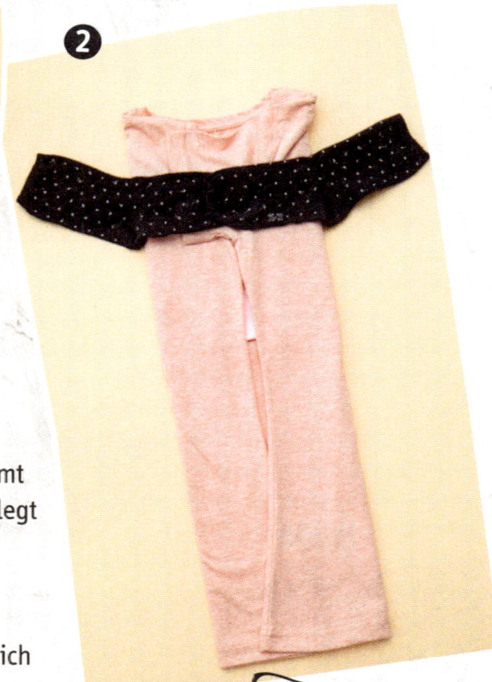

1 Lege ein Shirt vor dich hin, darauf kommt einmal Unterwäsche und quer darübergelegt die Zahnbürste.

2 Schlage die Seiten des Shirts darüber. Lege deine Socken darauf, sodass sie seitlich über das zusammengelegte Shirt hinausragen – die Zehenspitzen zeigen zueinander.

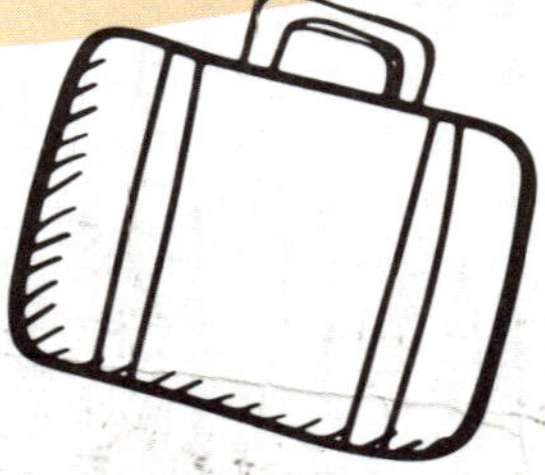

3 Schlage den Ausschnitt des Shirts einmal nach unten auf die Socken. Anschließend rollst du das Shirt von unten nach oben fest auf, bis auch die Socken mit aufgerollt sind.

3

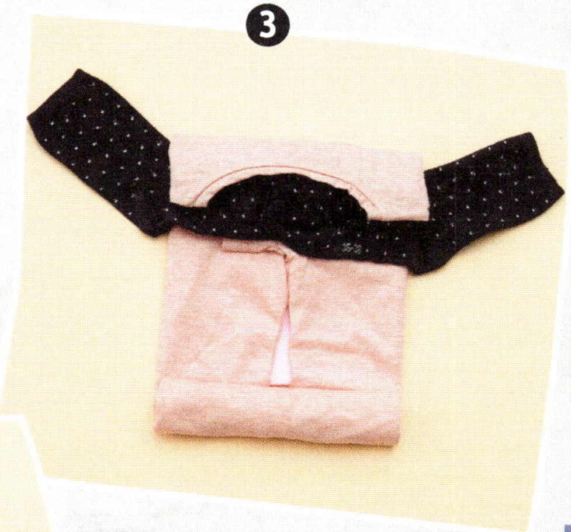

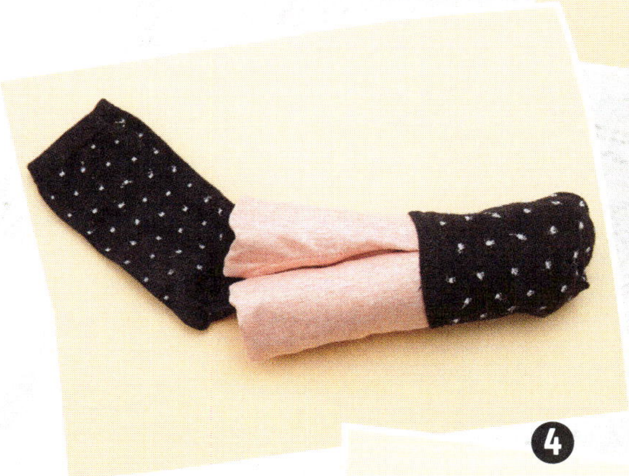

4 Krempele zum Schluss die herausstehenden Socken über die Shirt-Rolle. Damit wird das Notfall-Päckchen fixiert – fertig!

4

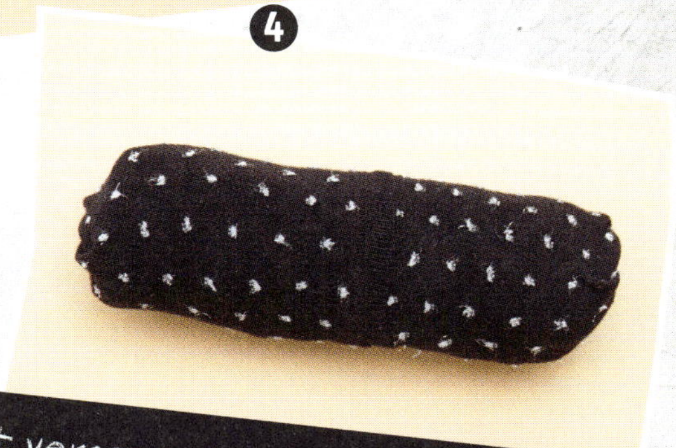

Zahnpasta nicht vergessen! Die kommt in einer durchsichtigen Zipper-Tüte mit ins Handgepäck – aber bitte nur eine kleine Tube mit maximal 100 ml wegen der Sicherheitsbestimmungen auf Flugreisen für im Handgepäck befindliche Flüssigkeiten, zu denen auch Pasten und Cremes zählen.

131 Haarnadelbox

Wo sind nur meine Haarnadeln? Haarnadeln verschwinden immer und überall – besonders auf Reisen. Das passiert dir nicht mehr, wenn du ihnen ein Zuhause in einer leeren TicTac®-Dose gibst.

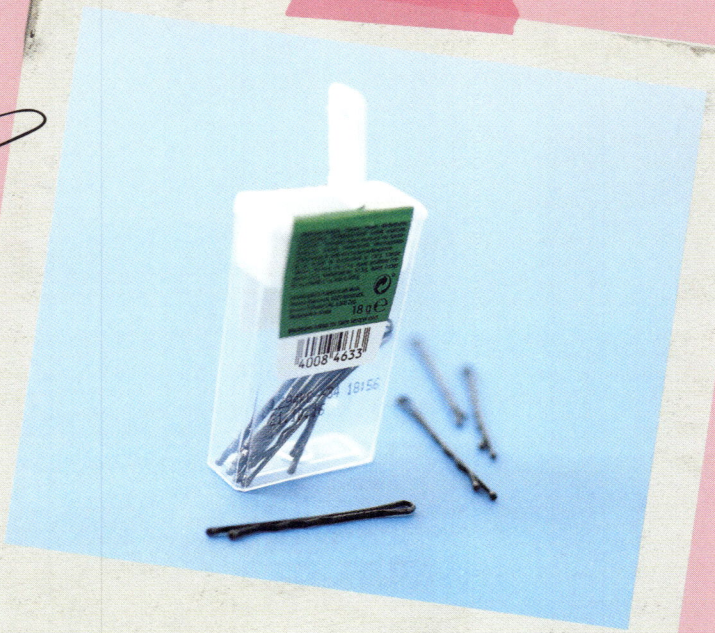

Schau dich um im Süßwarenregal – auch andere Verpackungen bieten sich an, z. B. Dosen von Halspastillen und Lakritz.

Aha!

Schnelles Make-up aus den allernötigsten Produkten – perfekt für den Kurztrip ohne Beautycase. In die Tasche gehört getönte Tagescreme mit LSF, Concealer im Hautton, champagnerfarbener Lidschatten, weicher Kajalstift in Braun oder Grau, Lippenstift und Mascara.

So geht das Turbo-Schminken vor dem Sightseeing:

1. Tagescreme auftragen.
2. Concealer auf Augenschatten, Lider und Lippen.
3. Lidschatten aufs bewegliche Augenlid, ebenso in den inneren Augenwinkel und unter den höchsten Punkt der Augenbraue.
4. Kajal: Mit dem „Rautentrick" schattierst du den äußeren Augenwinkel dunkler, außerdem einen Lidstrich ziehen.
5. Mascara tuscht die Wimpern.
6. Lippenstift mit dem „Kosmetiktuchtrick" (Seite 22) zweimal auftragen, etwas Lippenstift mit den Fingern auf den Wangen verreiben.

Der „Rautentrick" geht so:

Male mit einem Lidschattenstift oder einem super weichen Kajalstift einen Hashtag auf den äußeren Winkel des Lids – die schrägen Striche positionieren die dunkle Farbe genau an der richtigen Stelle. Verblende sie danach gut.

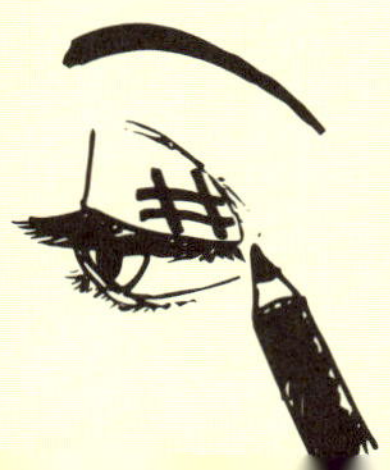

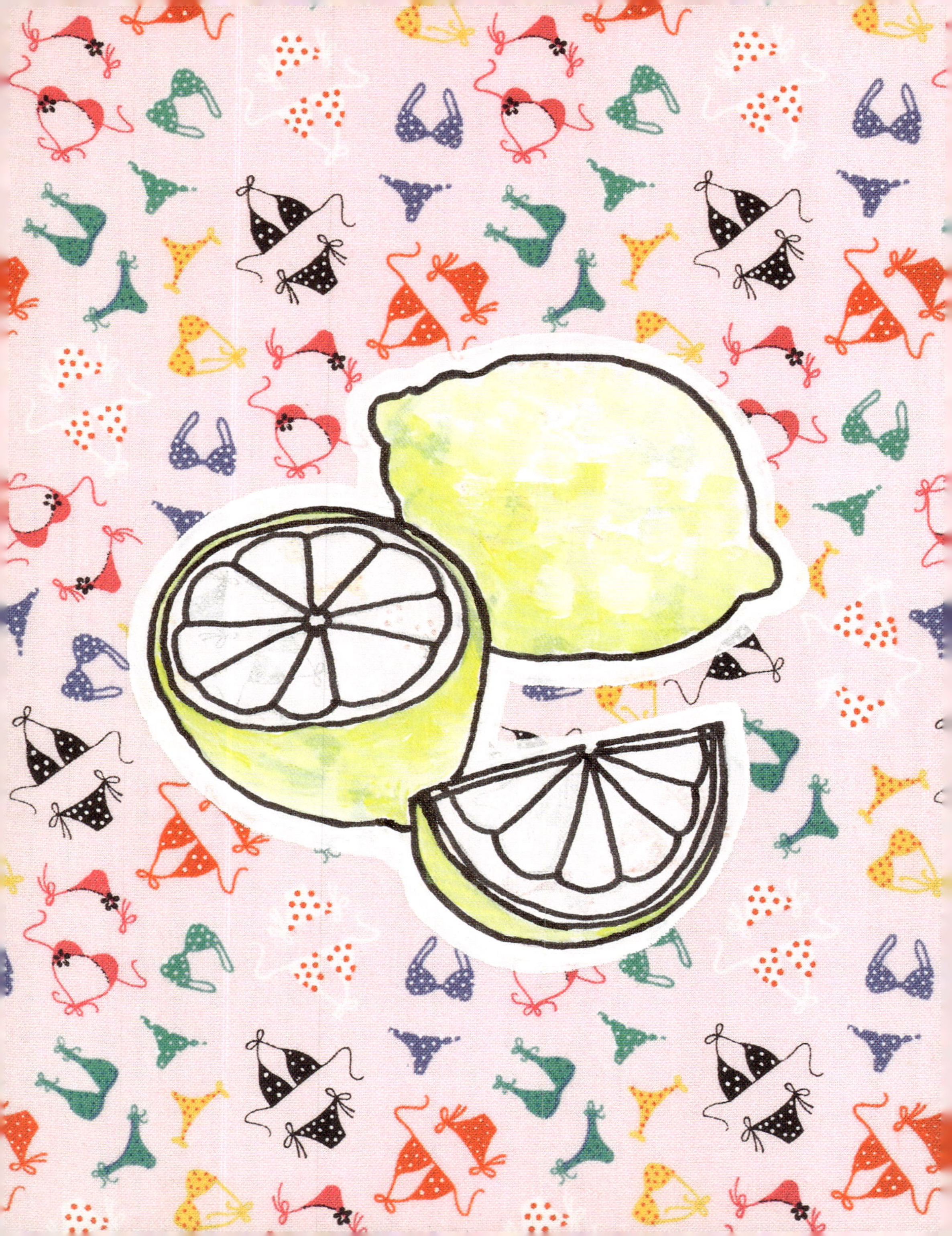

Relaxen & Pflegen

Notfalldeo: Achselhöhle mit Zitrone abreiben.

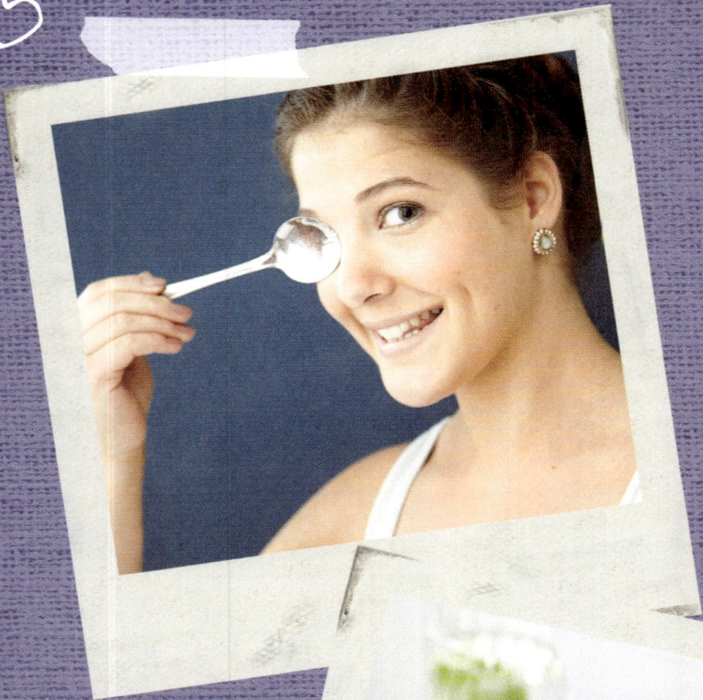

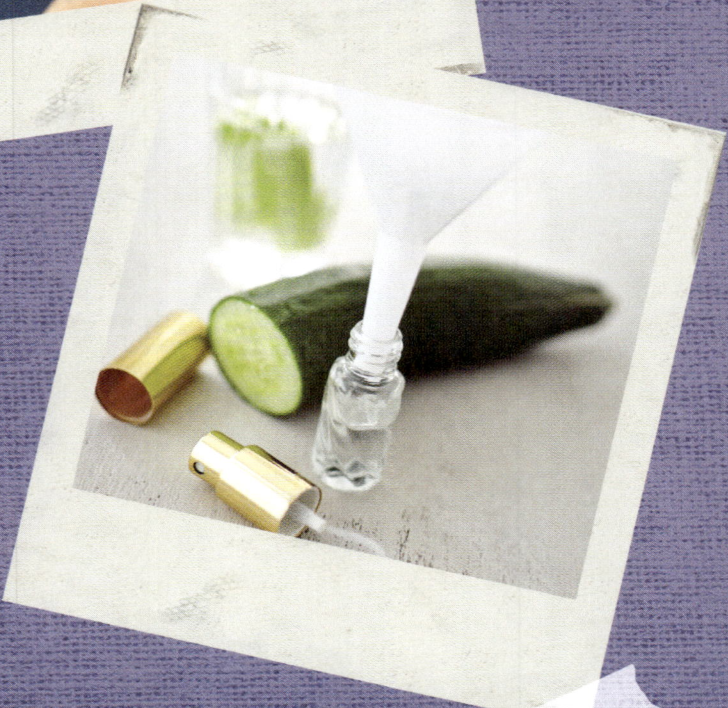

Wenn Reinigen und Reparieren die Pflichten der Schönheitspflege sind, sind Ausspannen und Genießen die Kür. Da werden trockene Hautpartien liebevoll umsorgt, es wird genüsslich gebadet – mit selbst gemachtem Badezusatz, versteht sich – und das Gesicht mit eigens aromatisiertem Wasser erfrischt. Und wo duftet Parfum nochmal besonders lange? Dies alles findest du auf den nächsten Seiten. Also los, nimm dir den Nachmittag frei und relaxe!

132 Pflegewunder Kokosöl

Raue Hautstellen werden mit Kokosöl wieder streichelweich. Dezenter Kokosduft inklusive.

Kokosöl hilft aufgrund seiner antibakteriellen Wirkung auch gegen unreine Haut!

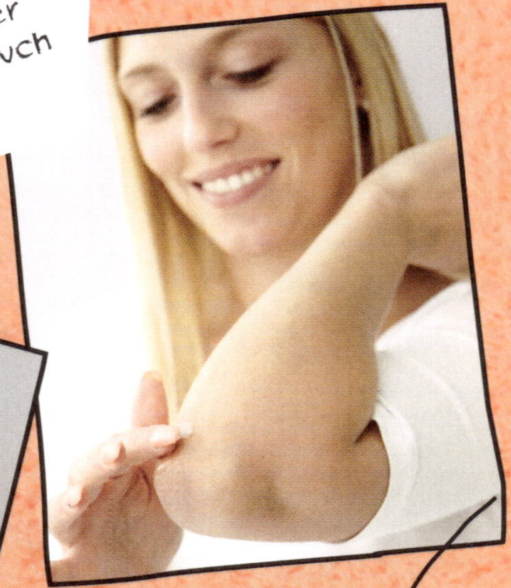

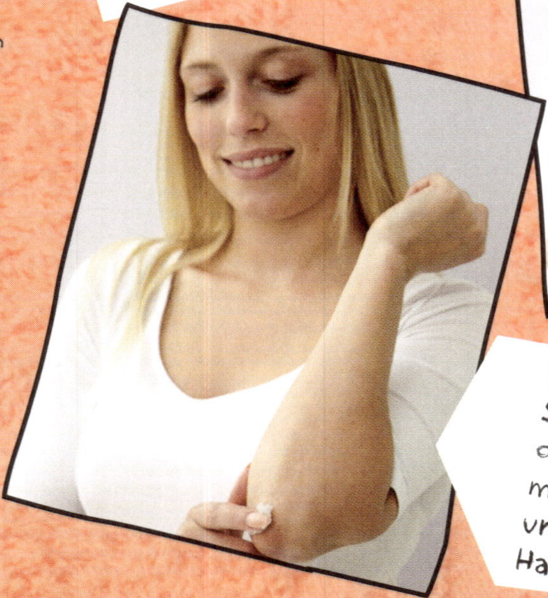

Und übrigens auch bei Schuppen. Massiere es in deine Kopfhaut ein, warte mindestens 30 Minuten und wasche dann deine Haare.

133 Zitronen-ellenbogen

Sauer macht zart: Raue Ellenbogen kannst du ab und zu in einer ausgepressten Zitronenhälfte reiben. Die Fruchtsäure weicht die Hornhaut auf. Danach gut eincremen.

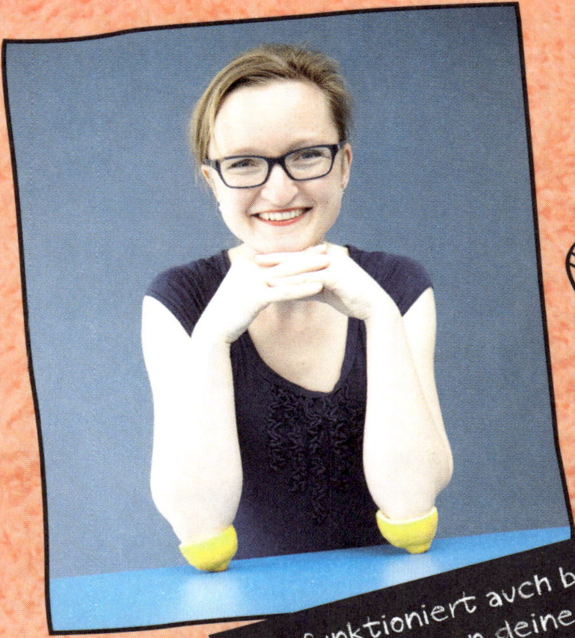

Das funktioniert auch bei der Hornhaut an deinen Füße.

134 Milch macht munter

Gib etwas kalte Milch auf zwei Wattepads und lege sie dir auf die geschlossenen Augenlider. Das hilft gegen müde, abgespannte Augen.

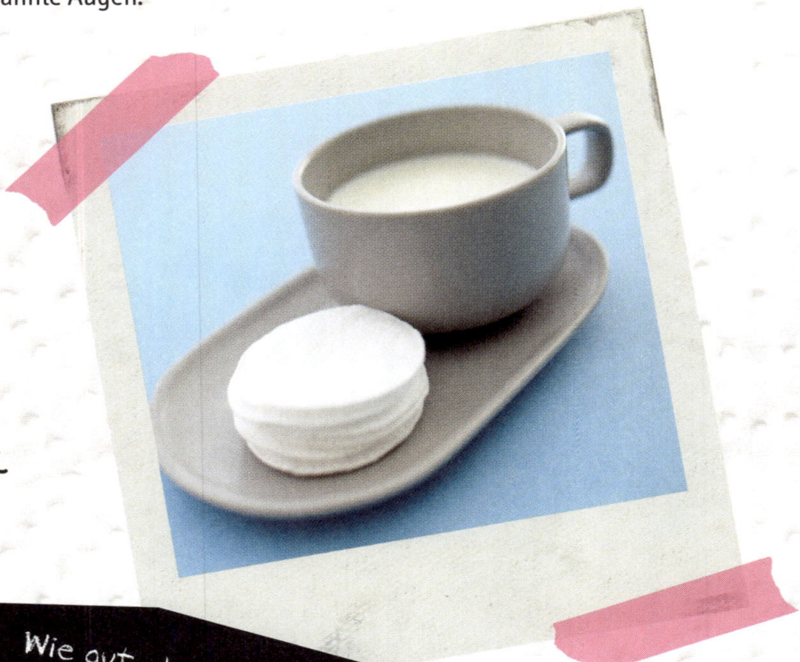

Wie gut, dass man Milch fast immer zu Hause hat!

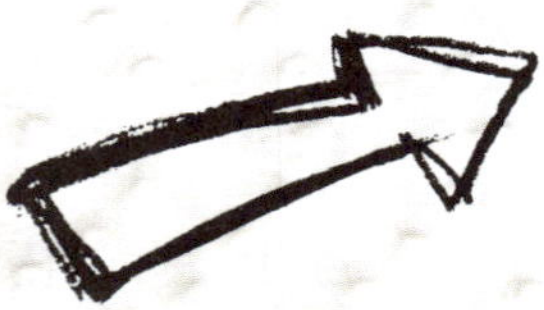

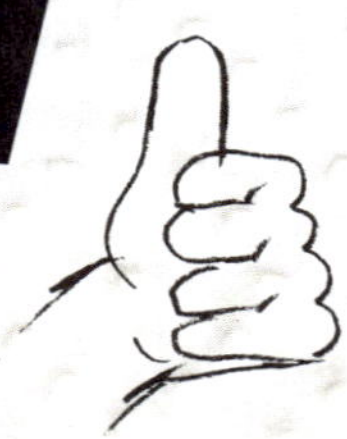

Wenn ständig ein, zwei Löffel in deinem Kühlschrank liegen, hast du immer eine kühlende Auflage parat, wenn du sie brauchst.

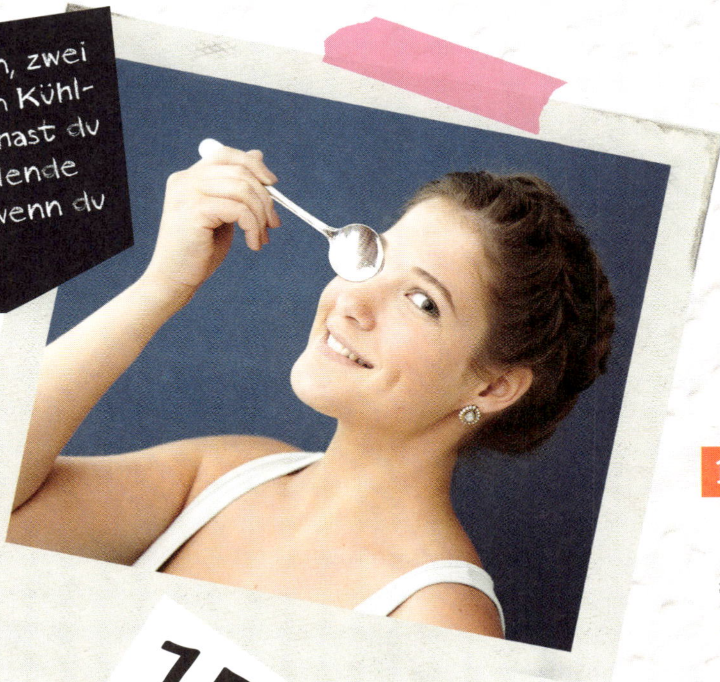

135

Augenlöffel

Löffel, die mindestens eine halbe Stunde im Kühlschrank (nicht Gefrierschrank!) gelegen haben, helfen bei geschwollenen Augen. Einfach 1–2 Minuten auf die geschlossenen Lider halten.

136

Schlafe bei geöffnetem Fenster – das erfrischt!

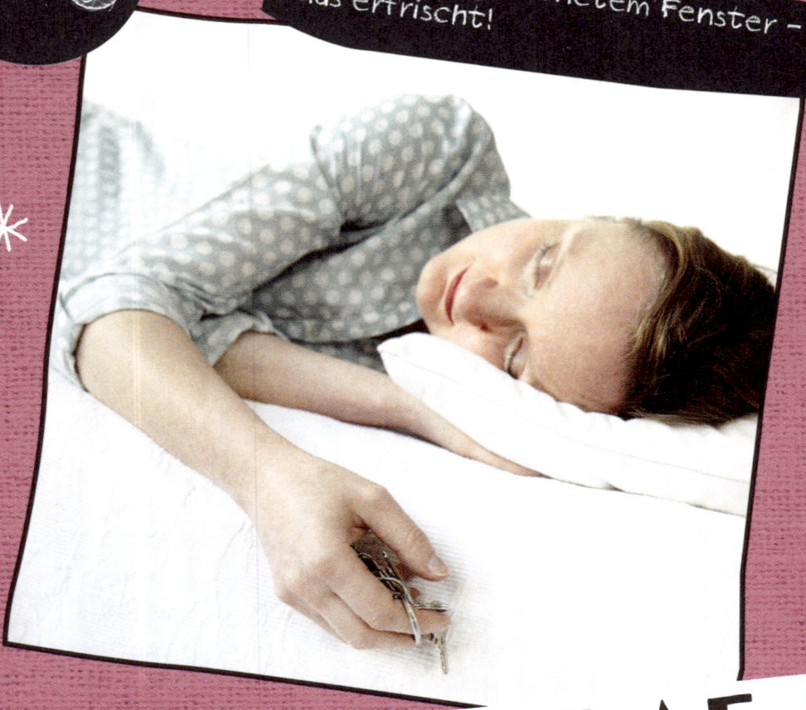

TURBO-SCHLAF

Als Powernapping bezeichnet man den gesunden Kurzschlaf am Tage. Damit du nicht in den Tiefschlaf gleitest, legst du dich mit deinem Schlüsselbund in der Hand hin. Kommst du von der Leichtschlaf- in die Tiefschlafphase, entspannen deine Muskeln, die Schlüssel rasseln auf den Boden – und du bist wach!

Nickerchen von 15–30 Minuten tagsüber reichen, damit du wieder frisch und fit bist. Wer länger schläft, fühlt sich zerschlagen.

137 Tea-Time

Bei müden, brennenden Augen ... mach Tee! Brühe 2 Beutel Schwarztee auf, fische sie aus der Tasse und lasse sie abkühlen (wer mag, kann sie auch in den Kühlschrank legen). Lege dir die kalten Teebeutel mindestens 10 Minuten auf die geschlossenen Lider. Aaah, eine Wohltat!

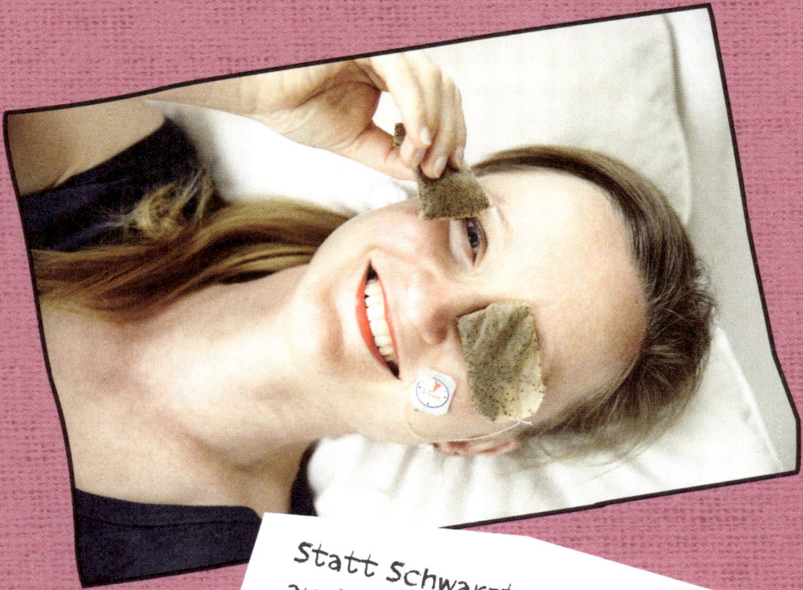

Statt Schwarztee kannst du auch grünen Tee nehmen.

138 Mach deine Flüssigseife selbst!

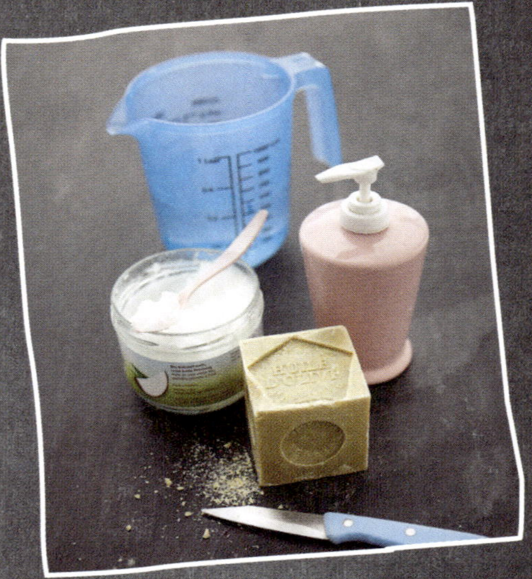

Warum DIY? Leider sind konventionelle Produkte oft mit stark reinigenden Substanzen und Duftstoffen überfrachtet, viele von ihnen besitzen nicht genug rückfettende und pflegende Inhaltsstoffe. Sprich, Leute mit empfindlicher Haut, die sich häufig die Hände waschen, haben nicht selten mit spröden Händen zu kämpfen. Seifenstücke gibt es in großer Auswahl, gerade Naturseifen. Und diese Seife ist sehr ergiebig!

How to: Hoble 15 g einer guten Naturseife zu Spänen (mit einem Messer oder der Gemüsereibe). Erwärme 150 ml Wasser in einem Topf, gib die Seifenspäne hinzu und löse sie unter Rühren auf. Füge 1–2 TL Kokosöl (Pflegekomponente!) hinzu. Abkühlen lassen und in einen Seifenspender füllen.

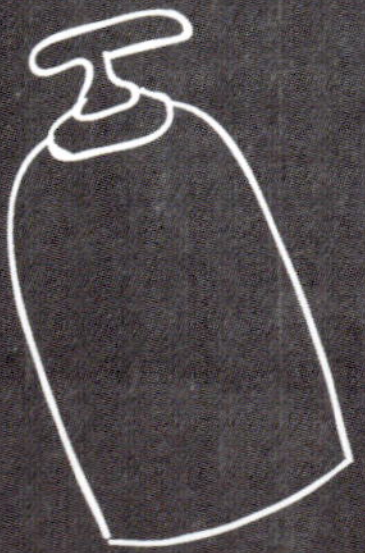

Je hochwertiger und pflegender die Ausgangsseife, desto größer das tägliche Waschvergnügen.

139 Der Traubentrick

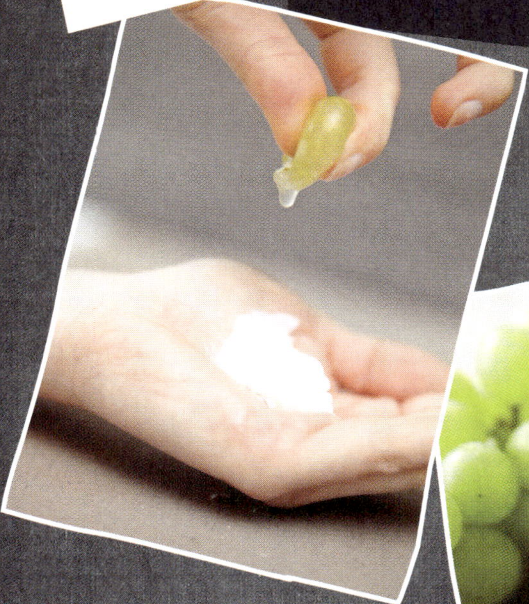

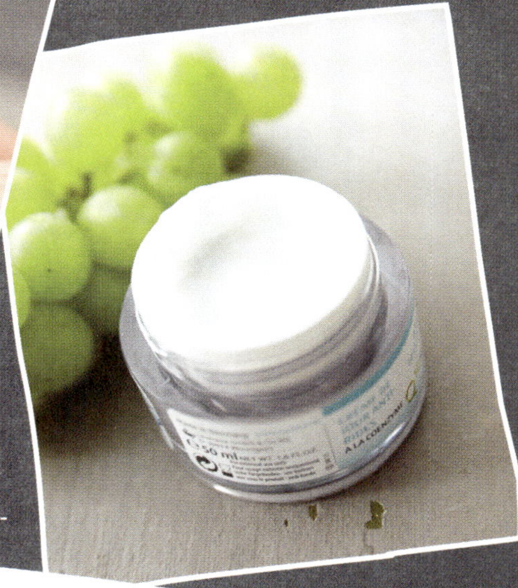

Eine hautstraffende Pflege gefällig? Zerdrücke eine Weintraube und rühre einen Tropfen des Safts in einen Klecks deiner Tagescreme. Nicht zu viel Traubensaft nehmen, sonst klebt es!

Bereite immer nur eine Portion vor. Tropfe den Saft niemals in den Cremetiegel, sonst verdirbt die Creme innerhalb weniger Tage!

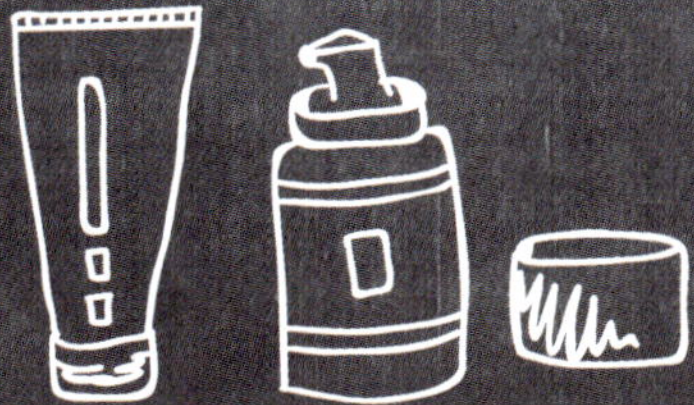

140 ... aber bitte mit Sahne

Gib 1 Becher süße Sahne ins Badewasser, dazu noch einen Viertel Becher Apfelessig – fertig ist das hautpflegende Badevergnügen.

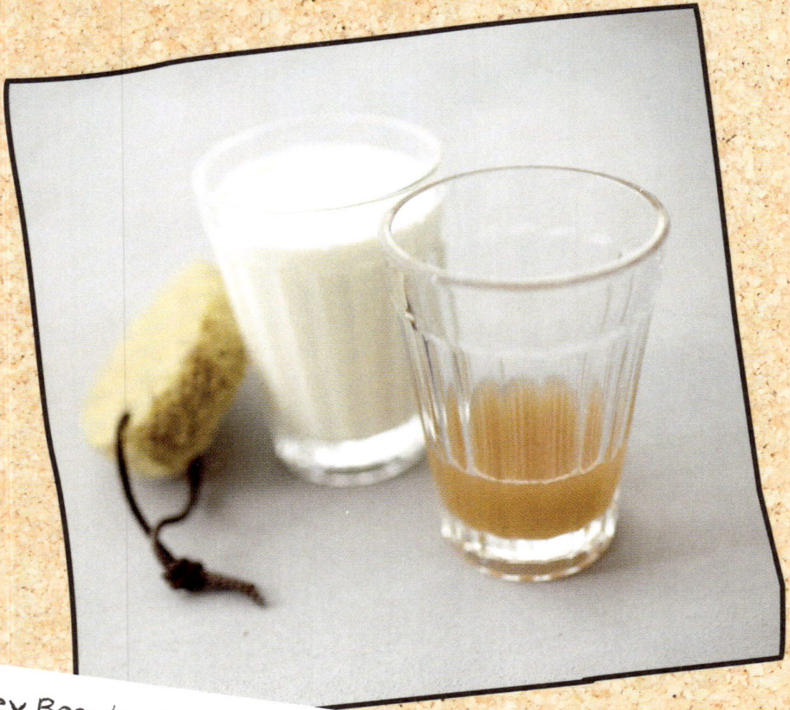

Hey Beauty-Queen: Gönne dir einen guten Apfelessig in Bioqualität!

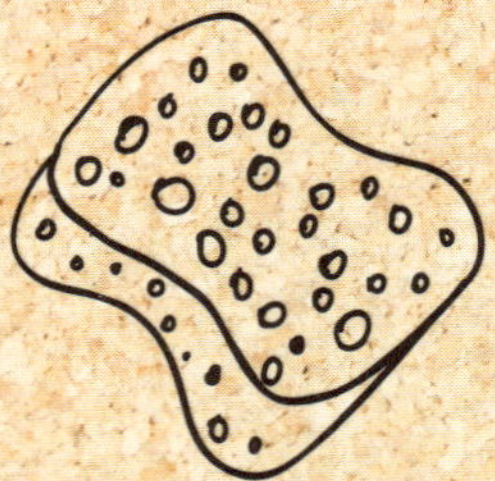

Wannentee

141

Kräuter im Badewasser duften herrlich und sind zudem hautschonender als synthetische Badezusätze mit viel Schaum. Damit die Kräuter nicht den Abfluss verstopfen und die Wanne vollkrümeln, knotest du sie in ein Stück einer alten Strumpfhose und gibst sie so ins Badewasser.

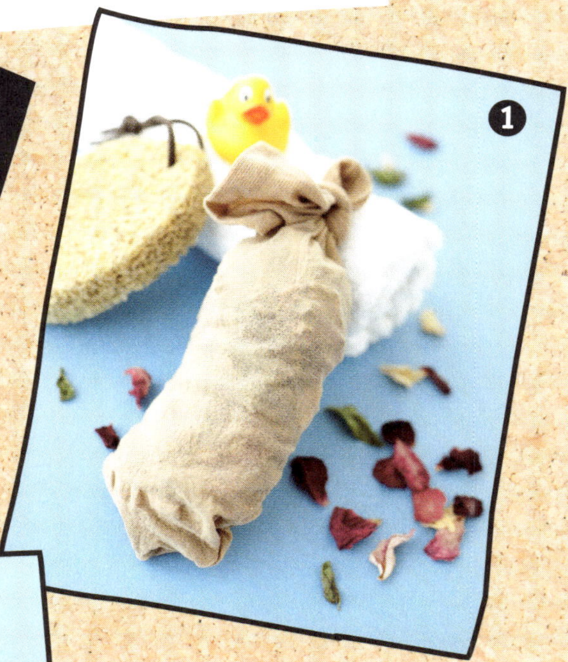

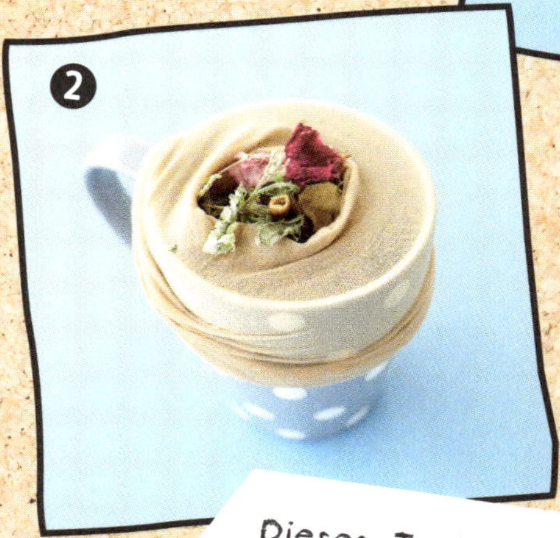

Zum leichteren Befüllen kannst du ein Stück Strumpfhose in einen Becher stellen und den Strumpfhosenrand über den Becherrand stülpen.

Dieses „Teebeutelprinzip" funktioniert mit Lavendel, Ananas- und Apfelminze, Blütenblättern von Duftrosen, auch mit Beimischungen aus herben Kräutern wie beispielsweise Rosmarin – natürlich alles unbehandelt, frisch oder getrocknet.

142 Selbst gemachtes Deo

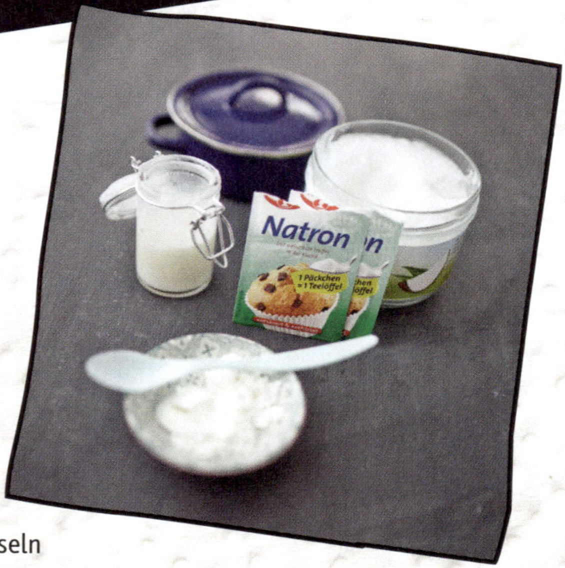

Erwärme in einem Topf 20 g Kokosöl, bis es schmilzt (nicht sieden lassen). Füge 15 g Maisstärke und 2 Päckchen (à 6 g) Natron hinzu. Mit einem Schneebesen klümpchenfrei verrühren, in ein sauberes, verschließbares Gefäß füllen und erkalten lassen. Die benötigte Portion immer mit einem sauberen Löffel entnehmen, damit keine Keime ins Gefäß gelangen, und unter die Achseln cremen. Vor dem Anziehen kurz einziehen lassen.

Da die Konsistenz von Kokosöl bei etwa 25 °C von cremig zu flüssig übergeht, solltest du das Deo im Hochsommer im Kühlschrank aufbewahren. Die Kühle der Creme ist sehr angenehm auf der Haut.

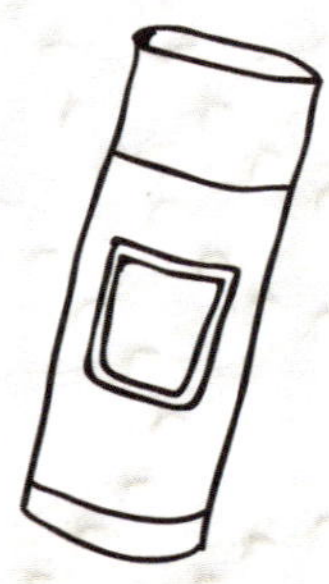

143 Notfalldeo

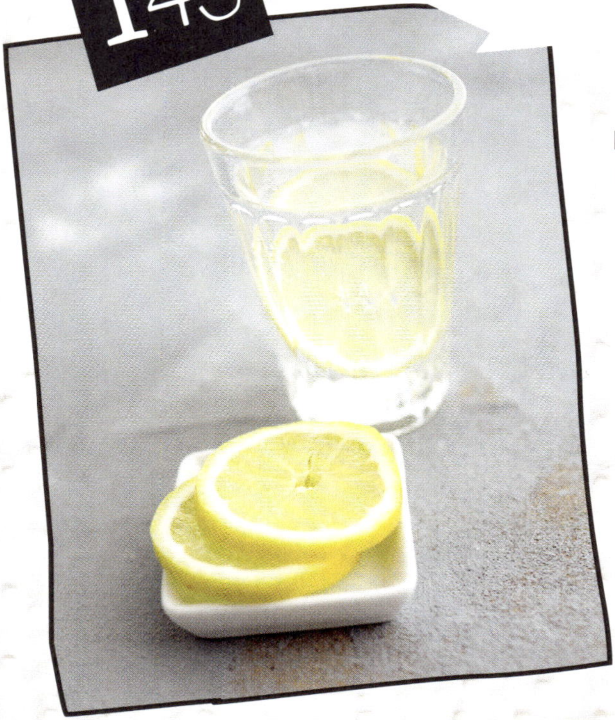

Date, aber Deo vergessen? Organisiere dir eine Zitronenscheibe und reibe sie unauffällig unter deine Achseln. Hält nicht stundenlang, überbrückt aber, bis du zum Deo greifen kannst.

Du bist unterwegs und hast weder Zitrone noch Messer bei der Hand? Bestelle dir im Restaurant ein Mineralwasser mit Zitronenscheibe – voilà, da hast du, was du brauchst!

144

Lippen-peeling

Kleine raue Schüppchen auf deinen Lippen kannst du mit einer weichen (feuchten) Zahnbürste wegrubbeln.

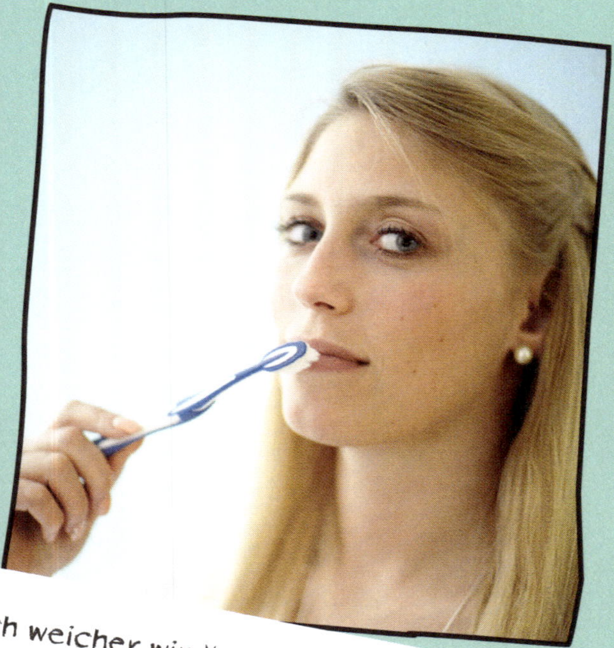

Noch weicher wird's, wenn du nach dem Peelen etwas Honig aufträgst. Kurz einwirken lassen und dann hmm ... abschlecken! Der Imker-Honig (nicht zu billigen kaufen!) hilft auch gegen eingerissene Mundwinkel.

145 RESTLOS LEER

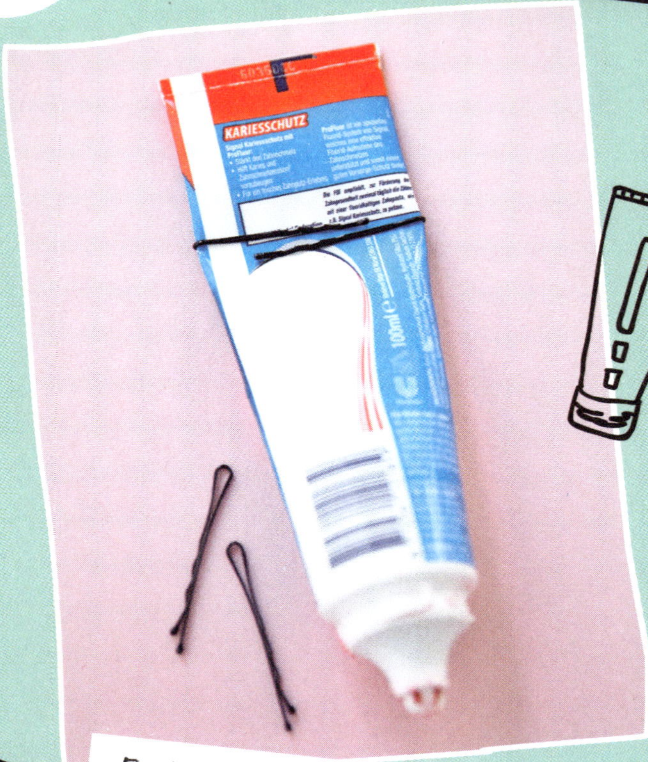

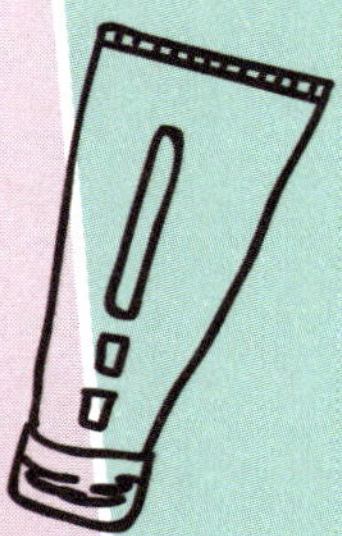

Funktioniert auch bei Cremetuben!

Zahnpastatuben aus Kunststoff lassen sich am Ende nicht so leicht umfalten wie z. B. Salbentuben aus Metall. Da ist es manchmal schwer, das letzte bisschen Zahncreme herauszubekommen. Es sei denn, du steckst zwei dicht schließende Haarnadeln an die Tube und schiebst sie nach und nach abwärts.

Dauerduft 146

Parfüm solltest du vor allem dort auftragen, wo das Blut pulsiert und die Haut besonders gut durchblutet ist. Hier duftet Parfüm extra lange:

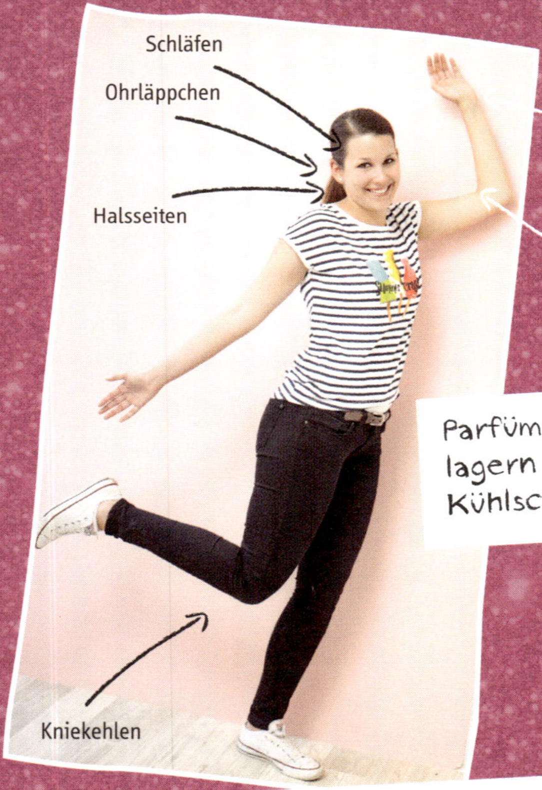

Parfüm kühl und dunkel lagern – optimal ist der Kühlschrank!

Auf fettigerer Haut hält sich Duft länger als auf trockener. Das kannst du dir zunutze machen: Trage vor dem Parfüm etwas parfümfreie Creme auf. Auch frisch gewaschene Haare sind ein guter Duftträger. Die parfümierte Stelle nicht reiben, das zerstört die Duftmoleküle.

Gurken-gesichtsspray

147

Sommerliche Hitze, kaum ein Lüftchen weht ... Abkühlung gefällig? Lege ein paar Schnitze einer Salatgurke in ein Glas Wasser und lasse es im Kühlschrank mindestens 1 Stunde ziehen. Die Gurke herausfischen und das Wasser in eine kleine Sprühflasche abfüllen – fertig ist das Gesichtsspray. Immer nur kleine Portionen „Turbogurke" zubereiten und spätestens am nächsten Tag verbrauchen. Prima to go!

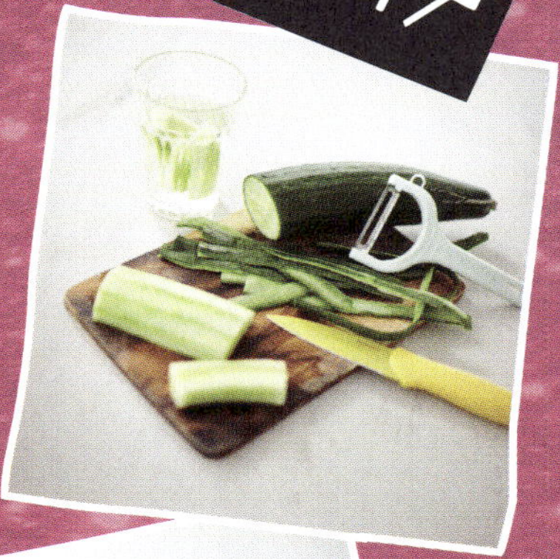

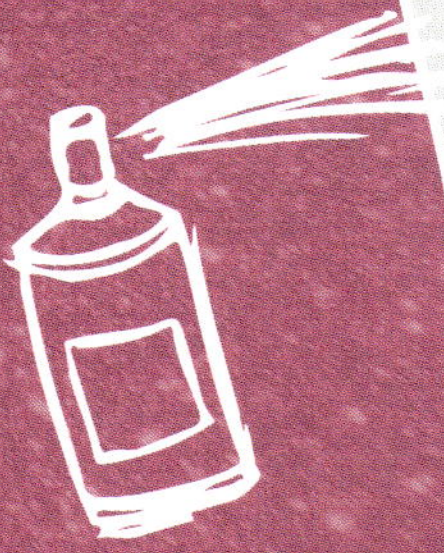

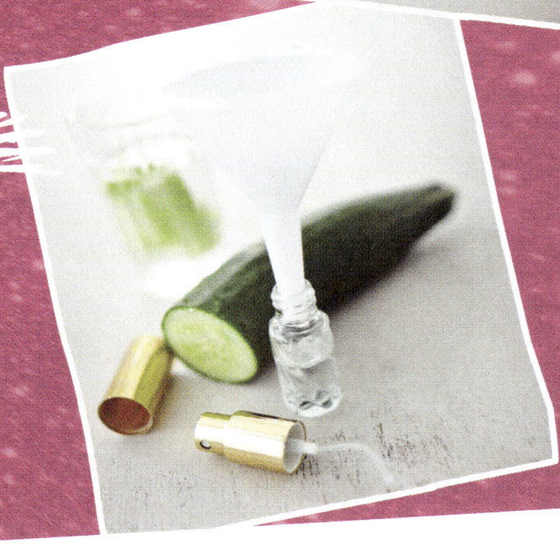

Als Variante kannst du die Gurke auch in kaltem dünnem Grüntee ziehen lassen. Hier musst du allerdings aufpassen, dass der Tee nicht zu dunkel wird, damit das Spray bei Kontakt mit deiner Kleidung nicht färbt.

Noch was drin? 148

Wie viel Lotion ist noch im Spender? Spender für hochwertige Cremes und Lotionen sehen edel aus, haben aber einen Nachteil: Man sieht nicht, ob sie bald aufgebraucht sind. Das über das Gewicht vorhersagen zu wollen, funktioniert meist mehr schlecht als recht.

Da hilft eine Nadel! Am Boden von höherpreisigen Spendern befindet sich ein Loch (Billigcremes haben dieses „Guckloch" leider selten). Stecke eine Nadel hinein und fühle, wann du auf Widerstand triffst. Je weiter du die Nadel hineinstecken kannst, desto leerer ist der Spender.

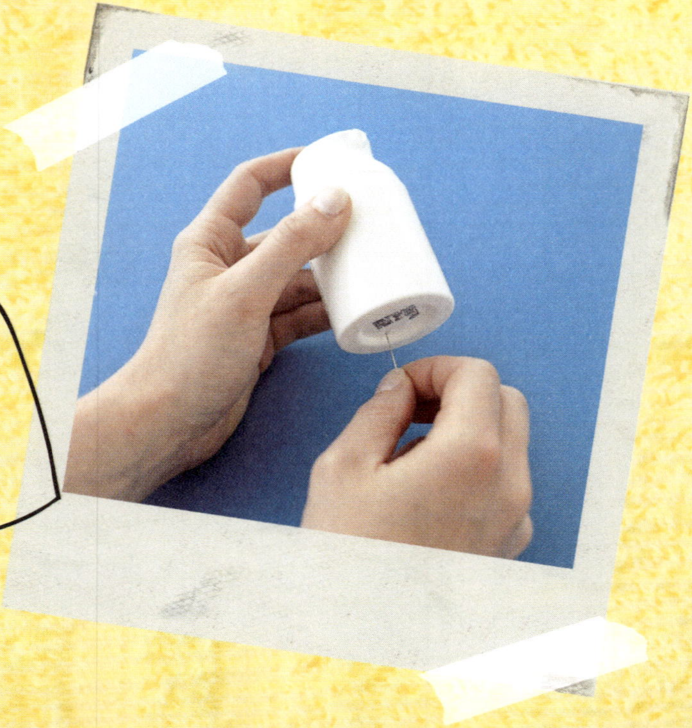

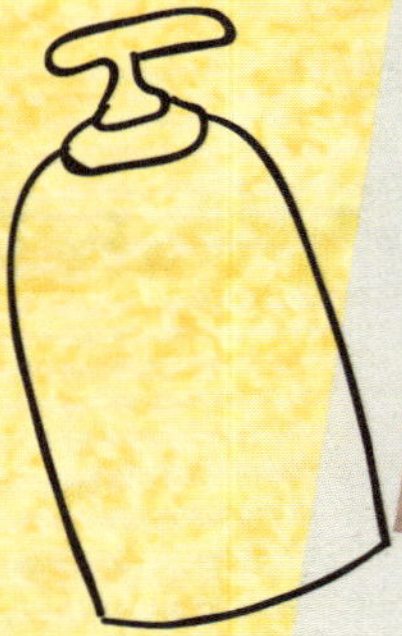

Aha!

Schlaf macht schön! Was aber tun, wenn man partout nicht einschlafen kann?

- Jeden Tag zur selben Zeit ins Bett gehen (ja, leider auch am Wochenende).
- Leichten Sport treiben, spätestens 3 Stunden vor der Schlafenszeit.
- Schlafzimmer gut lüften und nicht überheizen.
- Ab 15 Uhr weder Kaffee noch Schwarztee oder Cola trinken.
- Gute Snacks vor dem Schlafengehen: Bananen, Ananas, Avocado, Haferflocken, Mandeln, Cashewnüsse, Naturjoghurt.
- Gute Getränke vor dem Schlafengehen: warme Milch mit Honig (der Klassiker!), Zitronenmelissentee oder Sauerkirschsaft (besonders aus der Montmorency-Kirsche, die eine größere Menge des Schlafhormons Melatonin enthält als normale Sauerkirschen. Du bekommst sie in der Apotheke oder im Internet).
- Lavendelkissen (wie für die Schrankbeduftung gemacht, Seite 142) ans Kopfende legen.
- Tabu im Bett: kalte Füße, Alkohol, Nikotin, Tablet- und Handydisplay, Arbeit, Streit.

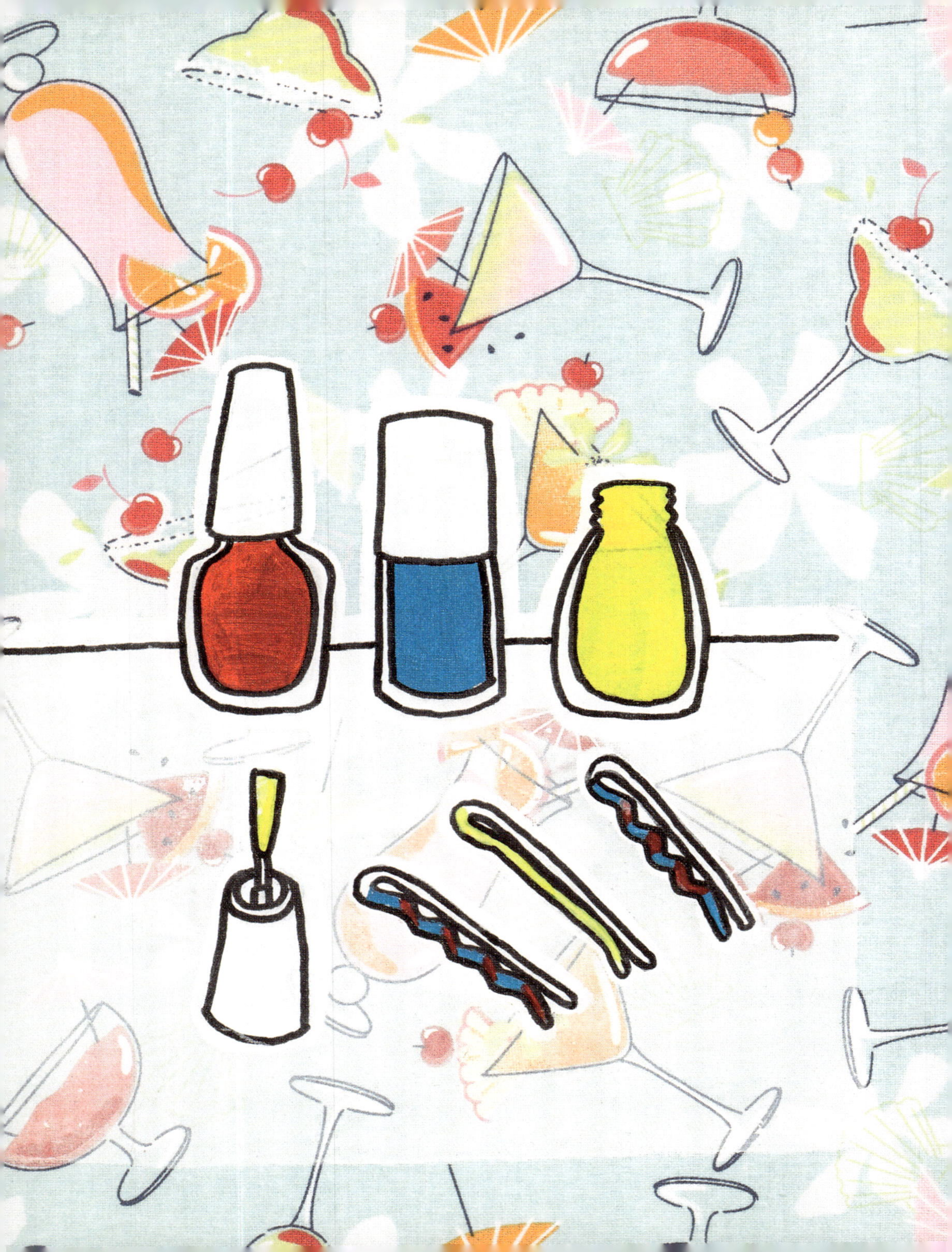

Party & Blingbling

Haarklammern mit Nagellack dem Outfit anpassen.

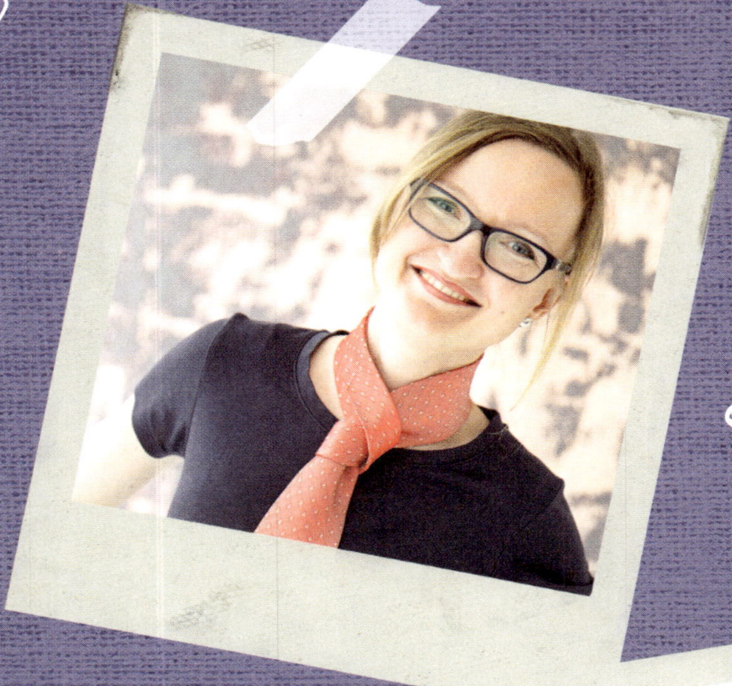

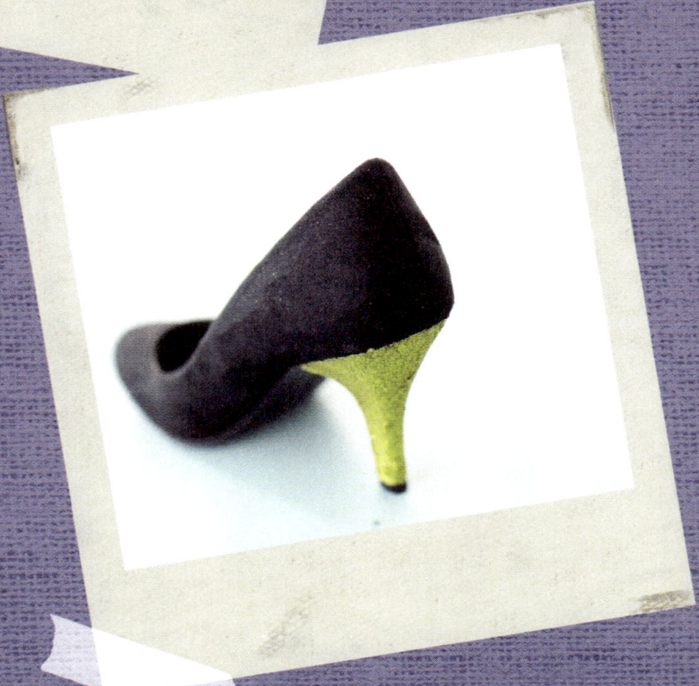

Nach dem Relaxen kommt das Ausgehen. Mit den passenden Party-Accessoires wird dein Outfit richtig individuell. Also: Trage nicht, was alle tragen, sondern kreiere z. B. deinen Schmuck selbst – Ohrringe, Ketten, Anhänger, ein Kragen als Collier – alles Unikate made by you. Die Broschen aus Kronkorken oder die Pumps mit gepimpten Hacken glänzen ... nein, Verzeihung ... glitzern mit einer Extraportion Glitter!

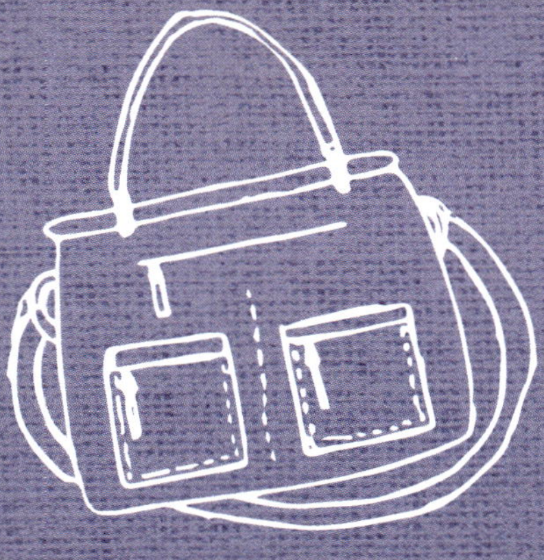

KRAWATTEN-HALSSCHMUCK 149

Schlips und Kragen ist nur etwas für Kerle? Keineswegs. Mit dem richtigen Dreh wird aus einem normalen Schlips ein stylisches Accessoire. Also Ladys, schnappt euch die Krawatten eurer Männer! ;-)

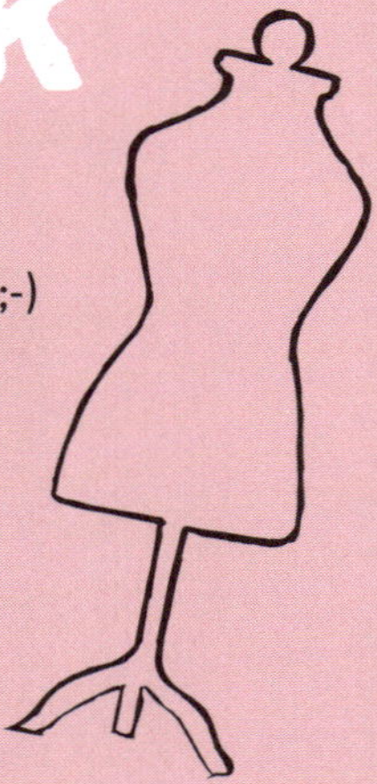

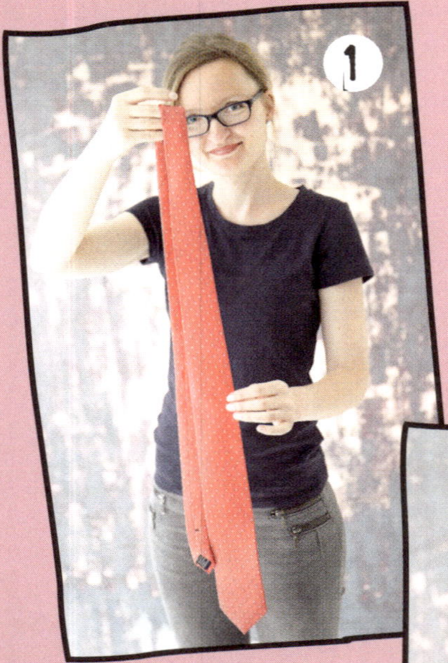

1 Nimm die Krawatte doppelt …

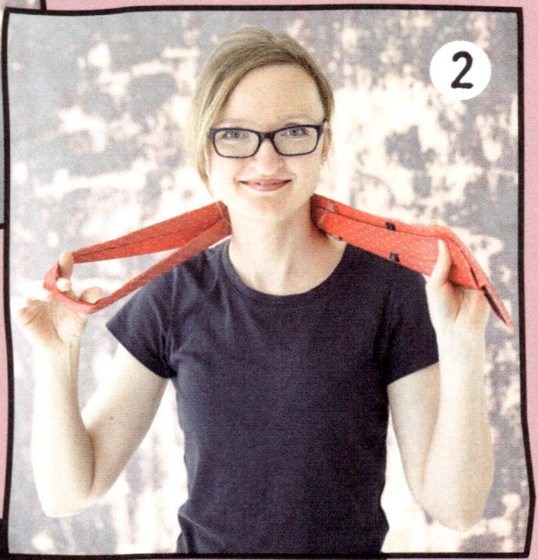

2 … und lege sie dir um den Nacken.

Wie ein richtiger Krawattenknoten geht, erfährst du auf Seite 220.

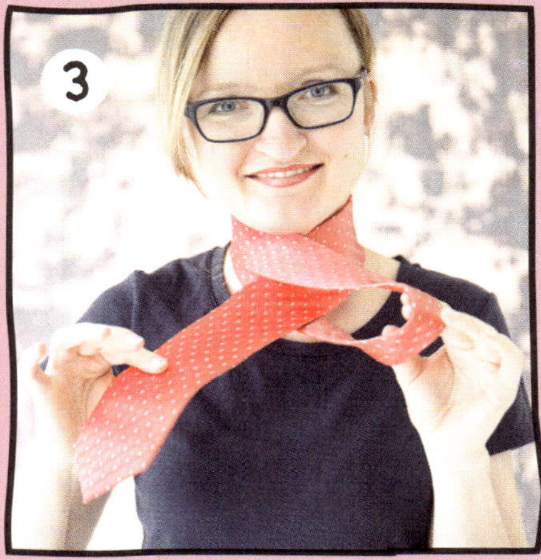

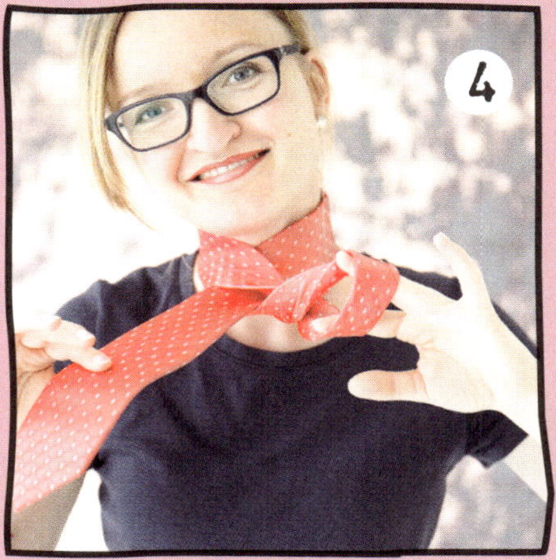

3 Führe beide Enden durch die Schlaufe. Halte die Schlaufe aber noch fest.

4 Jetzt drehst du die Schlaufe um 180 ° …

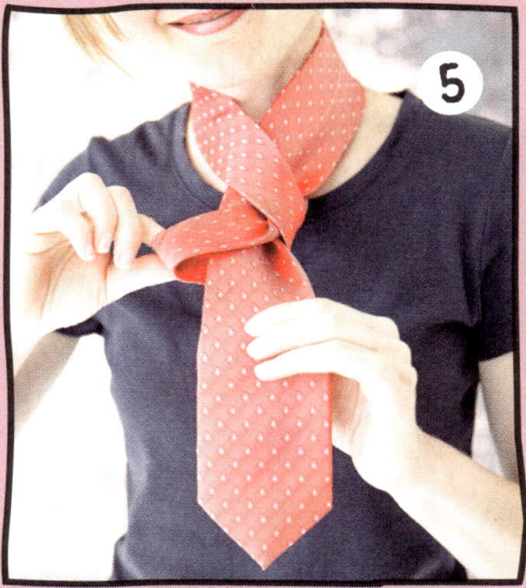

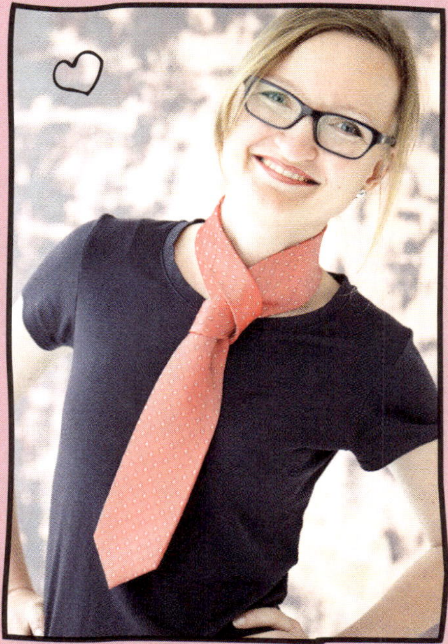

5 … und führst die beiden Enden noch einmal dort hindurch. Festziehen – fertig!

Bier-Brosche

150

„Weniger ist mehr" war gestern – trage heute eine ganze Hand voll Ringe. Der größte kann an den Zeigefinger, drei Midi-Ringe auf den Mittelfinger stapeln, zarte Ringe für Ring- und kleinen Finger wählen – wow!

Wer hätte das gedacht: Diese Broschen bestehen aus Bortenresten und Kronkorken!

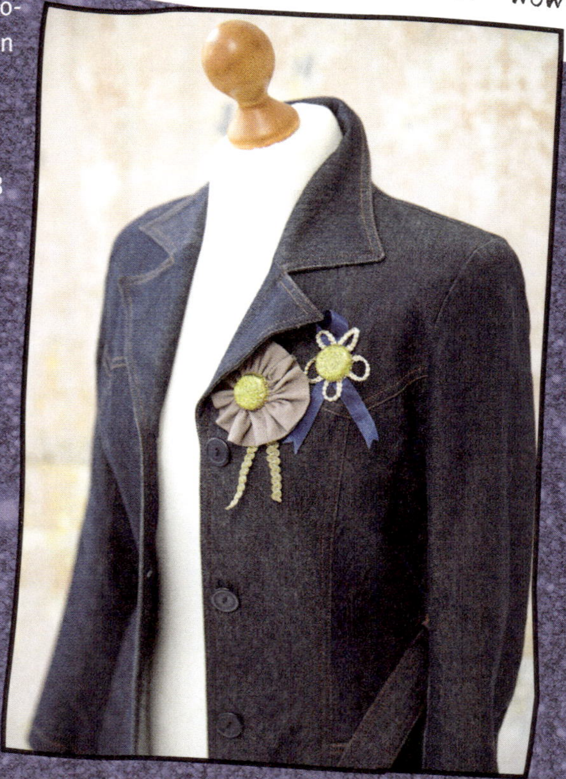

Bereite ein breites Band so vor, wie bei der Blume von Seite 248 beschrieben. Lasse die Rüschen jedoch nicht blütenförmig überlappen, sondern schließe sie nur zum Kreis. Den Mittelpunkt der Rüschenrosette mit ein paar Stichen sichern. Dabei auf der Rückseite eine Sicherheitsnadel zum Befestigen der Brosche und auf Wunsch ein weiteres Schmuckband annähen.

Der Kronkorken wird mit der Glitter-Leim-Mischung von Seite 210 bestrichen. Nach dem Trocknen mit Heißkleber auf die Rosette kleben.

Statt Rüschenrosette kannst du alternativ ein Stück Satinband zur Schlaufe legen und am Kreuzungspunkt den Kronkorken aufkleben.

Kettenunikat

151

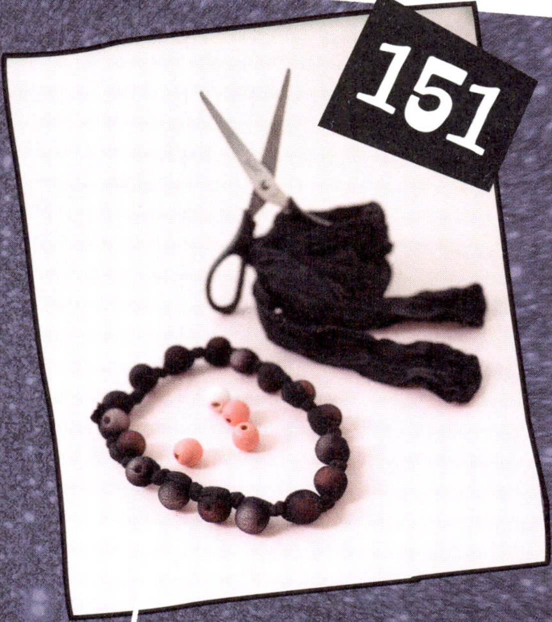

Eine Kette, die es nirgends zu kaufen gibt, machst du aus einer alten Strumpfhose und einer Handvoll Perlen, Murmeln oder Ähnlichem. Besonders schön mit schwarzen Strumpfhosen! Schneide die Beine deiner Nylons ab, gib eine Perle in ein Bein, mache einen Knoten, gib eine Perle hinein, mache einen Knoten und so weiter. Da das Material dehnbar ist, brauchst du keinen Kettenverschluss – die beiden Enden einfach zum Schluss verknoten.

Wer die Perlen nicht hindurchschimmern lassen möchte, stülpt beide Strumpfhosenbeine ineinander, sodass der Stoff doppelt liegt.

Schnelle Statementkette: viele, viele Boho-Armbänder ineinander haken und im Multi-Layer-Look um den Hals tragen.

152 Avocado-Medaillon

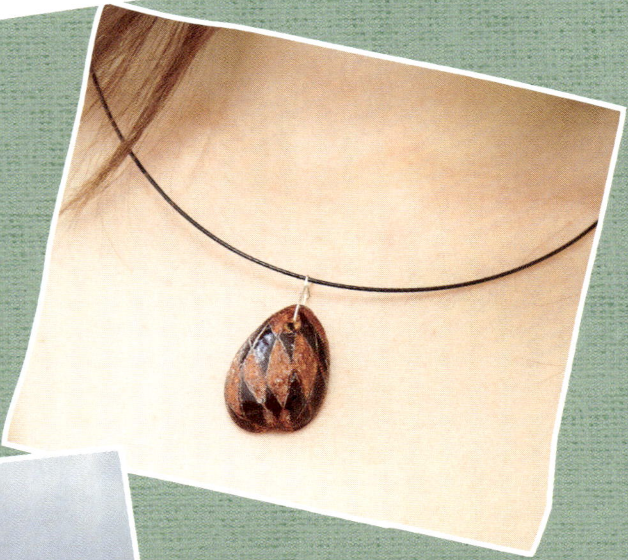

Dieser Anhänger wurde aus dem Kern einer Avocado gemacht. Avocadokerne lassen sich erstaunlich leicht bearbeiten – probiere es das nächste Mal einfach aus, wenn du Nachos mit Guacamole servierst.

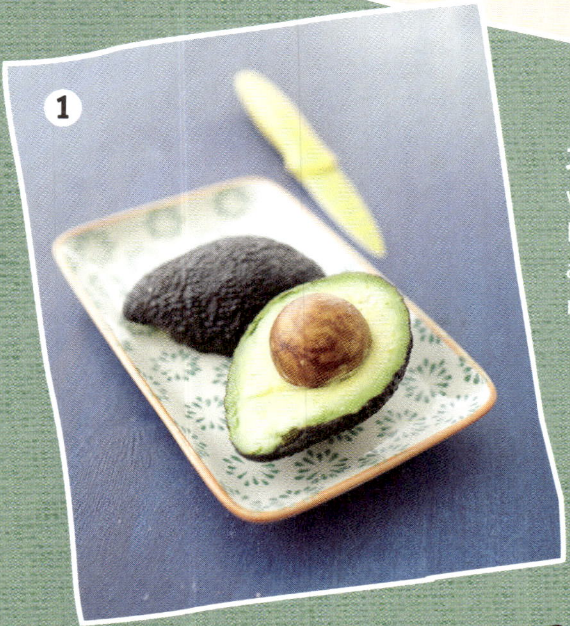

1 Halbiere die Avocado vorsichtig und entnehme den Kern. Diesen mit Küchenpapier abputzen, dann ist er nicht mehr so rutschig.

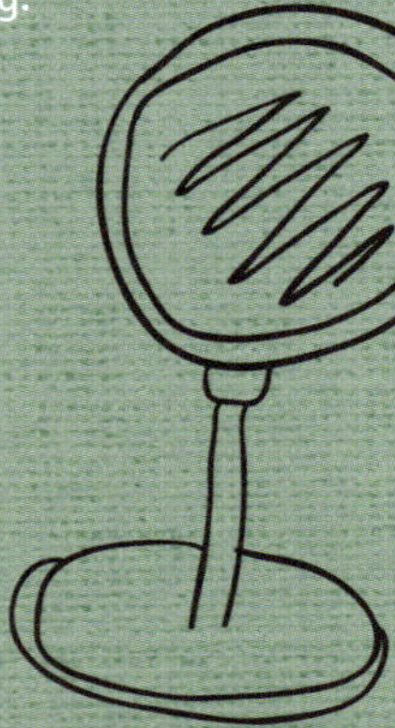

2 Ziehe mithilfe eines Messers die dünne braune Haut ab und spalte den Kern in seine beiden Hälften (du kannst aus einer Avocado zwei Schmuckstücke machen). Falls es ein Anhänger werden soll, mit einem Schaschlikstäbchen oder einem dünnen Bohrer ein Loch für die Kette oder die Lederkordel hineindrücken.

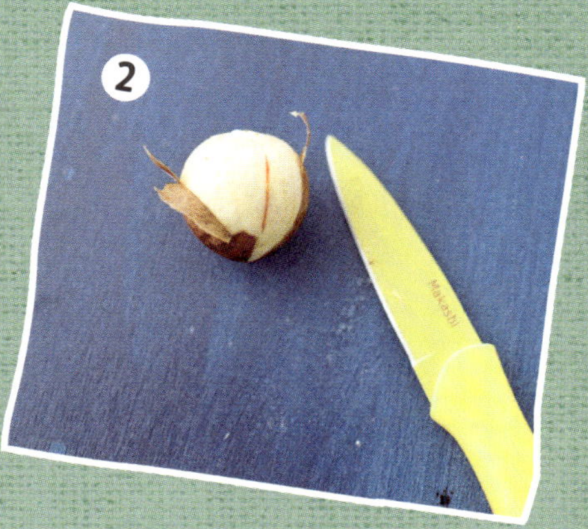

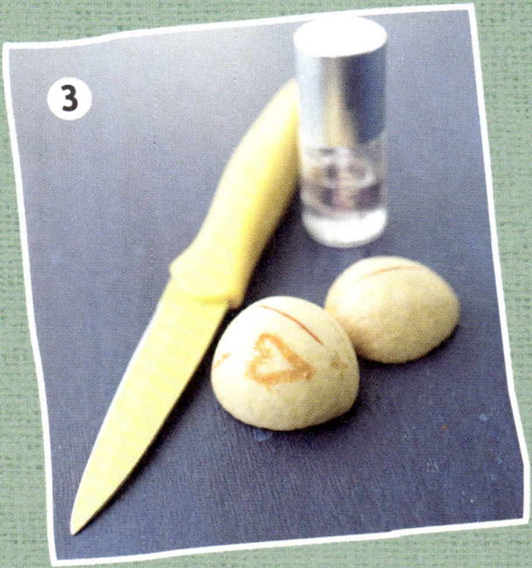

3 Nun mit dem Messerrücken, einem Schraubenzieher und derlei Gerätschaften Muster in die Kernhälfte schnitzen. Nach ein paar Minuten Wartezeit färben sich die eingeschnitzen Muster orangebraun. Zwei, drei Tage trocknen lassen, dabei färbt sich der gesamte Schmuck dunkel.

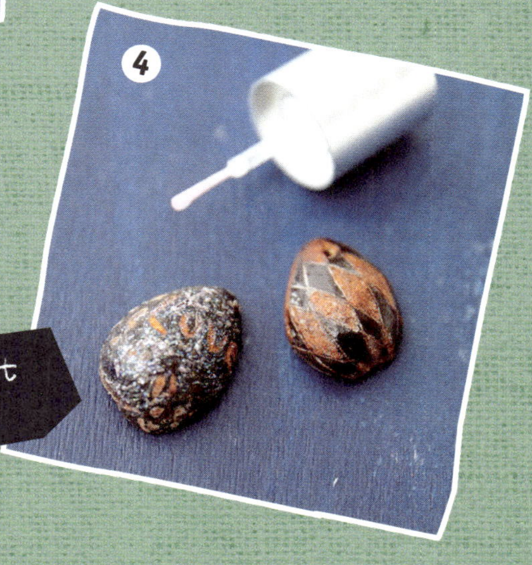

4 Wenn sich der Schmuck trocken anfühlt, eine Schutzschicht aus farblosem Nagellack aufpinseln.

Wer mag, lackiert mit Glitzerlack!

Laufmaschen-stopper 153

Ratsch – plötzlich rennt die Laufmasche und du hast keine Zeit, dich umzuziehen? Befindet sich das Malheur noch unter dem Rock, solltest du das Weiterlaufen der Laufmasche stoppen, damit du die Strumpfhose weiter tragen kannst. Bepinsele sie dazu mit Nagellack.

Ist die Strumpfhose nicht mehr zu retten, findest du auf den Seiten 189 und 251 Ideen fürs Recycling.

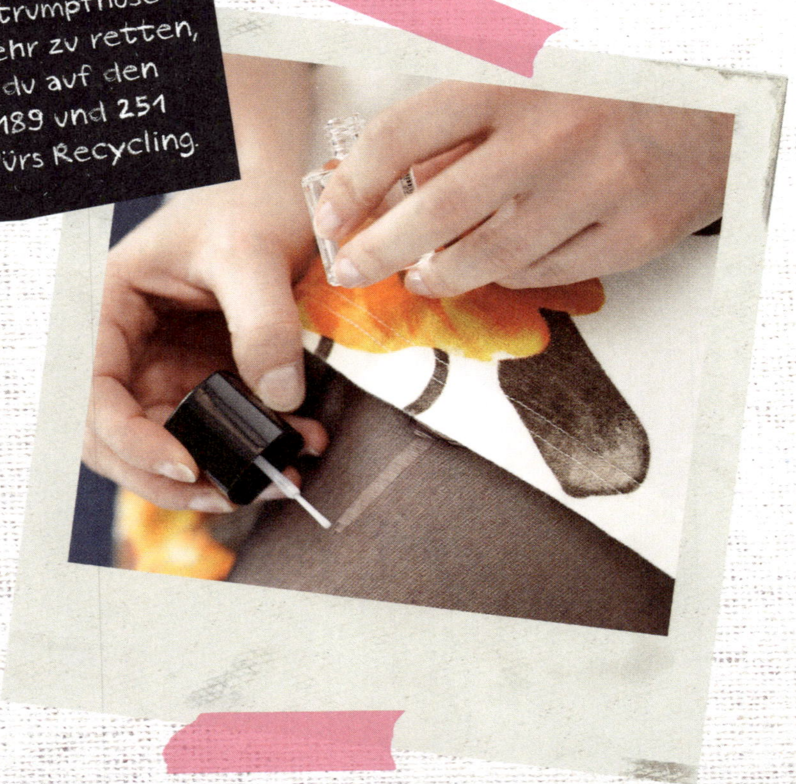

154 HAARSCHMUCK

Langweilige Bobby-Pins, unsichtbar im Haar versteckt, waren gestern. Mit Nagellack bekommen die Haarnadeln ihr verdientes Makeover. Lack nur dünn auftragen und gut trocknen lassen.

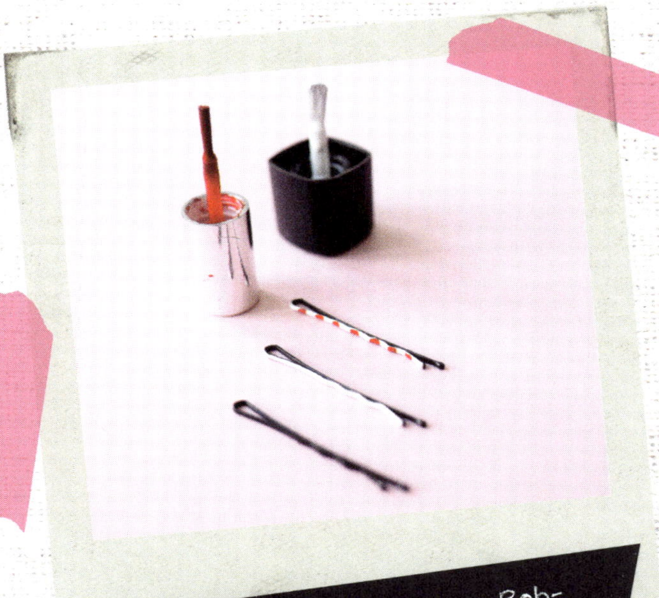

Gewusst? Die meisten verwenden Bobby-Pins verkehrt herum: Die gewellte Seite gehört an den Kopf (so hat die Haarklammer mehr Grip)!

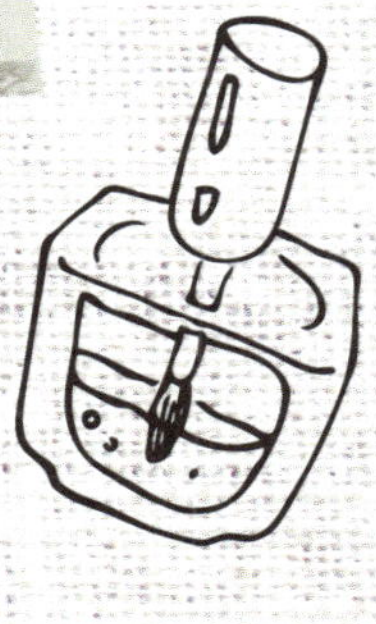

Glamour-Pumps

155

1 Pumps bekommen am Absatz schneller Blessuren als einem lieb ist. Doch du musst sie deshalb noch lange nicht wegwerfen …

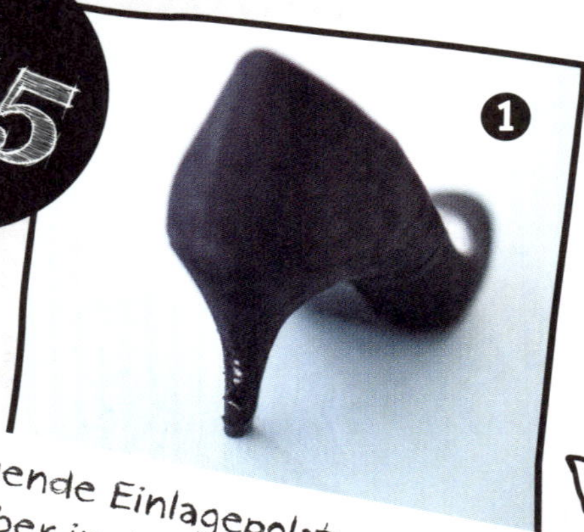

Rutschende Einlagepolster mit Sekundenkleber in den Highheels fixieren.

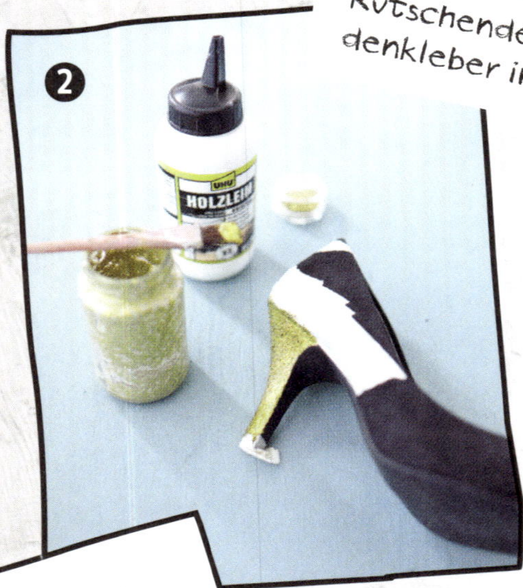

2 Klebe den Hacken mit Malerkreppband ab. Gib etwa 2 EL Holzleim in ein Glas und füge so viel Bastelglitter hinzu, bis die Masse über und über glitzert. Achte darauf, dass sie noch streichbar bleibt und nicht zu zäh wird. Dann bepinselst du die Absätze damit. Gut trocknen lassen.

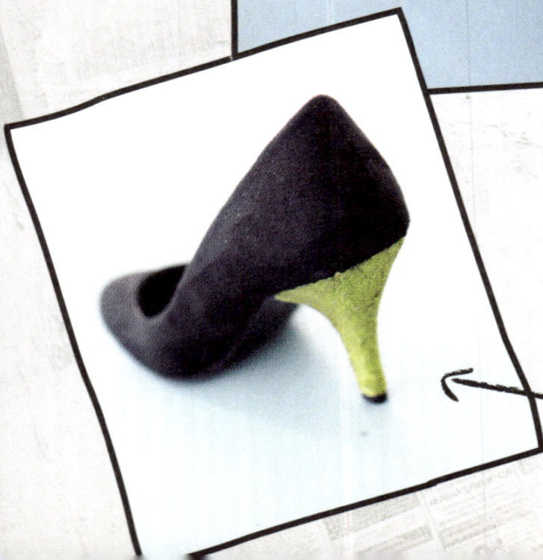

Zugegeben, die Glitzerabsätze werden auch nicht 100 Jahre halten, aber viele Partynächte lang. Und wenn wieder ein Kratzer im Absatz ist, besserst du ihn einfach mit deiner selbst gemachten Glitzerpaste aus.

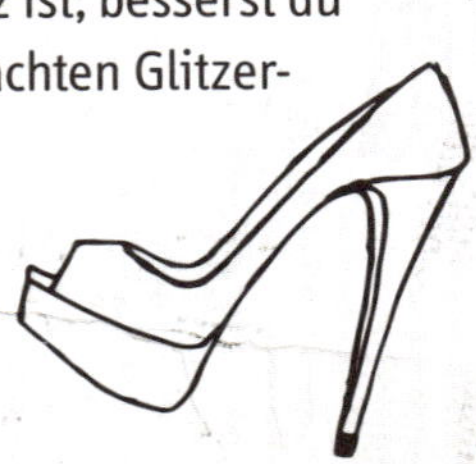

156 Schmuckkragen

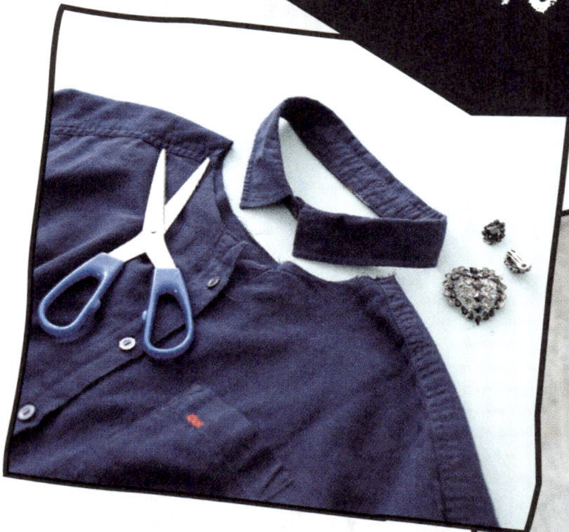

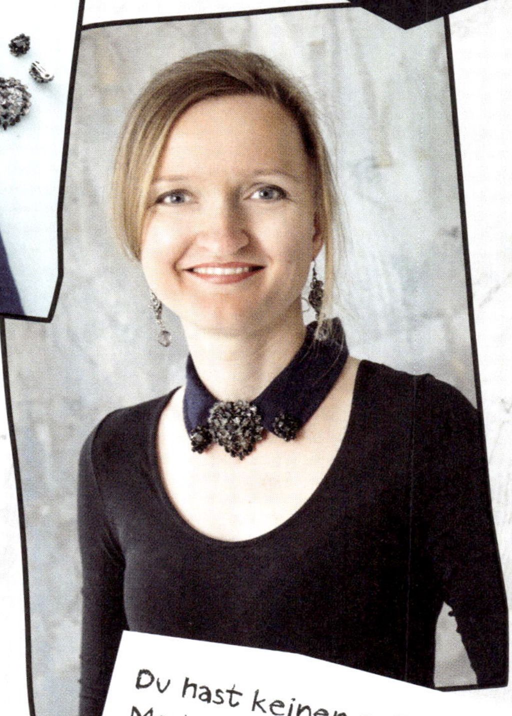

Schneide von einer Bluse den Kragen ab. Schneide dabei genau in der Naht, der Kragensteg mit dem obersten Knopf bleibt am Kragen. Probiere den Kragen an, er sollte sich wie ein Collier um deinen Hals schmiegen. Wenn du ihn enger machen musst, schneide ihn genau in der Mitte durch und nähe ihn in passender Länge rechts auf rechts wieder zusammen, die Naht soll später innen am Hals liegen.

Nun plünderst du deinen Blingbling-Vorrat: Broschen und Ohrclips – je glitzernder, desto besser – sind besonders geeignet. Verziere den Kragen mit den Schmuckstücken.

Du hast keinen auffälligen Modeschmuck und hast auch auf dem Flohmarkt nichts gefunden? **Nähe** oder klebe (mit Textilkleber) Strasssteine auf!

157

Blitz-Bolero

Lege den Schal mit der kurzen Seite vor dich hin und knote die beiden Zipfel zusammen, sodass ein Loch entsteht. Mache dasselbe am anderen Ende des Schals. Durch die Löcher steckst du deine Arme – fertig ist das leichteste Jäckchen der Welt.

Noch eine Idee ohne Nähen: Aus einem quadratischen Tuch kannst du eine stylische Bag knoten. Wie das geht, erfährst du auf Seite 284.

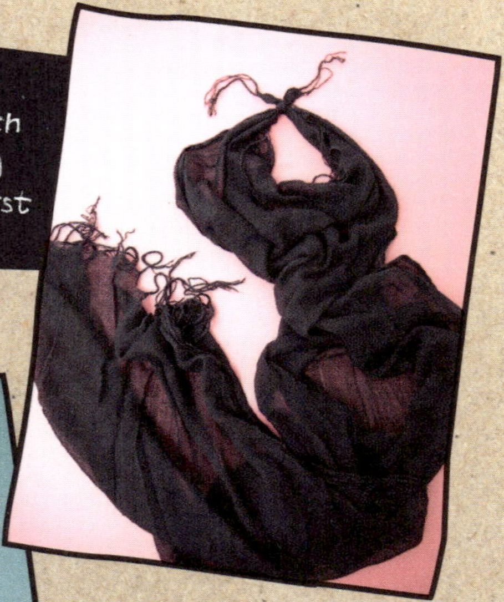

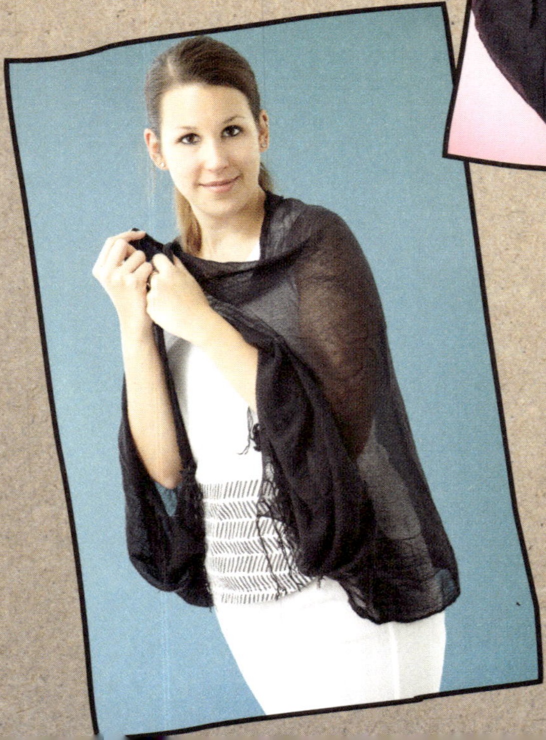

158

Witzige Wäscheklammern

Alles, was du für diese Ohrringe brauchst, sind zwei kleine Wäscheklammern, zwei Ohrhaken (aus dem Bastelgeschäft oder Internet) und zwei nicht zu kleine Perlen. Zerlege die Wäscheklammern, du brauchst nur die Metallspiralen in der Mitte. Biege die Enden leicht auseinander, sodass du eine Perle dazwischenfädeln kannst. Die Ohrhaken in der Spirale festhaken – voilà.

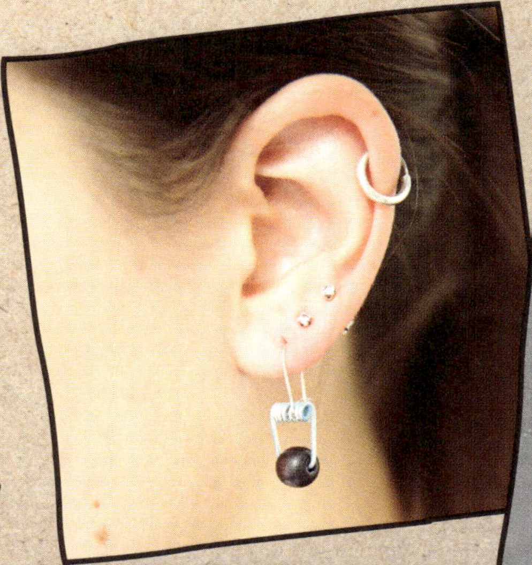

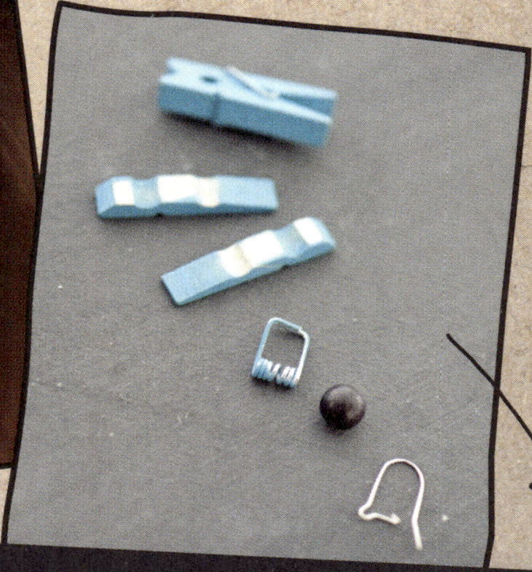

Am originellsten sehen Spiralen von bunten Mini-Wäscheklammern aus. Diese Klammern findest du im Supermarkt beim Geschenkpapier und in Dekoläden. Auch Kettenanhänger kannst du auf dieselbe Weise gestalten; durch die Spirale kannst du ein dünnes Lederband ziehen.

Knopf an Knopf

159

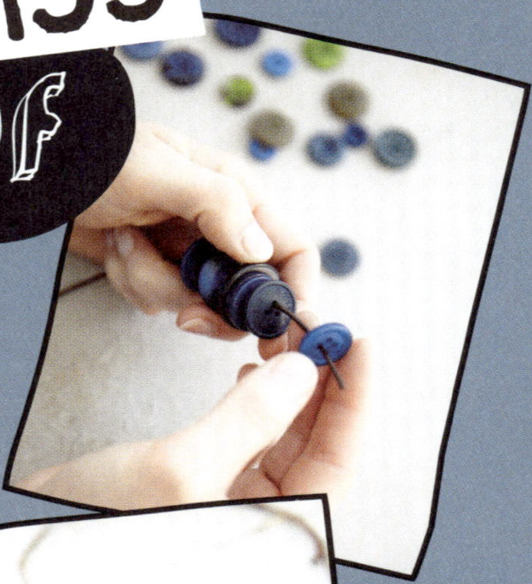

Schmuck für Individualisten: Fädele deine schönsten Knöpfe dicht an dicht auf ein Band. Es gibt zwei Varianten:

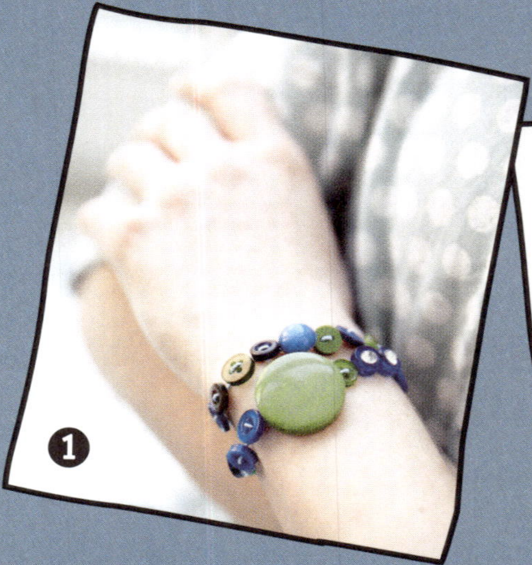

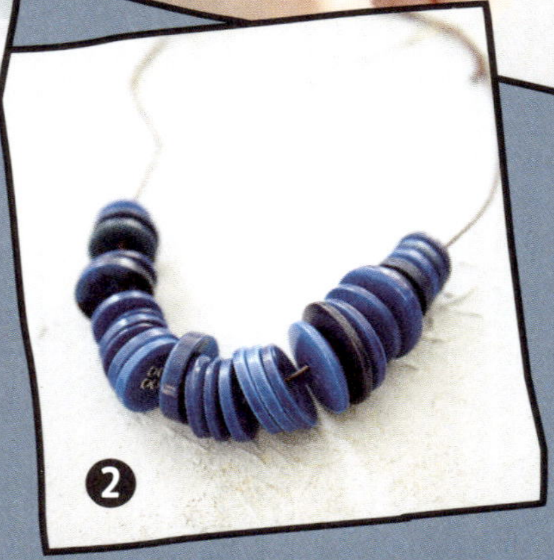

1 Bei diesem Armband liegen die Knöpfe flach nebeneinander. Fädele das Band durch ein Loch im Knopf hindurch und durch das andere Loch zurück. Verwende elastisches Gummi-Garn, verknote die Enden.

2 Für die Statementkette werden die Knöpfe quer auf ein Lederband gezogen, indem das Band nur durch jeweils ein Loch eines Knopfes gefädelt wird. Wie du einen verstellbaren Verschluss knotest, erfährst du auf der rechten Seite.

Verstellbarer Verschluss

160

Durch diese spezielle Knotentechnik bleibt dein Lederband für Kette, Armband & Co. verstellbar: Mache mit einem Ende des Bandes einen Knoten, der das zweite Bandende nur umschlingt, dieses aber nicht mit verknotet. Ziehe dieses zweite Bandende ein Stück länger und forme damit einen Knoten, der wiederum das erste Bandende kurz vor dem ersten Knoten umschlingt.

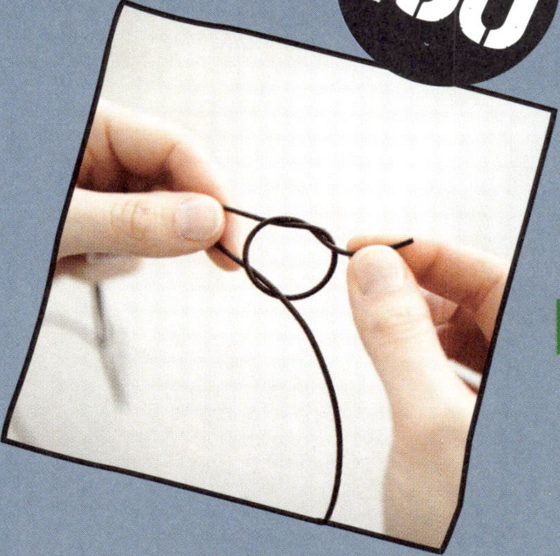

Wenn du statt einfacher Knoten Doppelknoten, also zwei Knoten übereinander, machst, wird der Verschluss noch stabiler; flexibel bleibt er aber trotzdem.

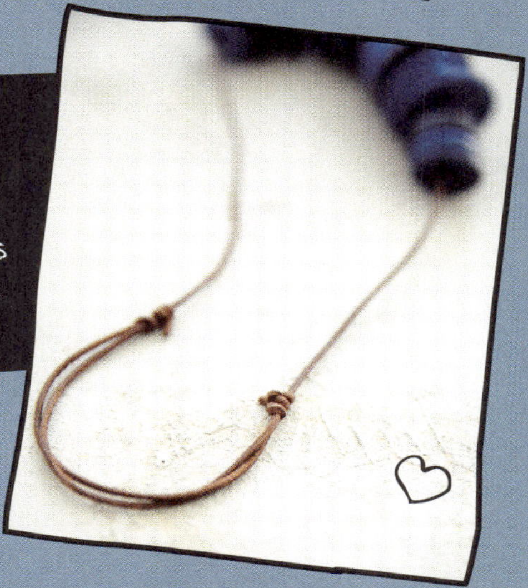

161

WIE RUM?

Bei großen und ausdrucksstarken Kettenanhängern hängt die Wirkung davon ab, wie du den Anhänger aufs Band fädelst.

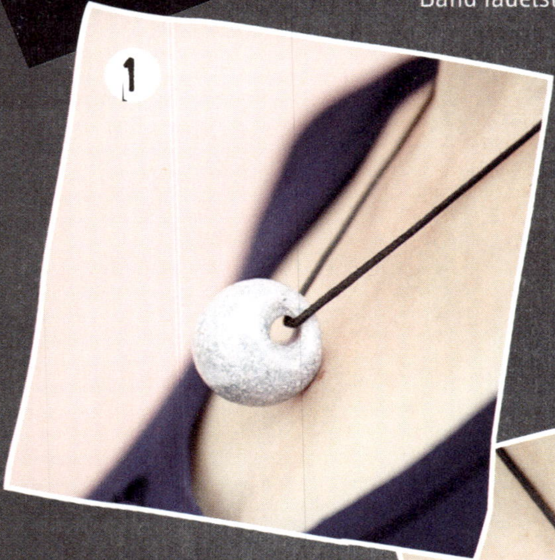

1 Hier wurde das Band gerade durchs Loch gefädelt. Der Stein steht seitlich.

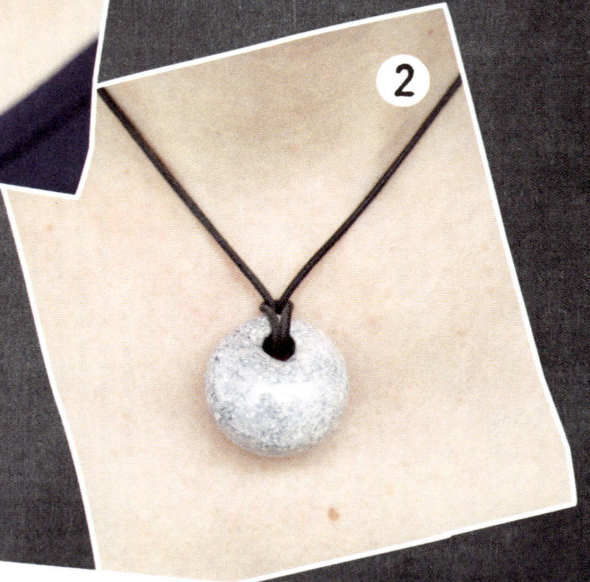

2 Wenn du das Band doppelt legst und die dadurch entstandene Schlaufe in der Bandmitte durch das Loch des Anhängers und die beiden Bandenden dann durch diese Schlaufe fädelst, dreht sich der Anhänger um 90 °. Er zeigt nun frontal nach vorn.

Bei der zweiten Variante wird das Band automatisch etwas kürzer – eine Überlegung, falls du eine Kette kürzer tragen, sie aber nicht abschneiden magst.

162 Jeans-ohrringe

Diese süßen Herzen kannst du aus einer alten Jeans ausschneiden. Suche dir eine interessante Stelle aus, z. B. den Bereich der Seitennaht, und schnippele drauflos. Wer mag, benutzt eine selbst gemachte Schablone aus Papier. Zum Schluss Ohrhaken mit festem Garn annähen.

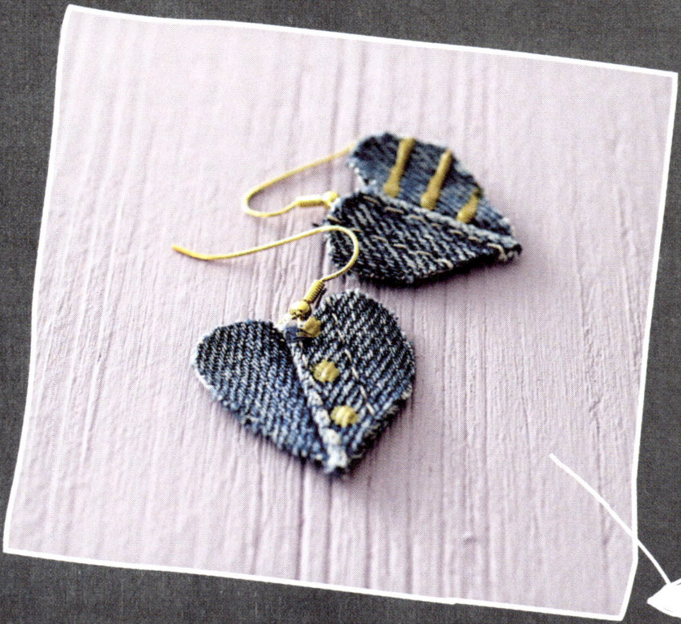

Die Verzierungen wurden mit pastoser Textilfarbe aufgebracht. Es ist dieselbe Farbe, mit der die Schuhe auf Seite 103 verschönert wurden.

163 Papierperlen

Du brauchst dickeres farbig bedrucktes Papier (z. B. von Zeitschriftencovern oder Werbebroschüren), ein Schaschlikstäbchen, Klarlack, Pinsel und eine Schere.

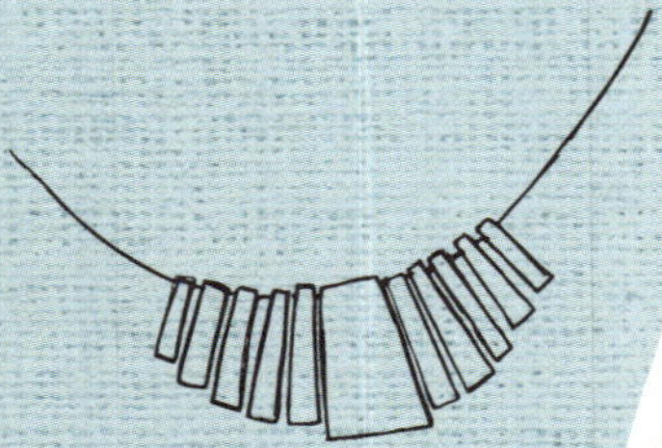

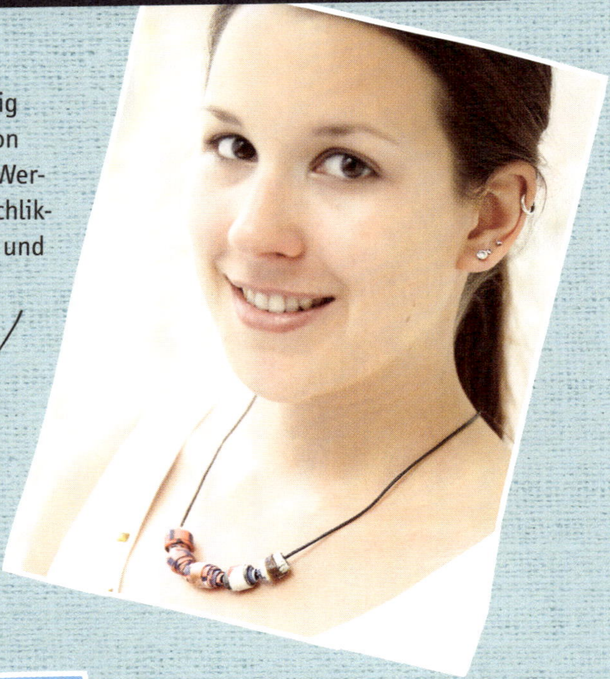

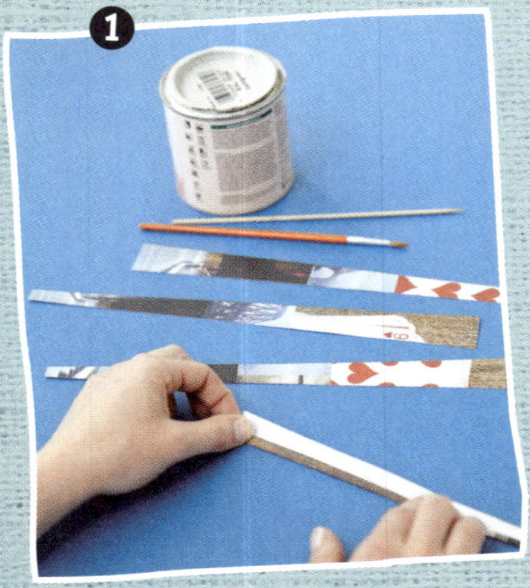

1 Schneide aus dem Papier zuerst lange, konisch zulaufende Streifen zu – im Grunde seeeehr lang gezogene Dreiecke, denen die untere Spitze gekappt wurde. Falte diese Dreiecke jeweils der Länge nach, klappe sie auf und falte dann jeweils die beiden langen Seiten bis zur Bruchkante – die schöne, bedruckte Seite liegt dabei außen.

2 Rolle den so vorbereiteten Streifen nun über das Schaschlikstäbchen; beginne mit dem breiteren Ende. Du kannst die Streifen zuvor einmal über die Tischkante ziehen, dann geht das Rollen leichter.

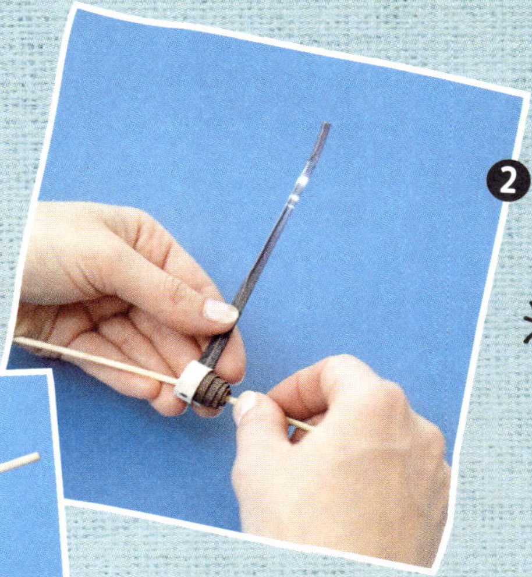

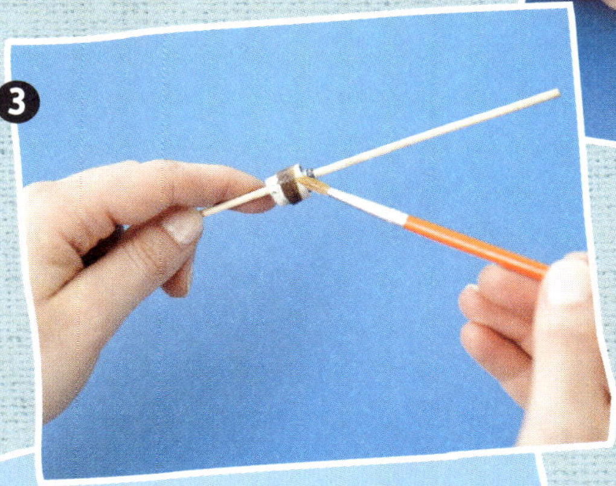

3 Bepinsele Anfang und Ende der Perle mit Klarlack. Zum Schluss die Perle von außen mit Lack versiegeln. Achte darauf, dass möglichst kein Lack auf das Schaschlikstäbchen gelangt, damit die Perle nicht festklebt. Trocknen lassen und vom Stäbchen streifen.

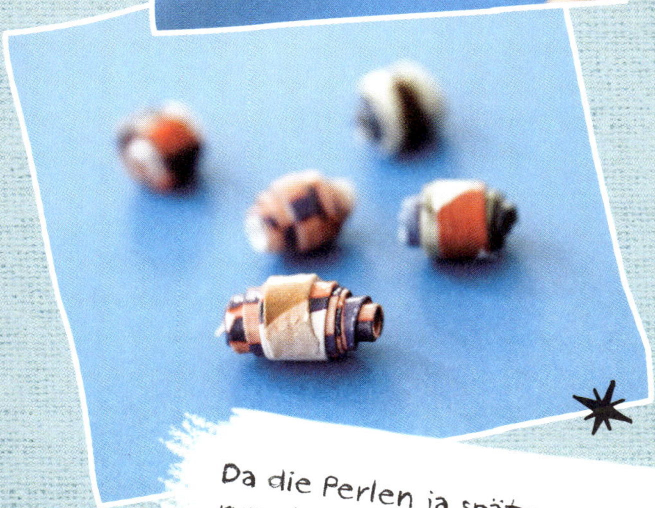

Da die Perlen ja später mit deiner Haut in Berührung kommen, nimmst du am besten speichelechten Klarlack mit der Zulassung für Kinderspielzeug. Den gibt's in jedem Baumarkt.

DER 30-SEKUNDEN-KRAWATTENKNOTEN

164

Lege die Krawatte wie abgebildet auf einen Tisch.

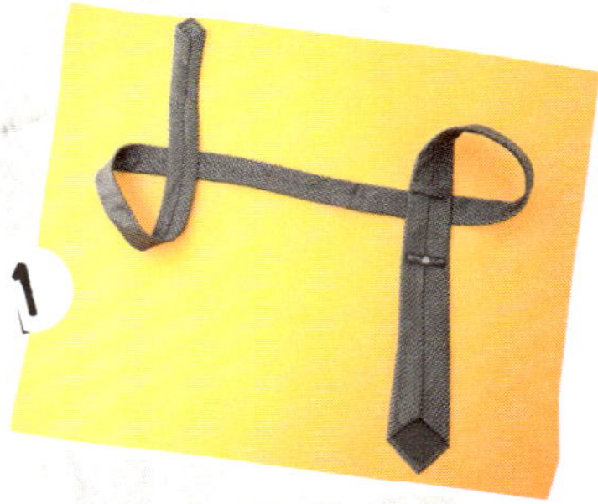

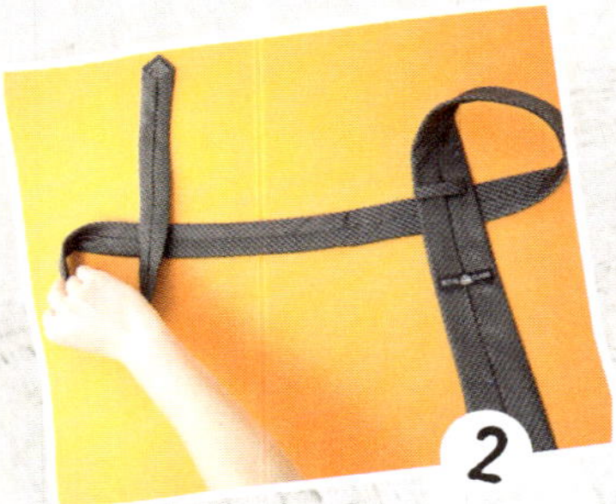

Greife die linke Schlaufe mit deiner rechten Hand ...

... und drehe die Schlaufe einmal um 360 ° nach rechts.

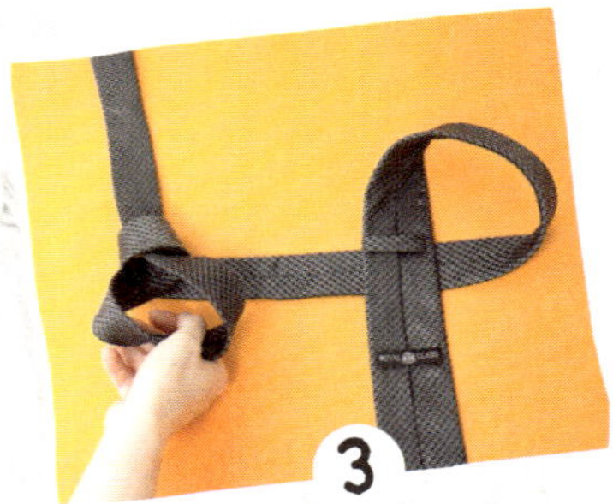

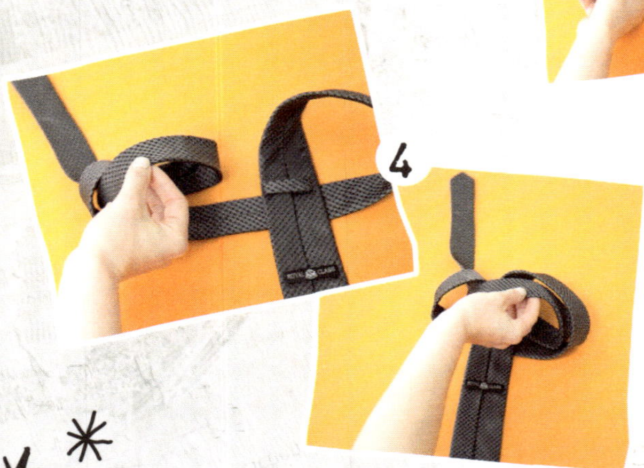

Lege diese Schlaufe dann in die andere Schlaufe hinein.

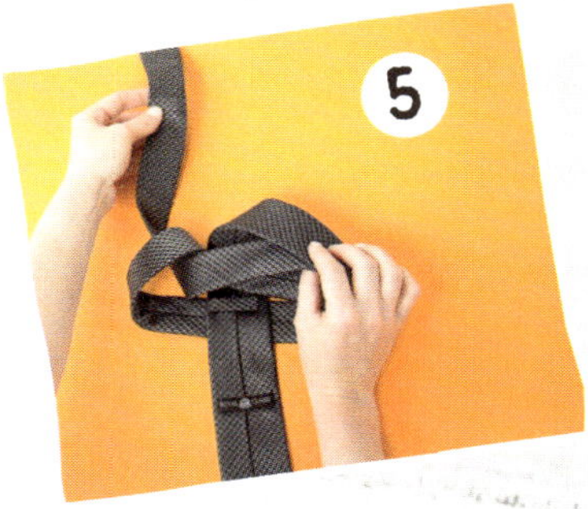

Halte die beiden Schlaufen fest, nimm das schmale Ende der Krawatte …

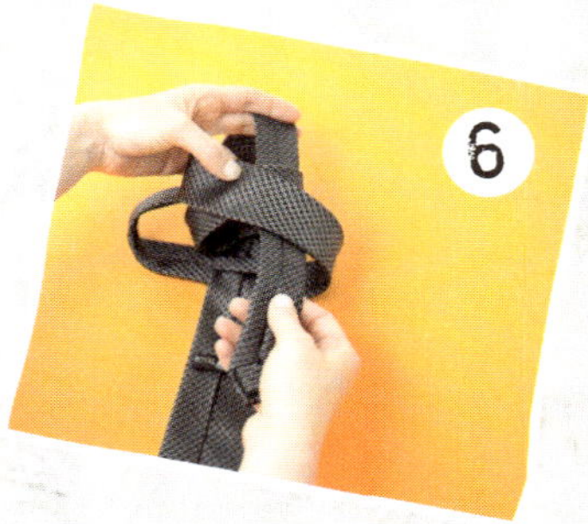

… und stecke es von oben durch beide Schlaufen hindurch. Halte dabei mit der linken Hand das kurze Ende noch leicht fest, damit du dir besser merkst, welches Stück der Krawatte zum kurzen Ende gehört – du brauchst es im nächsten Schritt.

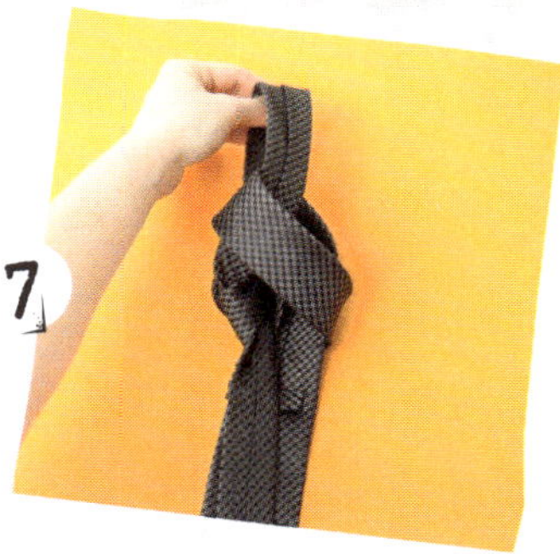

Lege beide Krawattenenden übereinander und halte sie mit der rechten Hand fest, dann ziehst du mit der linken Hand an dem Stück, das du im vorherigen Schritt festgehalten hast. Dabei zieht sich der Krawattenknoten zusammen …

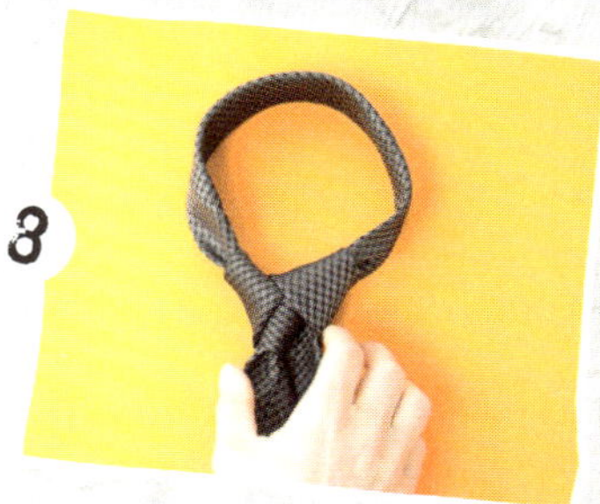

… und liegt nun mit der Unterseite nach oben vor dir.

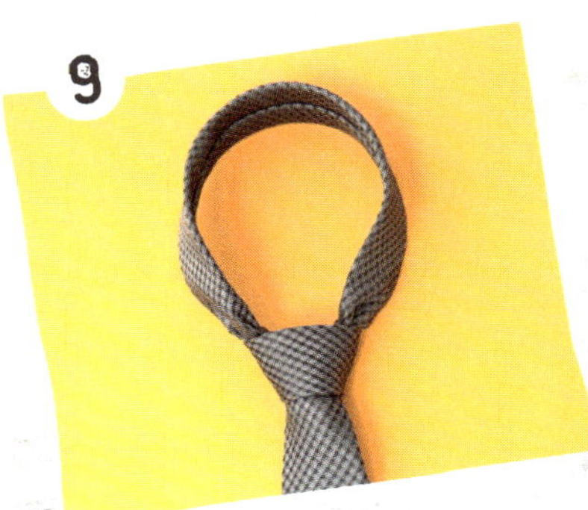

Krawatte umdrehen – fertig.

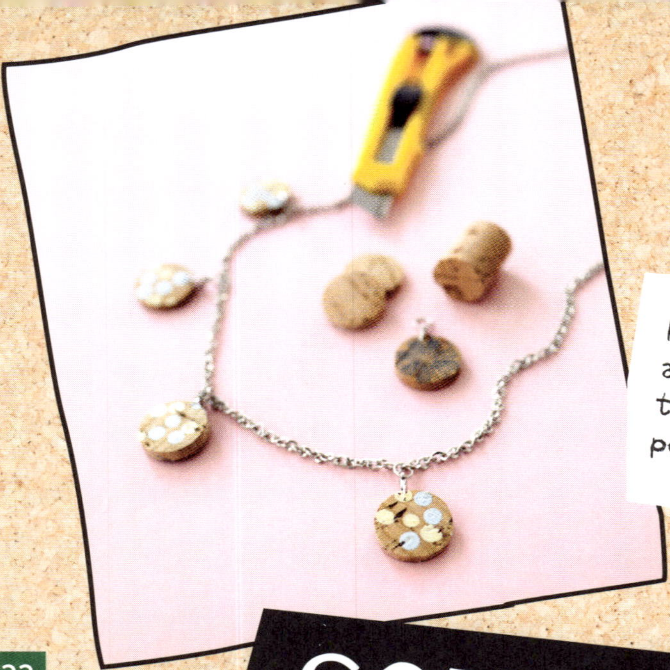

Halskette einfach mal als Hippie-Kopfschmuck tragen oder als klimperndes Fußkettchen.

165 SCHMUCKER WEIN

Mache dir Anhänger für Ketten, Bettelarmbänder oder Ohrringe einfach selbst! Schneide Scheiben von Korken ab und gestalte sie nach Lust und Laune: Du kannst sie mit Acrylfarbe oder Nagellack bemalen oder mit Serviettentechnik verzieren. Zum Aufhängen stichst du noch Schmuck-Karabinerhaken oder kleine Metallringe aus dem Bastelgeschäft hindurch.

So geht Serviettentechnik: Löse die obere bedruckte Lage einer schönen Serviette ab, bestreiche die Korkscheibe mit Klarlack und lege die Serviette auf. Nochmal mit Klarlack drüberpinseln, trocknen lassen.

Schmuck für Durstige

166

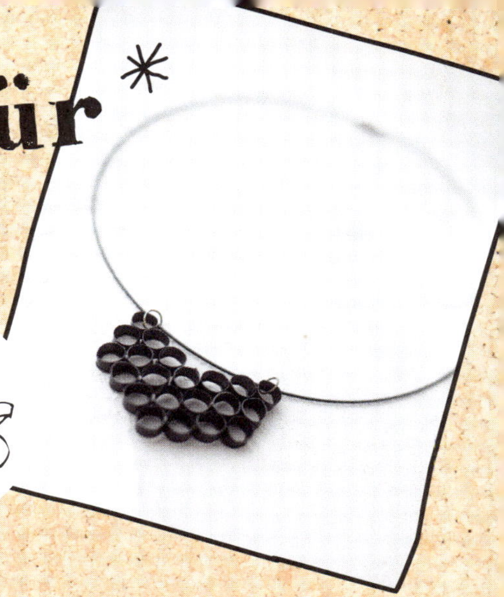

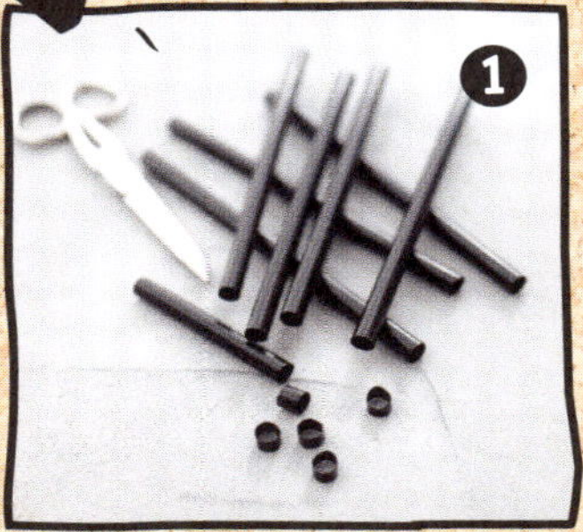

1 Schneide Trinkhalme in etwa 5 mm breite Stücke.

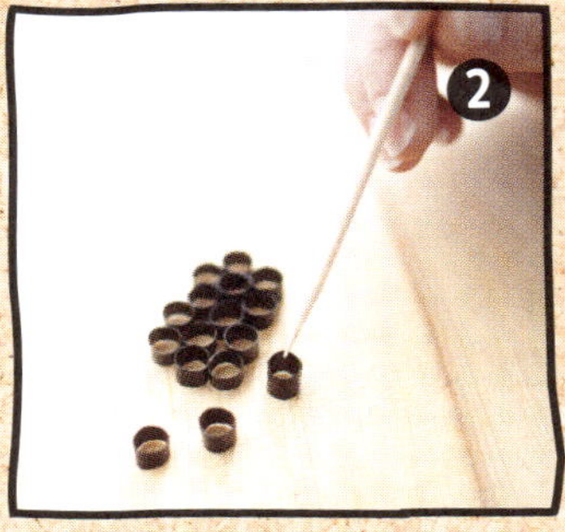

2 Stelle die Abschnitte auf und ordne sie dicht an dicht auf einem festen, hitzeunempfindlichen Untergrund an, z. B. auf einem Küchenbrett aus Holz. Ein Schaschlikstäbchen hilft beim Anordnen.

Das Bügelperlenprinzip

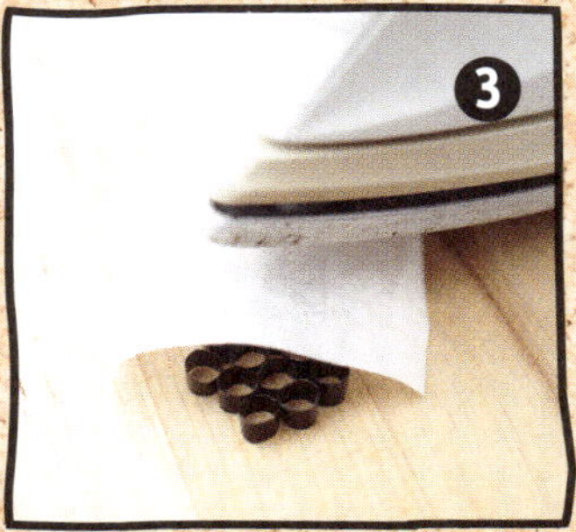

3 Lege ein Stück Backpapier vorsichtig darüber und halte das Bügeleisen zunächst für ca. 5 Sekunden waagerecht darauf. Die Trinkhalmperlen dürfen dabei nicht umkippen oder sich verschieben. Prüfe, ob die Perlen schon ausreichend aneinander haften. Falls nicht, noch einmal ein paar Sekunden zum Bügeleisen greifen. Auskühlen lassen.

Party-SOS

Halstuch frech ins Haar knoten, die untersten drei Knöpfe der Bürobluse öffnen und entweder auf der Hüfte oder direkt in der Taille verknoten – fertig ist die **Last-Minute-Party-Queen**.

Ruckzuck partyfein: Langweiligen Bürodress an? **Skinny Jeans** umkrempeln, **High-Heels** dazu und knalligen **Lippenstift** auftragen – auf zur **After-Work-Party**!

Trägertop an, und der BH-Träger wandert über die Schultern? Beide Träger hinten durch eine **Büroklammer** fädeln!

Stiefeletten werden lässiger, wenn du das **Sockenbündchen** oben herausblitzen lässt. Schon sehen die Treter gut zu kurzen Röcken oder Boyfriend-Jeans aus.

Trick 17-Kombi: Sommerkleid mit **Jeansjacke** und **Fellwestchen** darüber, alles mit einem schicken **Gürtel** kombinieren – sehr cool!

Washi-Tape in (Fuß-)Nagelform zuschneiden, aufkleben und mit **Klarlack** überpinseln – fertig ist der **Gartenfest-Look**!

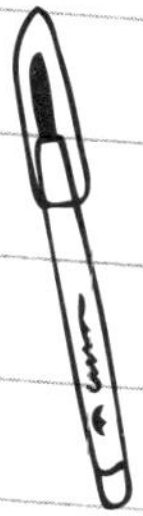

Aha!

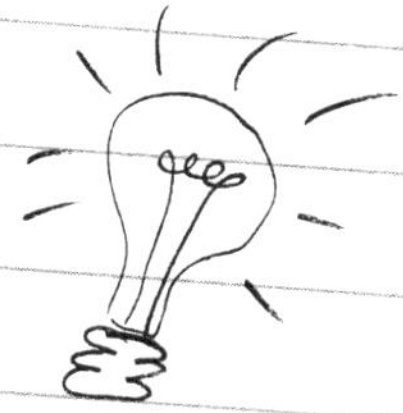

Das perfekte Abend-Make-up mit allem Pipapo geht so:

1. Tagespflege auftragen und 10 Minuten einziehen lassen – Hals und Dekolleté nicht vergessen!
2. Primer, eine Grundierung für die Foundation, sorgt für deren guten Halt.
3. Foundation (Make-up) im Hautton gleicht Unebenheiten und Farbunterschiede der Haut aus und dient zum ersten Abdecken von Unreinheiten.
4. Concealer: Augenringe und Pickel nochmal gezielt abdecken. Für Könner: Contouring (siehe Seite 31, bei der Verwendung von pudrigen Contouring-Produkten das Gesicht zuvor abpudern), Übergänge perfekt verblenden. Manche Beauty-Queens benutzen erst Concealer, dann Foundation – probiere es einfach aus!
5. Puder zum Fixieren, immer von oben nach unten auftragen, damit es nicht an den Gesichtshärchen hängen bleibt und dich wie mit Mehl bestäubt aussehen lässt.
6. Augen-Make-up: Augenlider grundieren, Lidschatten auftragen (hellere Farbe auf gesamtem beweglichen Lid, dunklerer Farbton in Lidfalte), Lidstrich oben und (wer mag) unten ziehen und Wimpern tuschen.
7. Augenbrauen-Tuning (Seite 18).
8. Rouge für den Frischekick setzen.
9. Lippen perfekt schminken (siehe Seite 10).

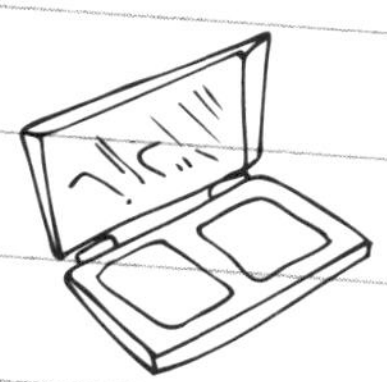

Ändern & Aufpeppen

Hilfe beim Hosen-
kürzen: Hosenbein
umschlagen, mit
Haarnadeln fest-
stecken und
nähen.

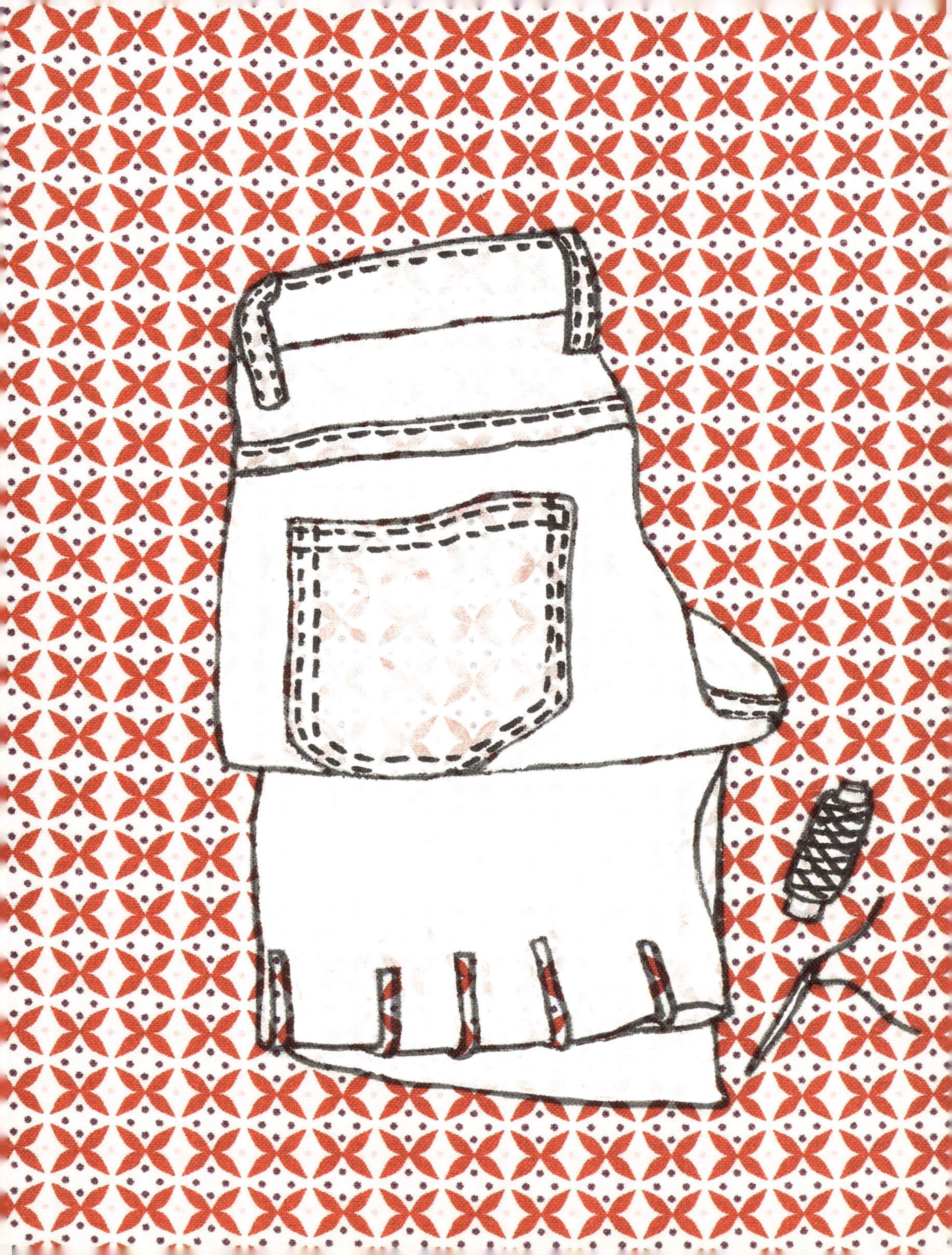

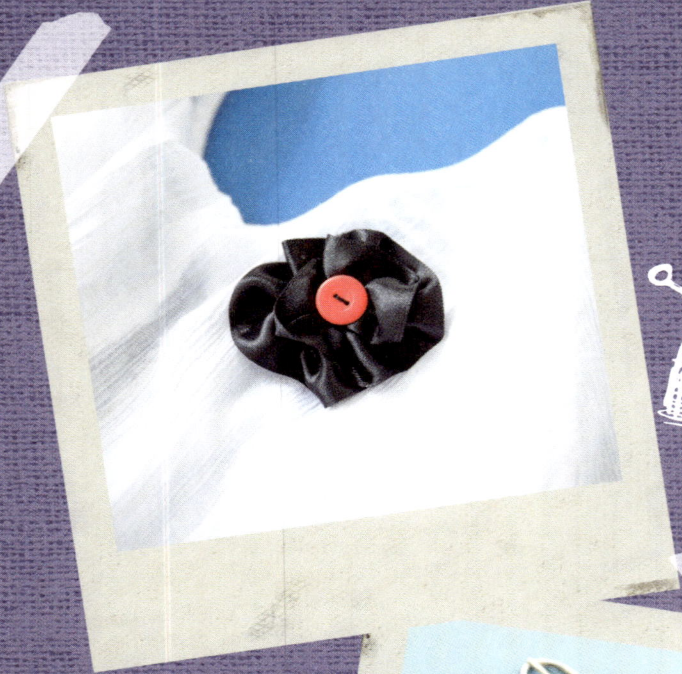

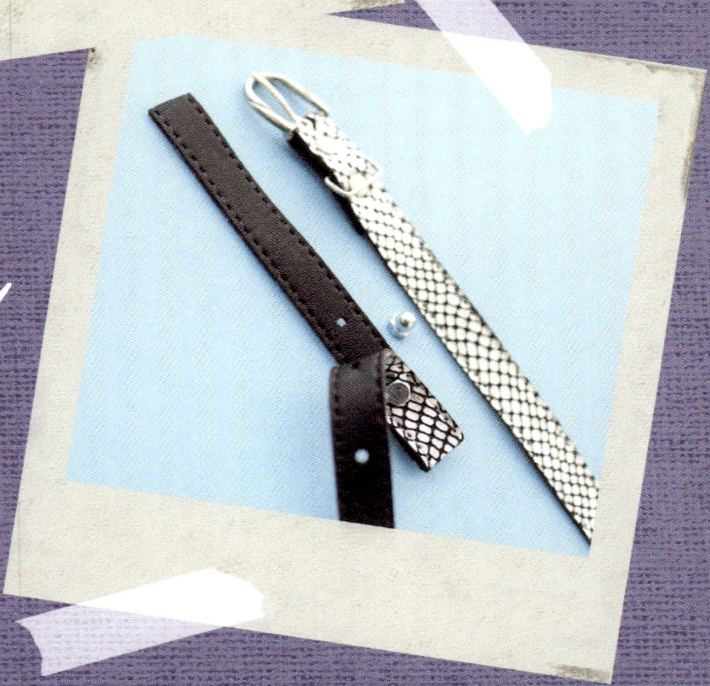

Hose zu lang, Saum kaputt, Shirt zu langweilig? Auch nähunerfahrene Kreative können Minireparaturen und kleine Upcycling-Projekte starten. Und dafür musst du keine Großbestellung im Kurzwaren-Onlineshop aufgeben, denn auch beim Klamottenaufpeppen wird gehackt, was das Zeug hält. Bei manchen DIYs wird noch nicht mal genäht, sondern nur gebügelt, geschnitten, geflochten oder geknotet. Los geht's – aus „lame" wird „stylish"!

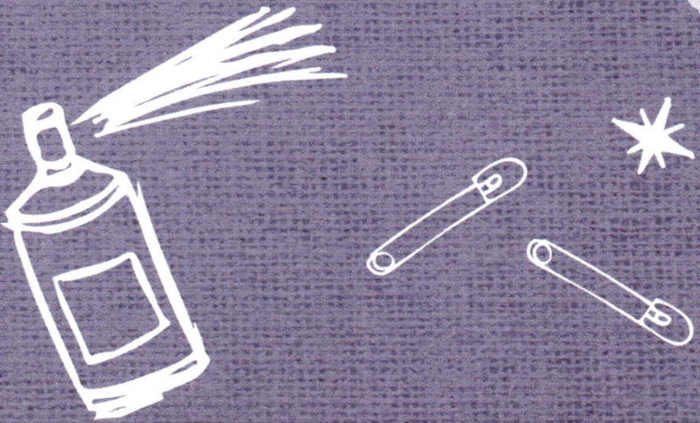

167 Zickiger Zipper

Der Reißverschluss verhakt sich dauernd? Panik, die Hose nie wieder verlassen zu können? Reibe den Reißverschluss mit einem Stück Seife ein.

Nach dem Waschen gegebenenfalls wiederholen.

Weder Seife noch Kerzen im Haus? Graphit von einem weichen Bleistift geht auch!

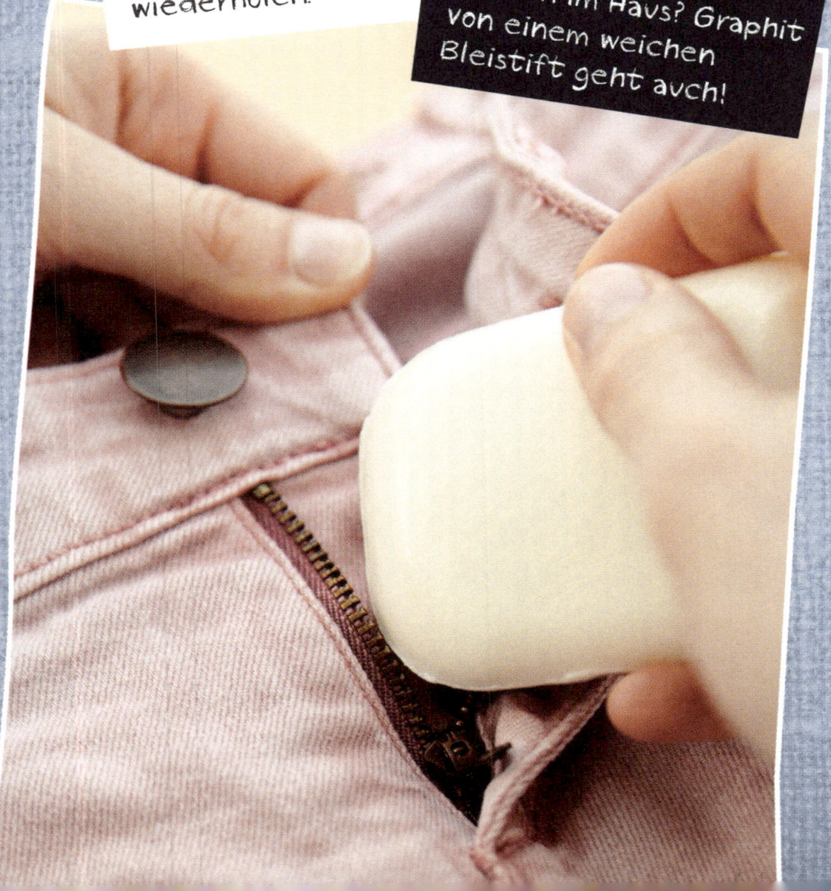

ZIPPER-ZICKE NR. 2

168

Falls der Seifentrick nichts für dich ist, z. B. weil du nur Flüssigseife im Haus hast, tut es auch eine Kerze. Einfach damit über die Zähnchen des schwergängigen Reißverschlusses fahren. – Ein Teelicht geht natürlich auch.

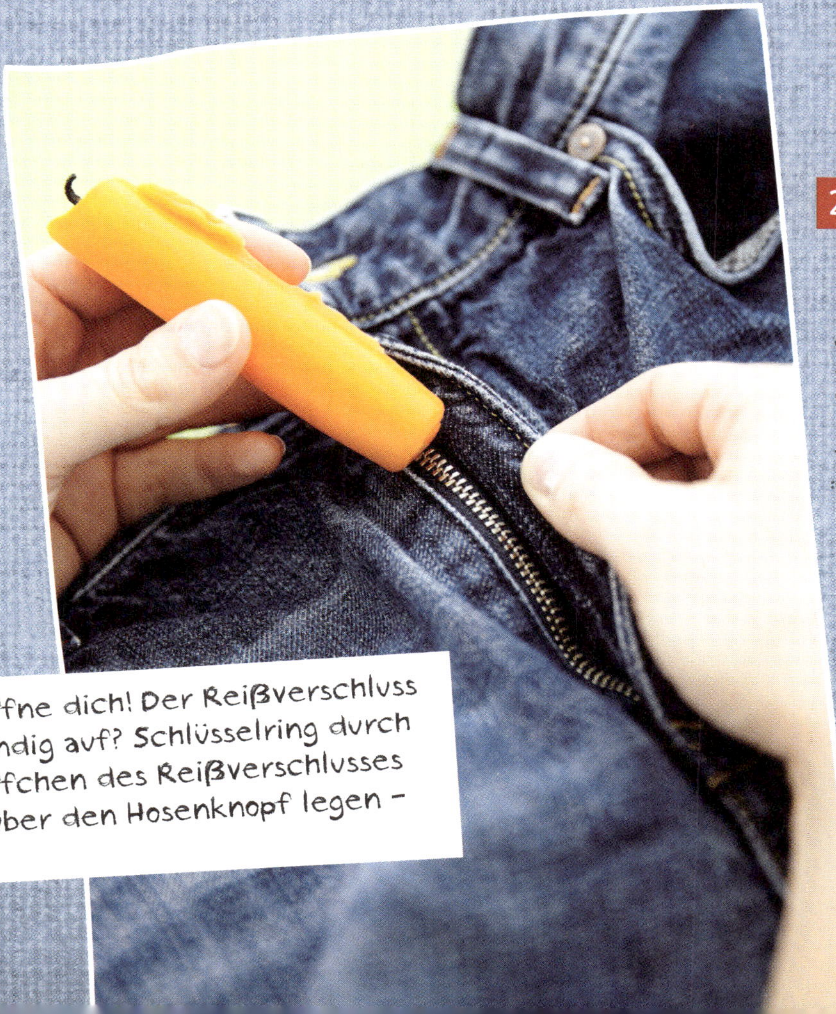

Sesam, öffne dich! Der Reißverschluss geht ständig auf? Schlüsselring durch das Schiffchen des Reißverschlusses ziehen, über den Hosenknopf legen – hält!

169 SEIFENKREIDE

Schneiderkreide ist ein praktisches Utensil beim Nähen. Wer nur ab und zu zur Nadel greift, also nur mal Hosen kürzt etc., braucht aber nicht unbedingt Schneiderkreide: Mit einem Stück heller Seife kannst du genauso gut Markierungen auf Stoff zeichnen. Sie verschwinden beim Waschen.

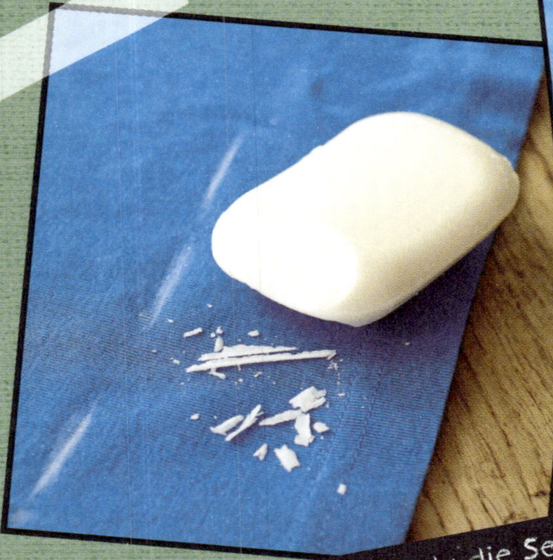

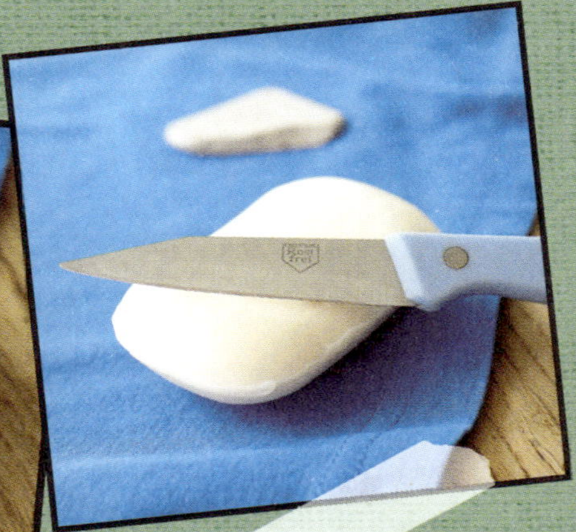

Wenn du die Seife mit einem Messer anspitzt, kannst du präziser zeichnen.

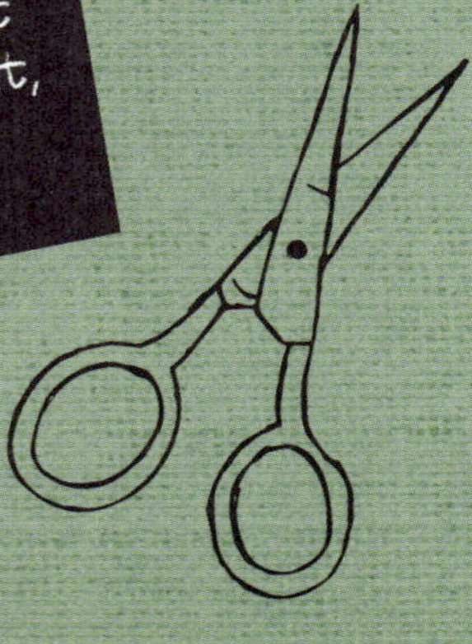

GUMMIZUG 170

Statt mit einer Einziehhilfe aus dem Kurzwarengeschäft kannst du ein Gummiband ganz einfach mit einer Sicherheitsnadel in den Nahttunnel einziehen.

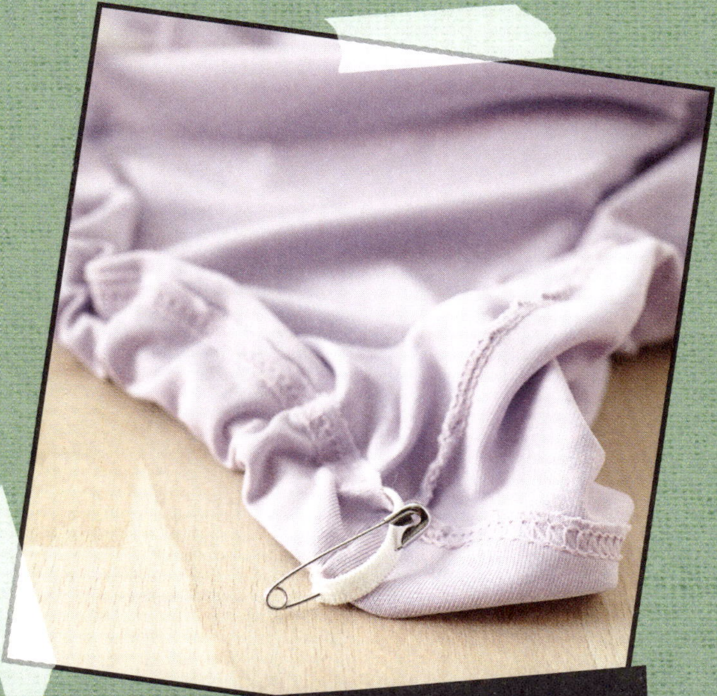

Auf Seite 251 findest du übrigens ein selbst gemachtes elastisches Band, das du für viele Zwecke verwenden kannst. Auch hier hilft eine Sicherheitsnadel beim Einziehen.

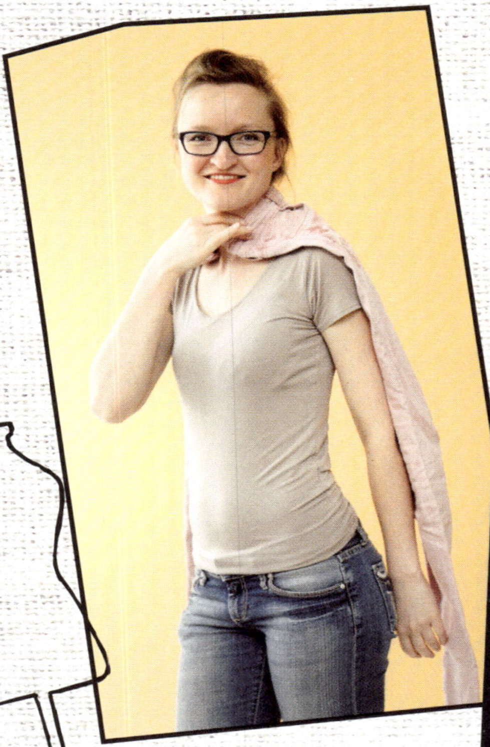

Das gilt nicht für Schwangere oder Menschen mit sehr ungewöhnlichen Körperproportionen. Am besten, du testet das zuhause einmal mit einer Hose, die dir gut passt. Bei den allermeisten Menschen funktioniert diese Methode (sehr nützlich auch beim Kauf von Unterhosen!).

Passt wie angegossen! 171

Wenn du wissen möchtest, ob dir eine Hose passt, und du keine Lust hast, an der Umkleidekabine anzustehen, halte dir den zugeknöpften Hosenbund um den Hals. Wenn er genau herum reicht, passt die Hose.

Einfädelhilfe 172

Der Faden ist lappig, das Nadelöhr ist klein ... und dennoch muss das eine ins andere. Sprühe Haarspray auf den Faden und du kannst ihn leichter einfädeln!

Hilft auch oft: Fadenende neu abschneiden oder (bei großem Öhr) Faden doppelt legen, dadurch ist er stabiler.

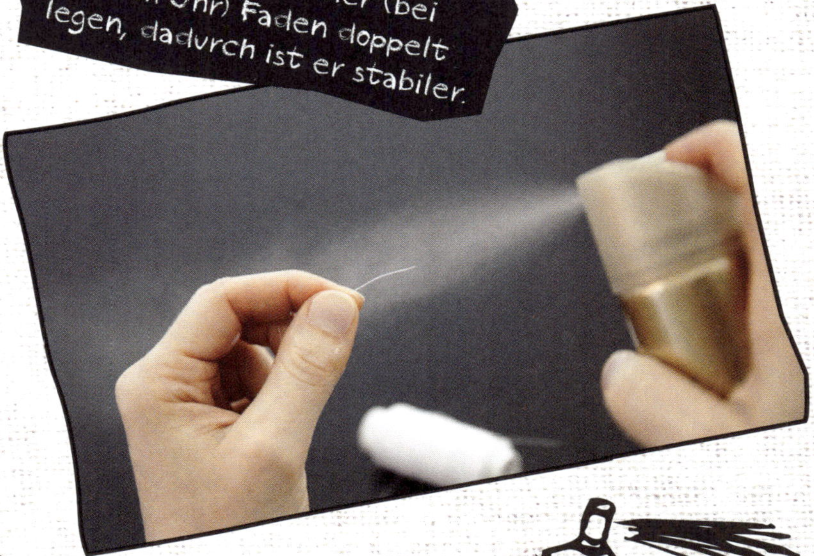

Geht auch: Fadenende in Nagellack tauchen, abstreifen, kurz warten, einfädeln.

173 Stoff-Stabilisator

Feiner Stoff neigt beim Nähen mit der Nähmaschine dazu, wegzurutschen. Damit das nicht passiert, legst du ein Stück Pergament- oder Backpapier auf den Stoff und nähst darüber.

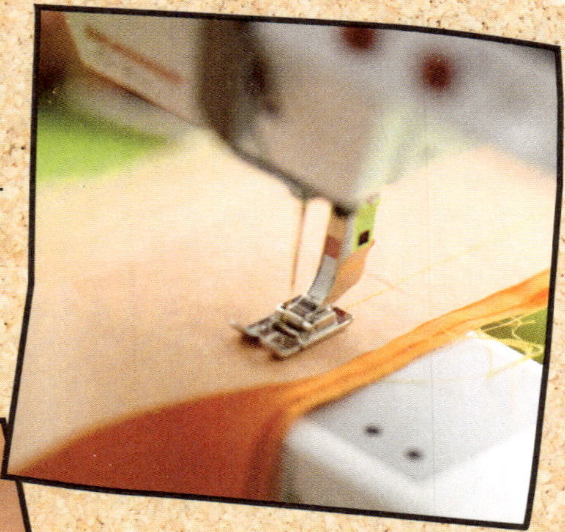

Zum Schluss das Papier an der Naht aufreißen und wegwerfen.

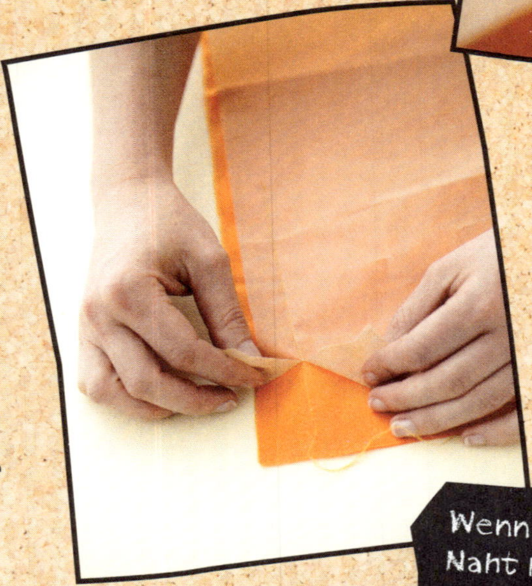

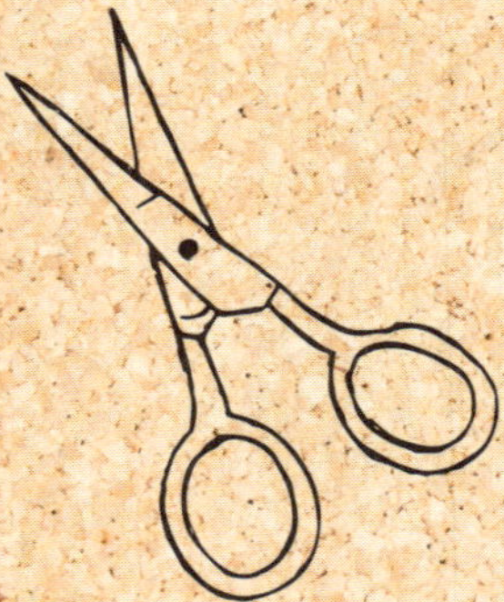

Wenn du nur am Anfang jeder Naht Probleme hast, genügen auch kleine Papierquadrate, die du über den Anfang legst.

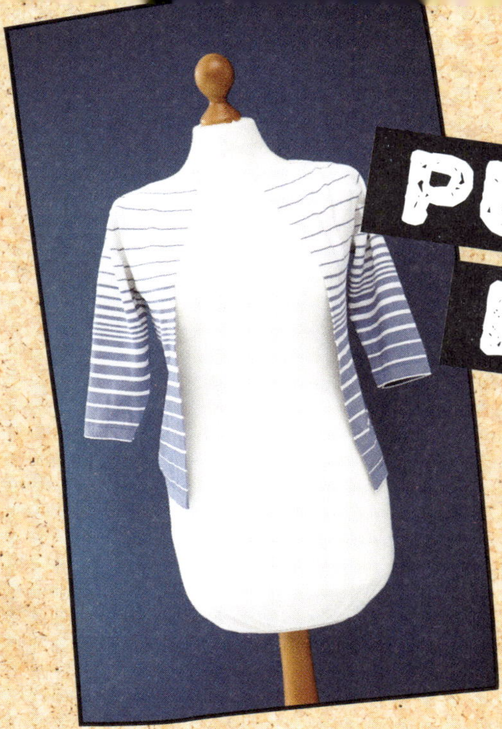

174 PULLI-EVOLUTION

Aus einem Pulli wird ein Cardigan: Schneide das Vorderteil des Pullovers mittig auseinander. Bügle die beiden Schnittkanten schmal nach innen und bügle ein Saumband ein (siehe Seite 242).

Wer etwas Upcycling-Erfahrung hat, kann noch einen Verschluss anbringen: Nähe kurz unter dem Halsausschnitt ans linke Vorderteil einen Knopf, ans rechte eine Schlaufe aus Kordel.

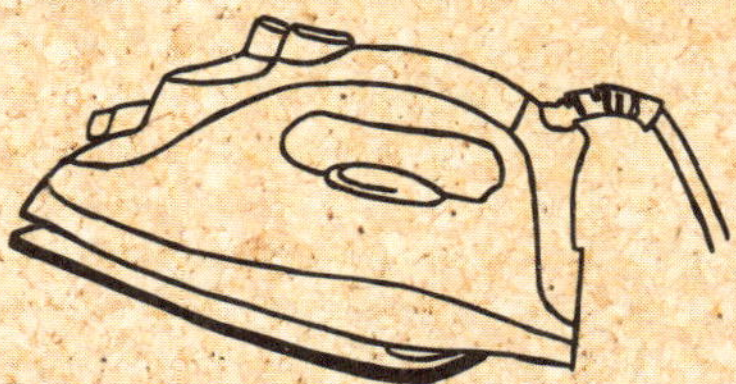

Knöpfe und richtige Knopflöcher passen nicht, da sich in diesem Fall die beiden Vorderteile beim Zuknöpfen überlappen müssten. Das gibt der ehemalige Pulli aber nicht her.

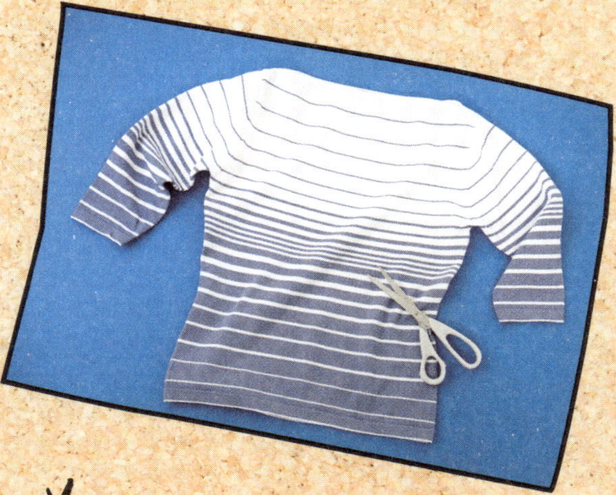

GÜRTEL-UPCYCLING

175

1 Du brauchst einen alten Gürtel, ein Druckknopfset (bestehend aus Knopfober- und -unterteilen und einem Plastikwerkzeug), Hammer und Schere.

Schneide den Gürtel zuerst in passende Stücke: die gewünschte Länge des Armbands plus ca. 1 cm für den Verschluss. Abschnittauswahl: Die Löcher beispielsweise, wenn sie wie hier mit Nieten umlegt sind, können später ein toller Blickfang an deinem Armband sein.

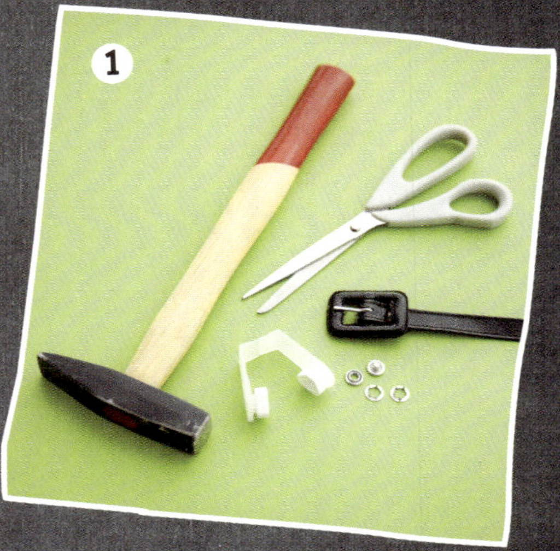

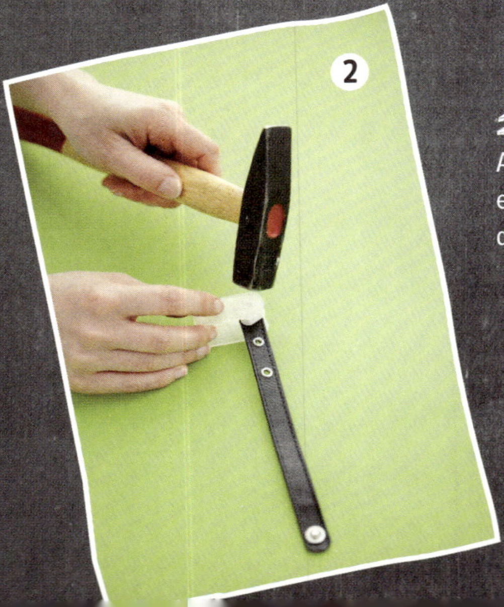

2 Hämmere an beiden Enden des Armbands je eine Druckknopfhälfte ein. Wie das genau geht, steht auf der Packung des Druckknopfsets.

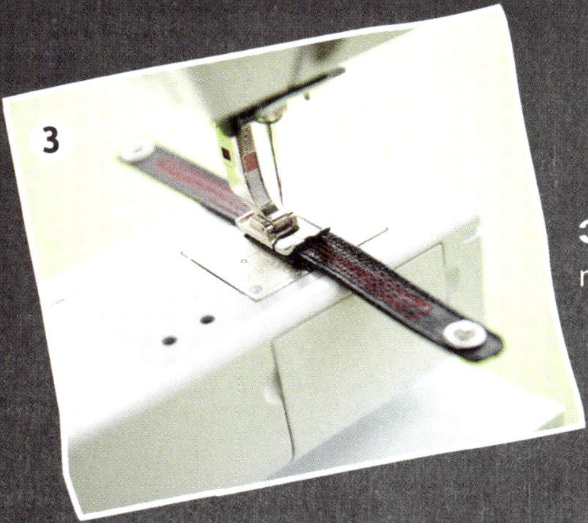

3 Wer mag, näht mit der Nähmaschine noch bunte Ziernähte auf.

Du kannst auf diese Weise auch Männerarmbänder aus breiten Ledergürteln machen. Bei sehr breiten Modellen musst du eventuell zwei Druckknöpfe einnieten.

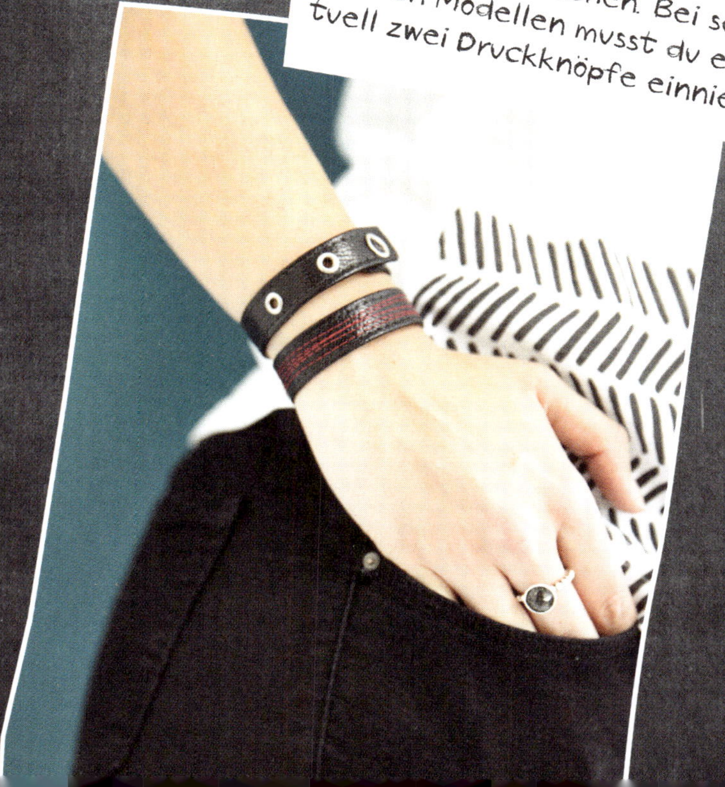

Cut-out-Shirt

176

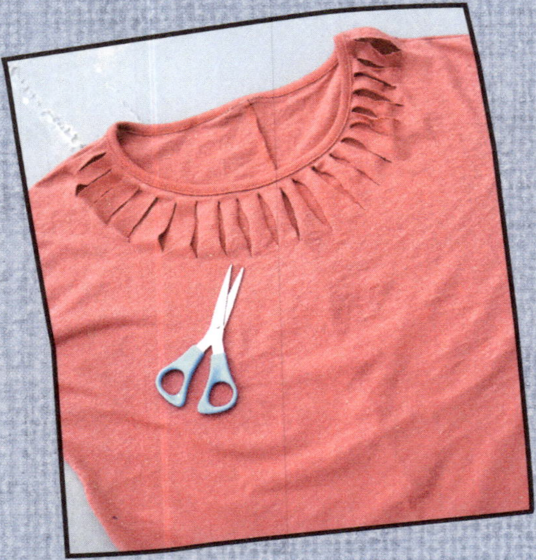

1 Schneide am Vorderteil um den Ausschnitt herum gleichmäßig Schlitze ein. Mit den Stoffstreifen zwischen den Einschnitten beginnst du nun folgendermaßen zu flechten:

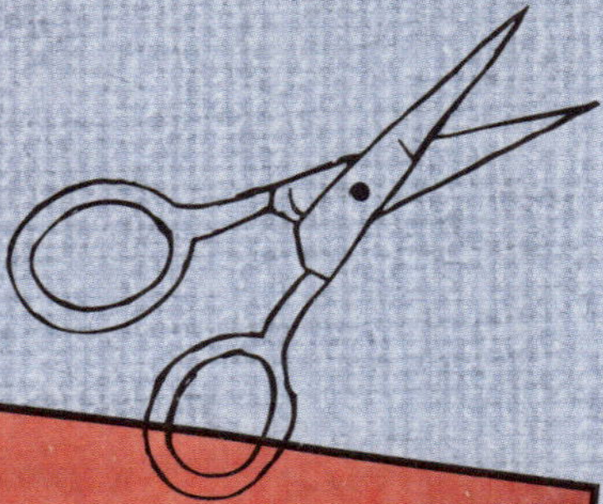

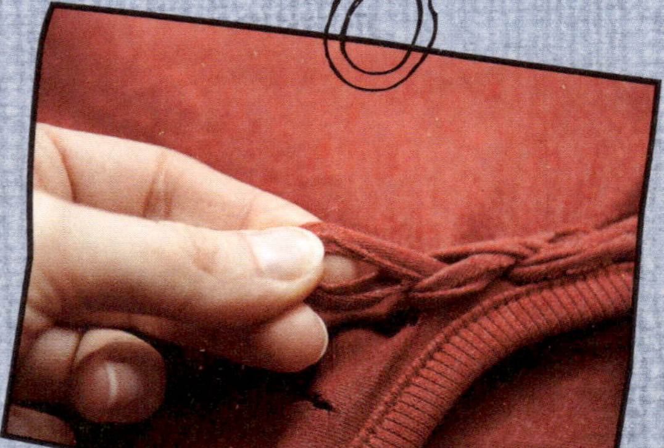

2 Starte das Flechten an einer Schulter. Ziehe den ersten Stoffstreifen lang; du erhältst eine Art Schlaufe.

3 Drehe diese Schlaufe um 180 °, sodass sie sich verkreuzt. Lege sie über den nächsten Stoffstreifen und ziehe diesen durch. Lasse die erste Schlaufe los. Du arbeitest nun mit der zweiten Schlaufe weiter: Verkreuze sie, lege sie über den dritten Streifen, ziehe diesen durch usw. Das machst du so lange, bis du in der Mitte des Ausschnitts ankommst. Dann fixierst du die letzte Schlaufe provisorisch mit einer Stecknadel und beginnst mit dem Flechten an der anderen Schulter.

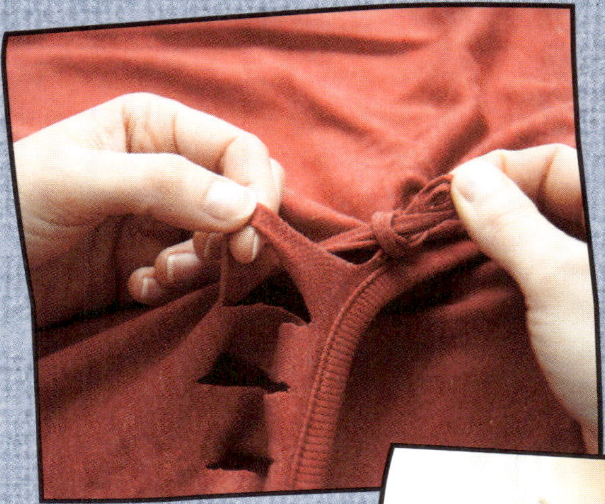

4 Hast du beide Seiten geflochten, schneidest du eine Schlaufe in der Ausschnittmitte durch und verknotest sie auf der Shirt-Innenseite mit der letzten Schlaufe der anderen Seite. Alternativ kannst du beide Schlaufen auch auf der Rückseite unsichtbar zusammennähen.

Profi-Tool: Wer hat, arbeitet mit einer großen Häkelnadel.

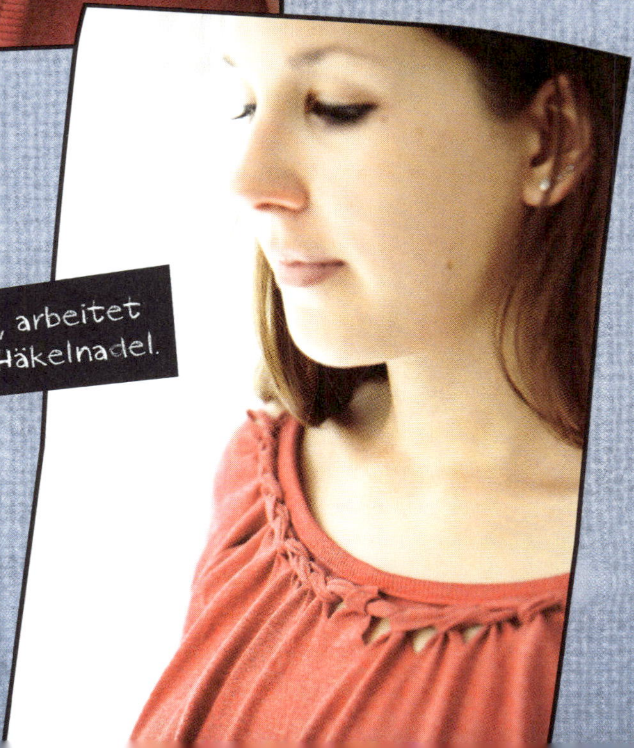

Cut & go! 177

Hose zu lang? Rock nicht kurz genug? Wer keinen Saum nähen kann oder wenig Zeit hat, kann Saumband einbügeln und spart sich das Nähen. Saumband ist so etwas wie doppelseitiges Klebeband für Stoff. Das gibt es im Stoff- oder Kurzwarenladen oder, meist günstiger, in der Gardinenabteilung von Möbelgeschäften.

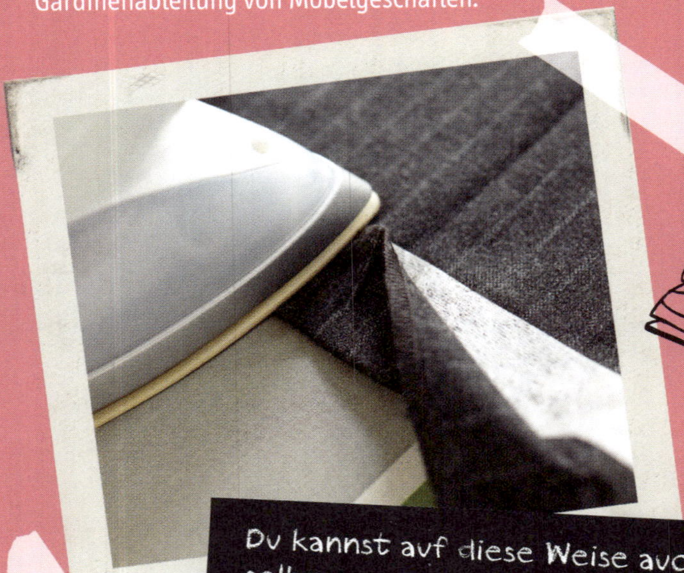

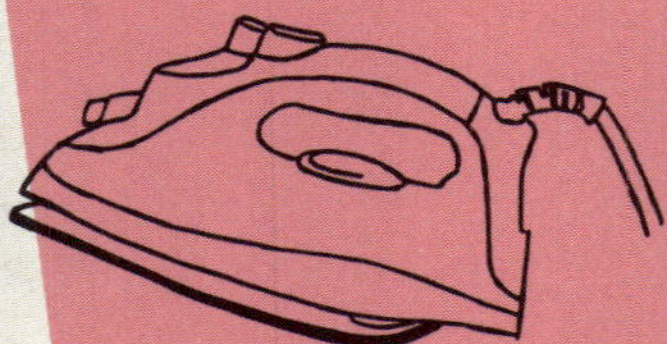

Du kannst auf diese Weise auch Patches selber machen: Einfach ein Motiv aus Stoff ausschneiden, auf Wunsch mit aufgenähten Perlen oder Textilmarker aufpimpen und mit Saumband aufbügeln. Länger haltbar wird es, wenn du die Kontur mit kleinen Handstichen zusätzlich annähst.

In beiden Fällen gilt: Wer mehr Farbe haben will, klappt den Saum nicht einfach nur um, sondern nimmt Schrägband. Gleiches Prinzip, bunter Saum!

Haar- statt Stecknadeln

178

Du möchtest deine Hose kürzen und den Saum umstecken, hast aber keine Stecknadeln? Kein Problem! Fest schließende Haarnadeln übernehmen den Job gerne.

Man muss sich nur zu helfen wissen! ;-)

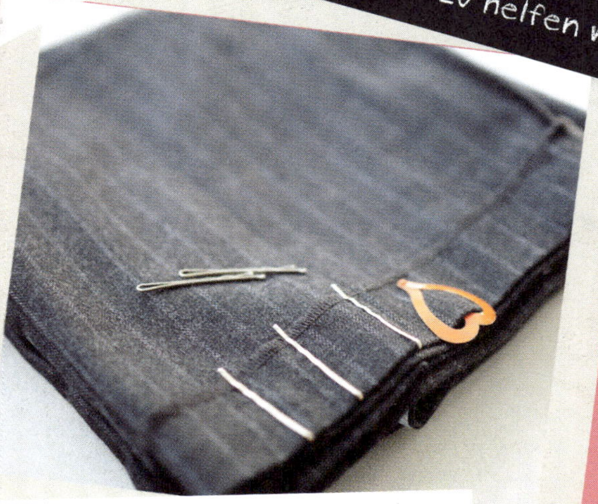

Wer mit der Nähmaschine arbeitet, muss aufpassen: Über Haarnadeln kann man nämlich nicht so ohne weiteres drübernähen!

Pailletten annähen 179

Eine Paillette auffädeln, annähen, die nächste Paillette auffädeln, annähen ...

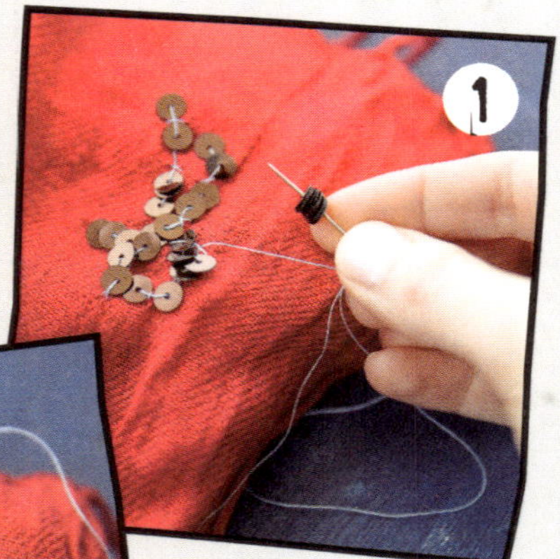

1 Schneller geht es, wenn du gleich mehrere Pailletten auf den Faden auffädelst.

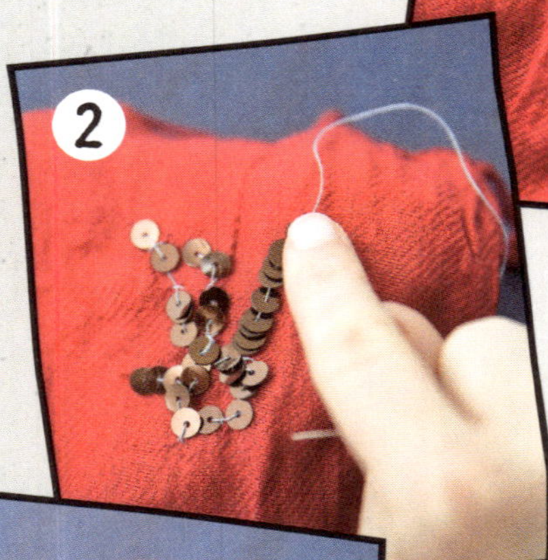

2 Ziehe die Pailletten auseinander und verteile sie auf dem Stoff.

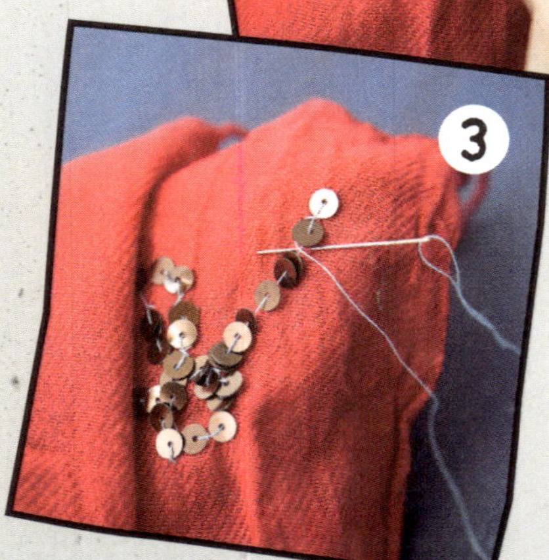

3 Nun nähst du einen Ministich über den Faden zwischen den Pailletten. Du nähst quasi nicht die Paillette an sich fest, sondern sicherst den Zwischenraum. Das Ergebnis ist dasselbe: mehr Blingbling am Shirt!

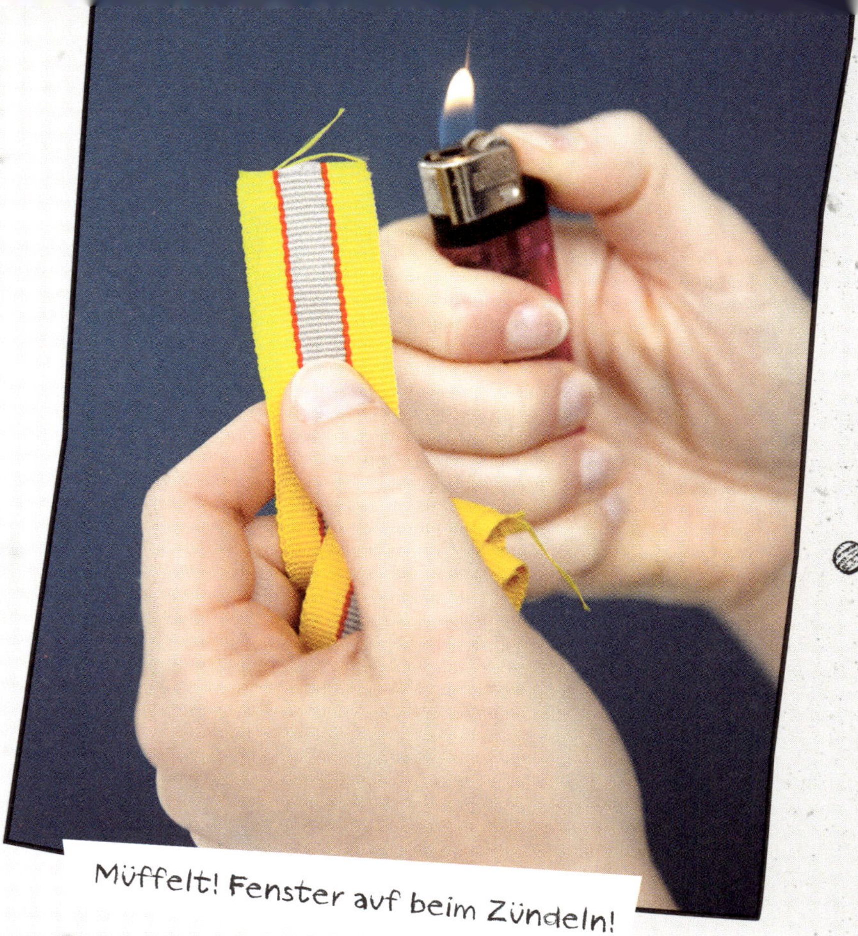

Müffelt! Fenster auf beim Zündeln!

180

VERFRANST?

Ripsbänder, Paracordschnüre und andere Schmuckbänder fransen nicht aus, wenn du die Schnittkanten kurz zum Veröden in eine Flamme hältst. (Pass dabei natürlich auf deine Finger auf.)

181 Gabel-Minischleife

Alles, was du für diese süßen Schleifen brauchst, sind eine Gabel mit vier Zinken, ein etwa 25 cm langes Band und eine Schere.

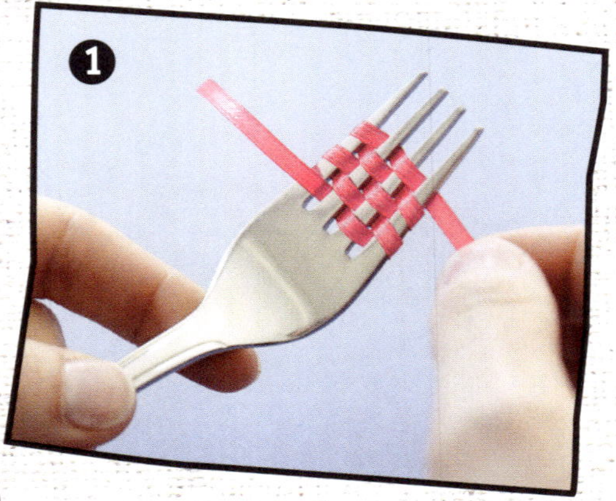

1 Schneide 5 cm vom Band ab; du erhältst ein 5 cm und ein 20 cm langes Stück. Webe das 20 cm lange Stück wie abgebildet zwischen die Gabelzinken. Fädele fünf Reihen, sodass das lose Bandende des Anfangs an einer Seite der Gabel übersteht und das andere Bandende an der anderen Gabelseite.

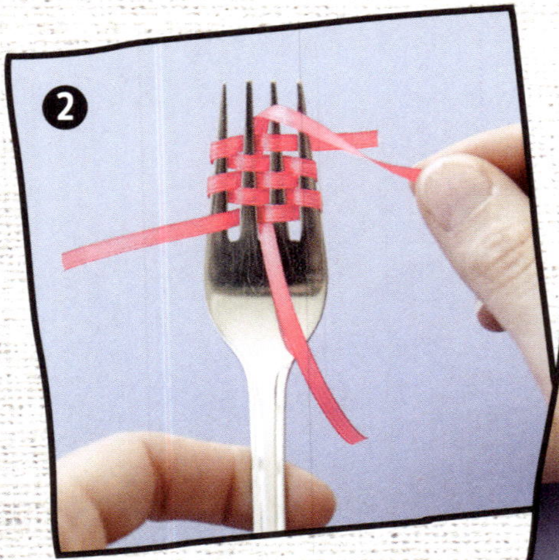

2 Nimm das kurze Band, führe es in der Mitte der Zinken um das Geflecht herum ...

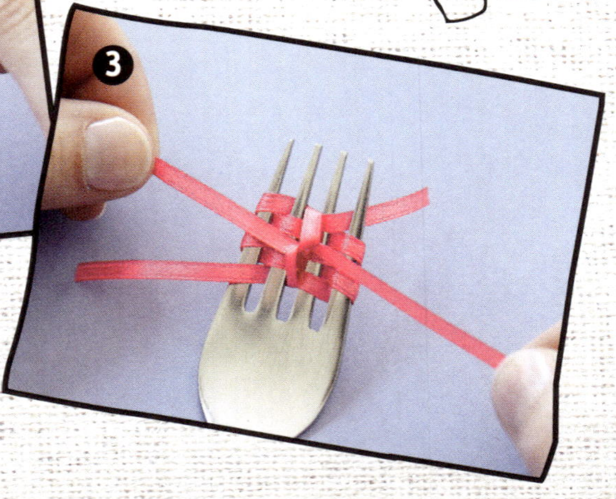

3 ... und binde es mit einem festen Knoten zusammen.

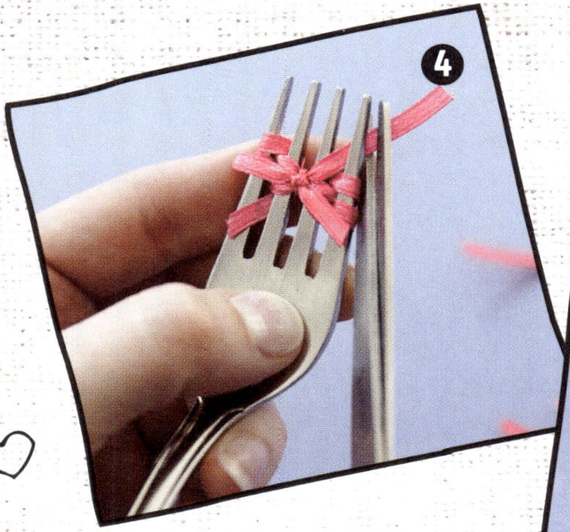

4 Überstehende Enden abschneiden und das Geflecht von der Gabel streifen – die Schleife entfaltet sich.

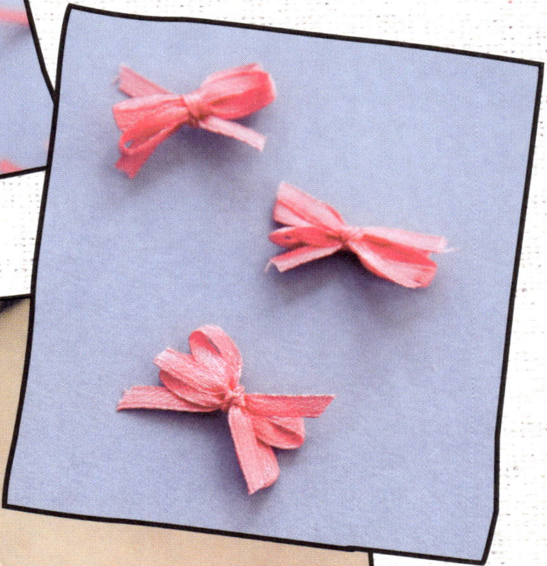

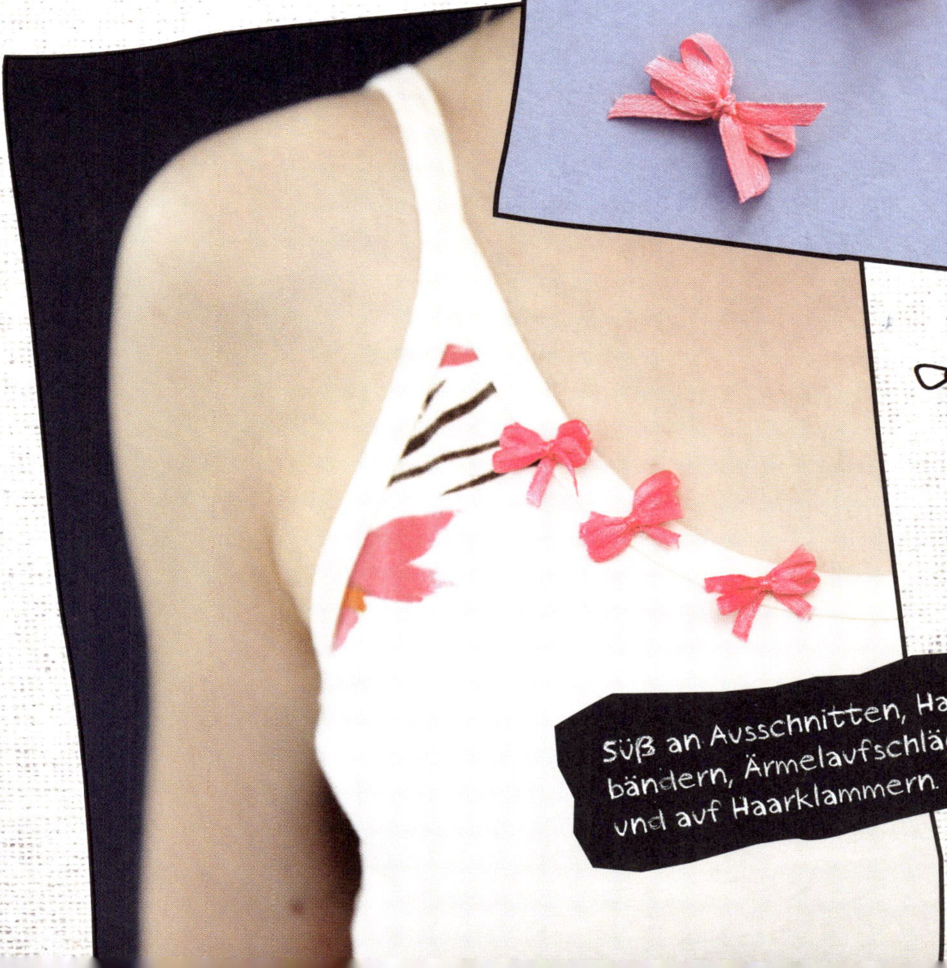

Süß an Ausschnitten, Haarbändern, Ärmelaufschlägen und auf Haarklammern.

Stoffblüte

182

1 Ziehe am Rand eines breiten Stoffbandes einen Faden ein. Die Stiche dürfen ruhig groß und unregelmäßig sein.

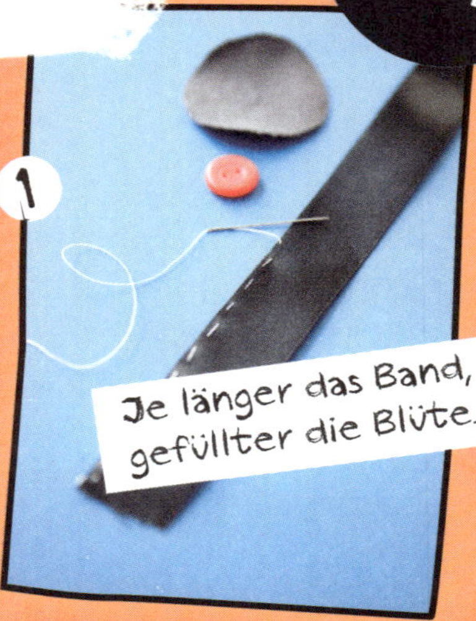

Je länger das Band, desto gefüllter die Blüte.

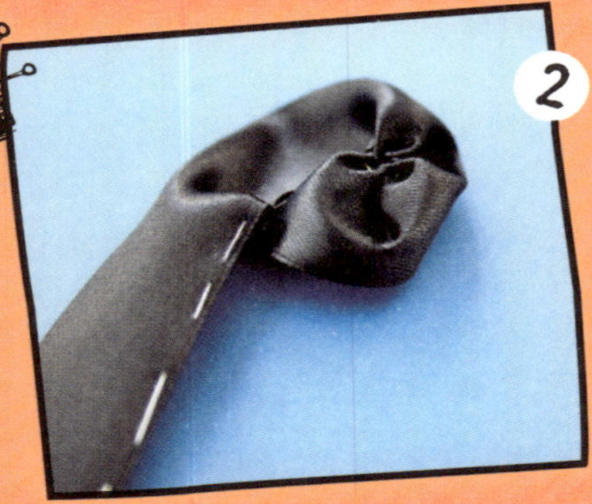

2 Ziehe den Faden an. Das Band kräuselt sich. Lenke die Rüschen in geordnete Bahnen und drehe das Band zur Blume zusammen. Mit ein paar unsichtbaren Stichen fixieren, dabei auf Wunsch einen Knopf, eine Perle o. Ä. in der Mitte annähen.

Peppt Canvas-Bags, alte Jeansjacken und monochrome Kleider blitzschnell auf.

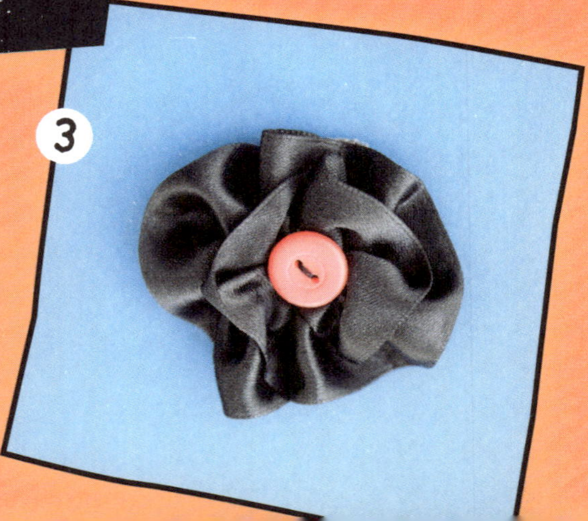

3 Auf der Rückseite mit Alleskleber einen Stoffkreis ankleben. Er gibt der Blüte von unten einen sauberen Abschluss. Auf Wunsch eine Broschen- oder Sicherheitsnadel ankleben bzw. festnähen.

Süßes Sommertop

Für dieses Upcycling sind T-Shirts mit einem hohen Rundhalsausschnitt geeignet. (Tief dekolletierte Shirts oder solche mit V-Ausschnitt funktionieren nicht!) Außerdem benötigst du ein hübsches Band.

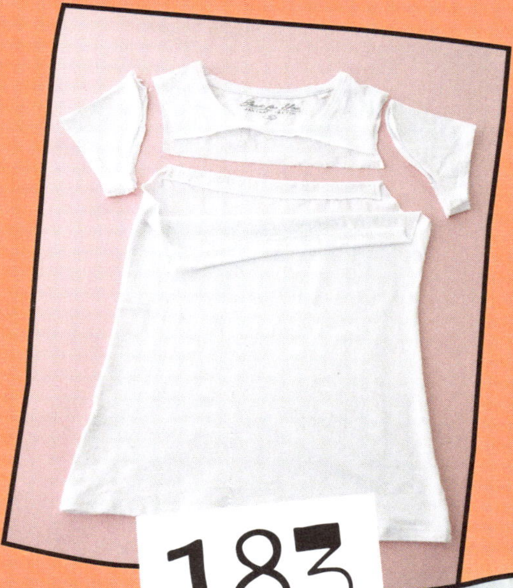

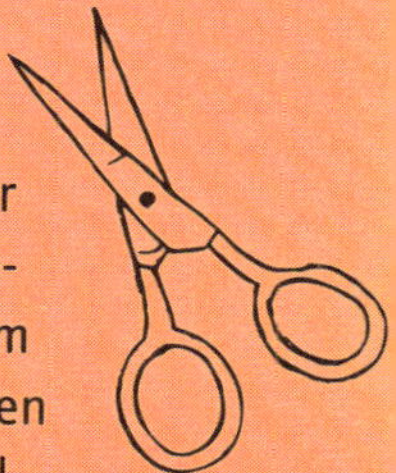

Schneide beide Ärmel entlang der Nähte ab. Mache dann einen waagerechten Schnitt direkt unter dem Halsausschnitt. Die beiden geraden Kanten an Vorder- und Rückenteil 1,5–2,5 cm – je nach Breite deines Bandes – nach innen umschlagen und so festnähen, dass ein Tunnel entsteht.

Das Band durch beide Tunnel ziehen und die Enden über der Schulter zur Schleife binden.

183

Das perfekte DIY-Projekt für Nähanfänger!

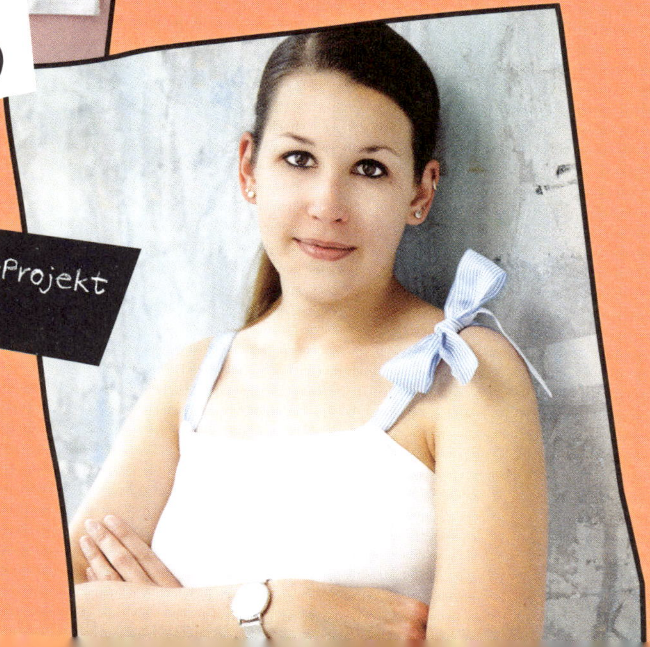

184

SCHLÜSSEL-GÜRTEL

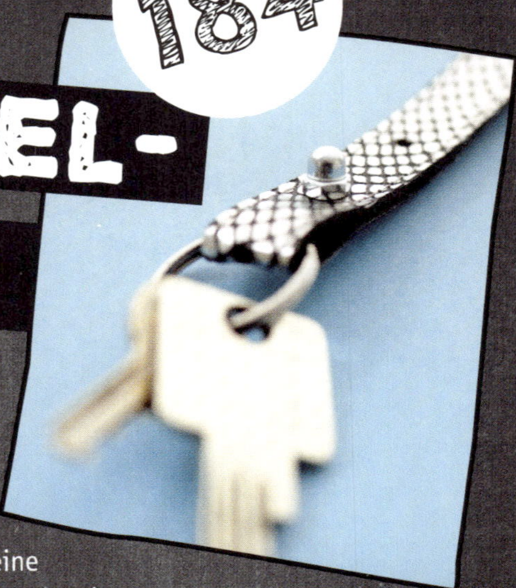

Schneide vom Gürtelende mit den Löchern ein 15–20 cm langes Stück ab. Ziehe das Stück durch einen Schlüsselring und falte es so, dass zwei Löcher genau übereinander liegen – der Schlüsselring liegt in der Schlaufe. Stecke eine kurze Schraube durch beide Löcher und schraube eine sogenannte Hutmutter aus dem Baumarkt auf, somit ist der Schlüsselring fixiert.

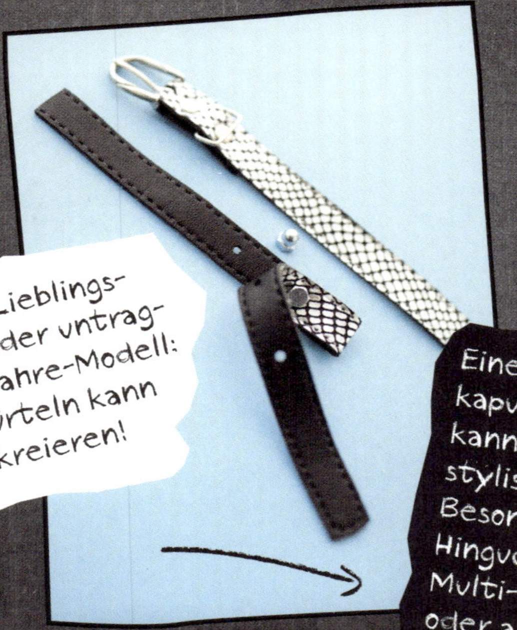

Ob kaputter Lieblingsledergürtel oder untragbares 80er-Jahre-Modell: Aus alten Gürteln kann man Neues kreieren!

Einen Gürtel mit kaputter Schließe kannst du immer noch stylish verknoten. Besonders lässig als Hingucker über einer Multi-Layer-Kluft oder als Hüftgürtel!

Vielzweckband 185

Aus kaputten Nylons kann man eine Menge machen. Das Gewebe ist elastisch, somit ist das daraus entstehende Band auch leicht elastisch. Es kann vielerlei daraus werden: ein Haarband, ein Kordel-Ersatz in Tunnelzügen von Sweatshirts und anderen Kleidungsstücken, ein großes Haushaltsgummiband …

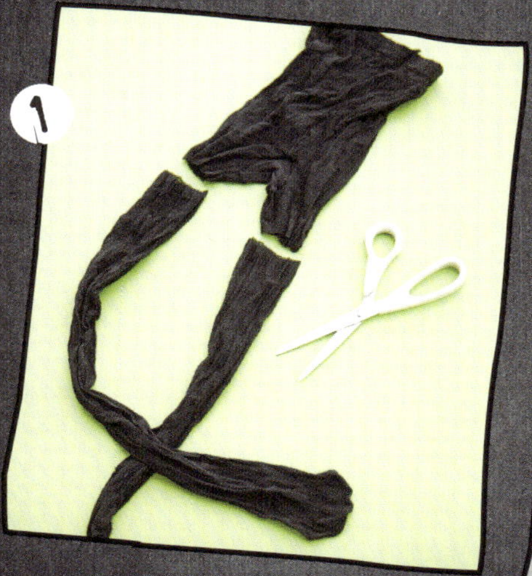

1 Schneide von einer alten Feinstrumpfhose die Beine ab. Wenn du ein dünnes Band haben möchtest, kannst du die Beine noch einmal längs entzwei schneiden.

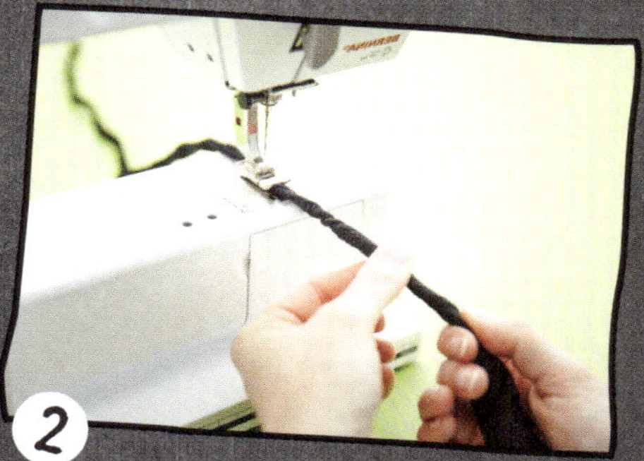

2 Drehe das Bein fest zusammen wie eine Kordel und nähe mit der Nähmaschine im Zickzack darüber.

Schön und gar nicht strumpfhosig sieht es aus, wenn du schwarze oder farbige Nylons (jedenfalls keine hautfarbenen) nimmst und mit kontrastfarbigem Garn darüber nähst.

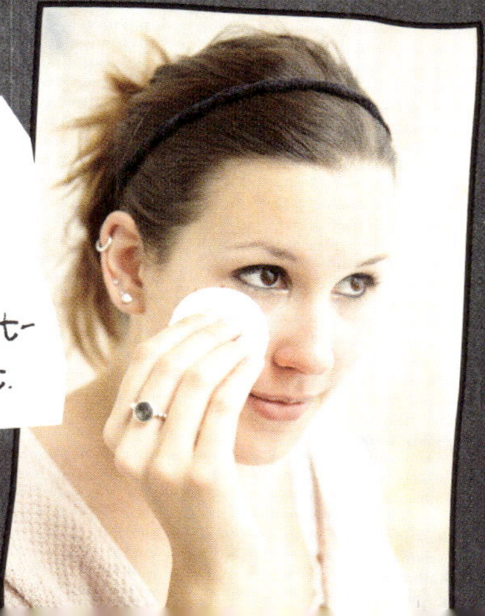

186 Keine Bindungsangst

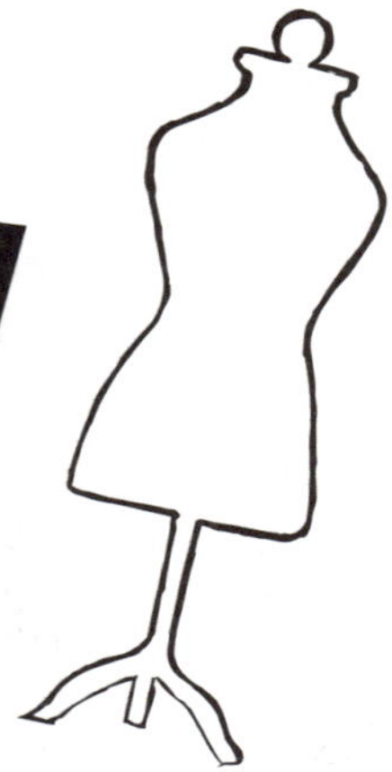

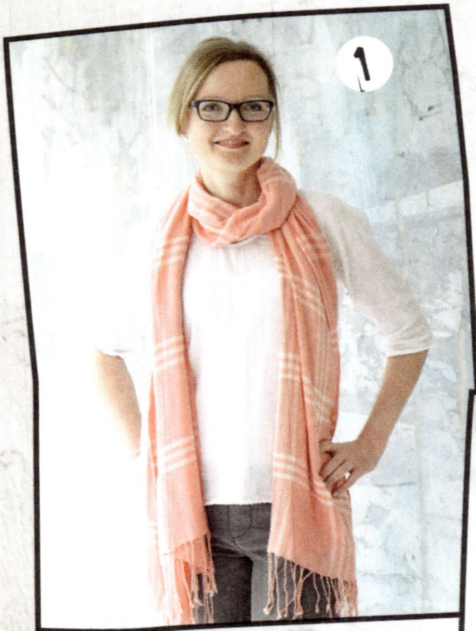

1 Wickele den Schal einmal um deinen Hals, beide Schalenden hängen vorn.

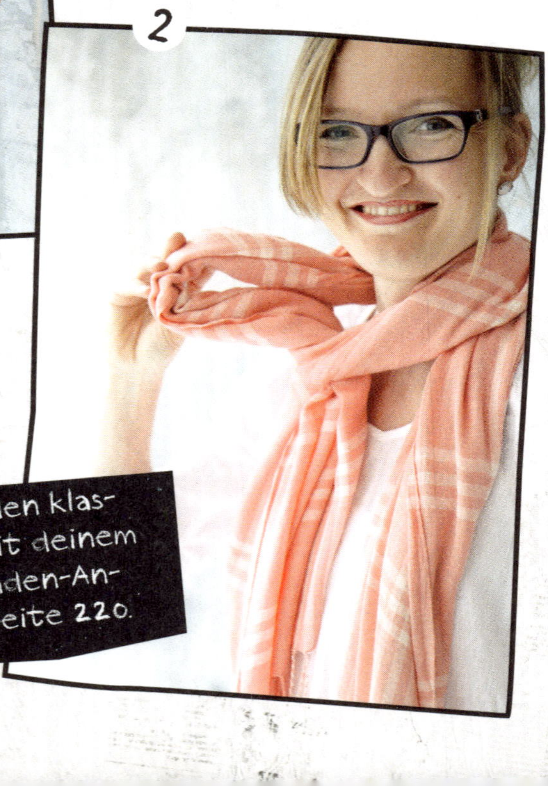

2 Ziehe das rechte Schalende ein Stückchen nach oben durch den Ring, der um deinen Hals liegt. Es entsteht eine Art Schlaufe.

Probiere doch auch mal den klassischen Schlipsknoten mit deinem Schal aus! Eine 30-Sekunden-Anleitung findest du auf Seite 220.

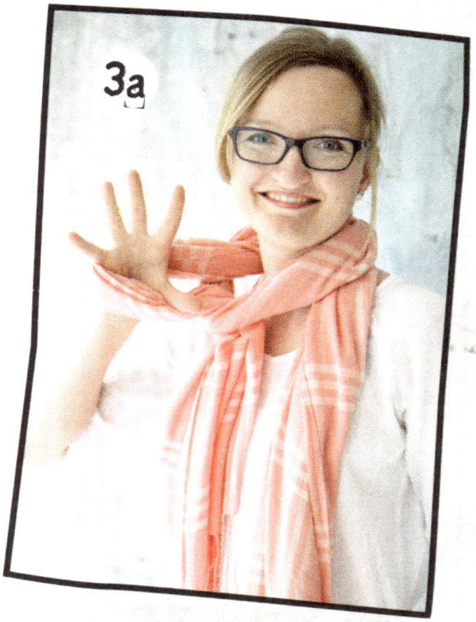

3 Greife durch die Schlaufe hindurch …

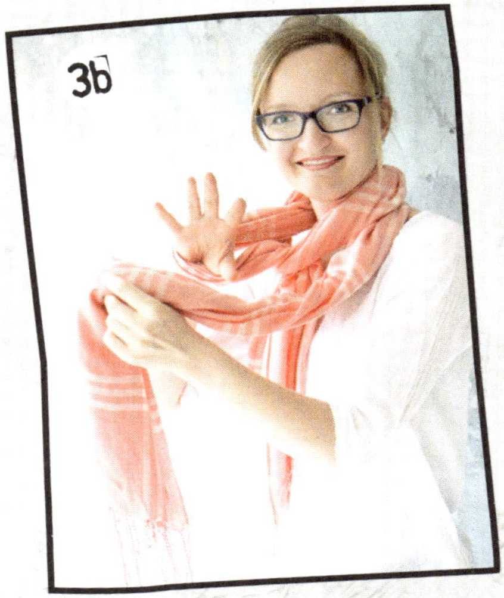

4 … und ziehe das andere Schalende durch diese Schlaufe.

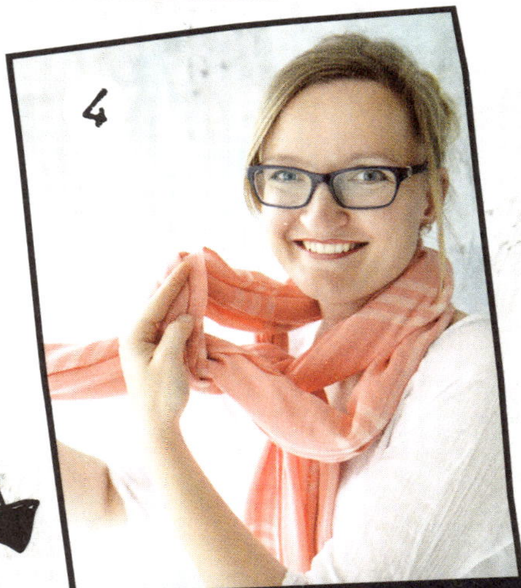

Wenig Zeit, große Wirkung: Das bekommst du, indem du dir deinen Schal ganz normal um den Hals legst und dann mit den Enden eine Schleife machst (wie beim Schuhe binden).

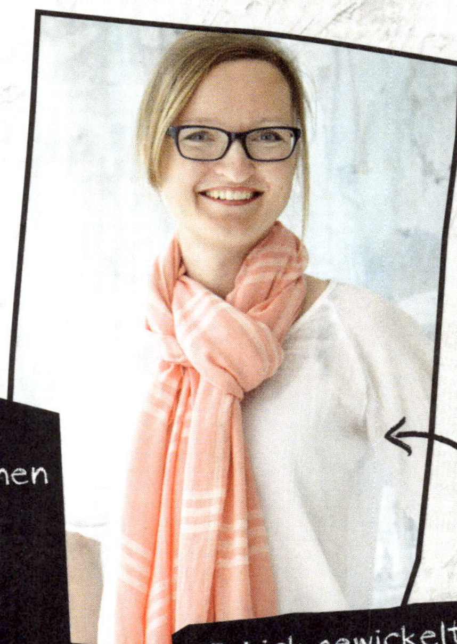

Schick gewickelt!

187 SEKUNDEN-LOOP

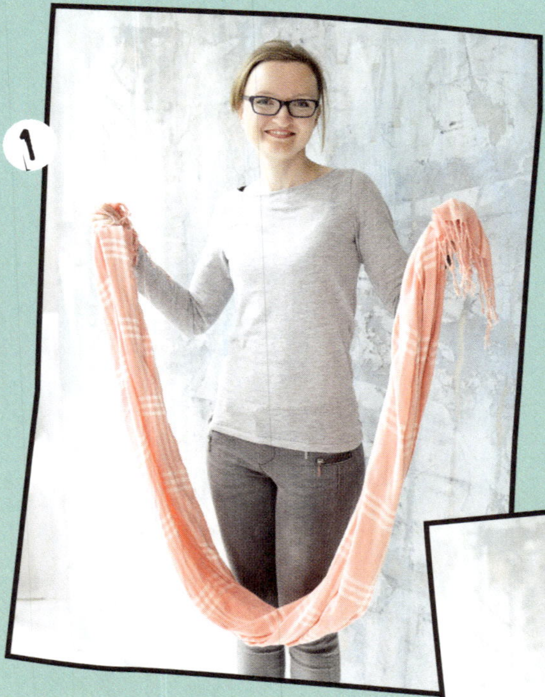

1 Halte den Schal in seiner ganzen Länge vor dich ...

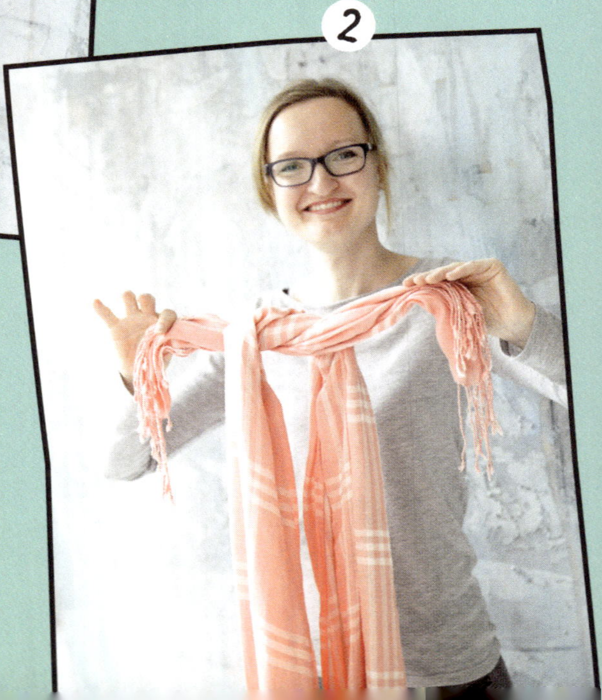

2 ... und verknote beide Enden mit einem Doppelknoten.

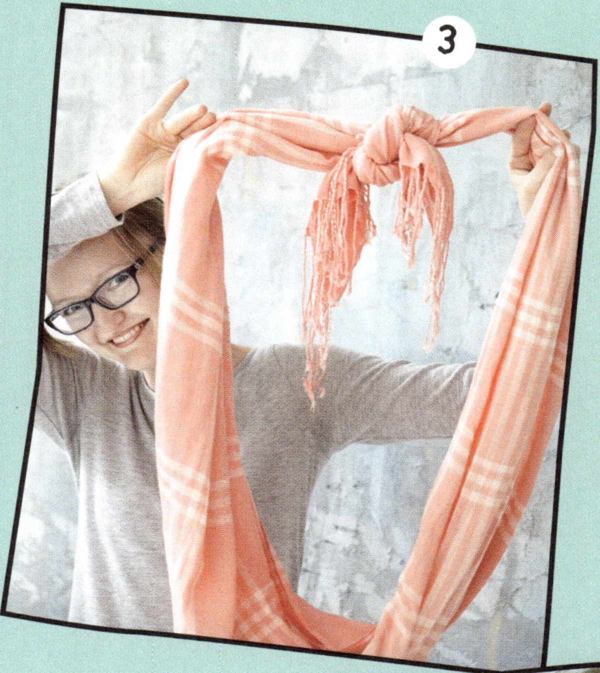

3 Es entsteht ein Loop.

Einen Loop zum Schal machst du in 5 Sekunden mithilfe einer Schere. Gestricktes musst du erst abnähen, dann schneiden.

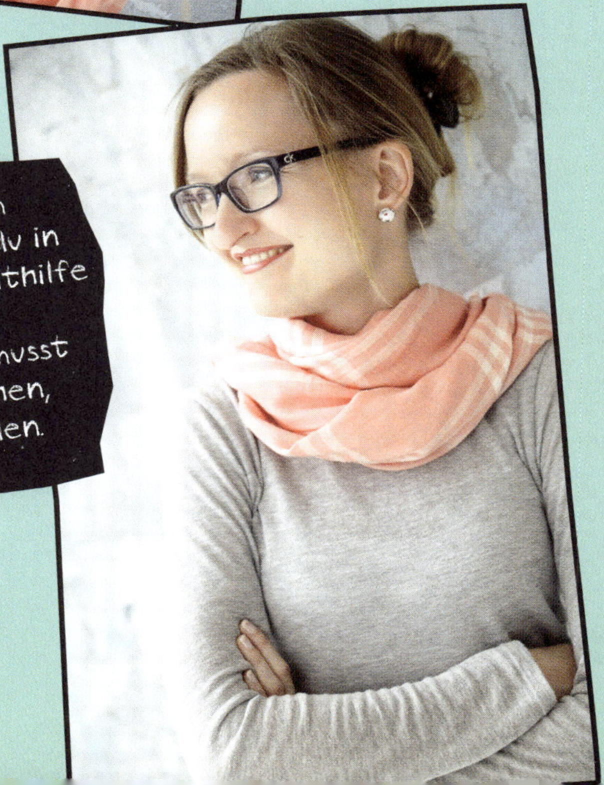

Neckholder-Top

made by me

188

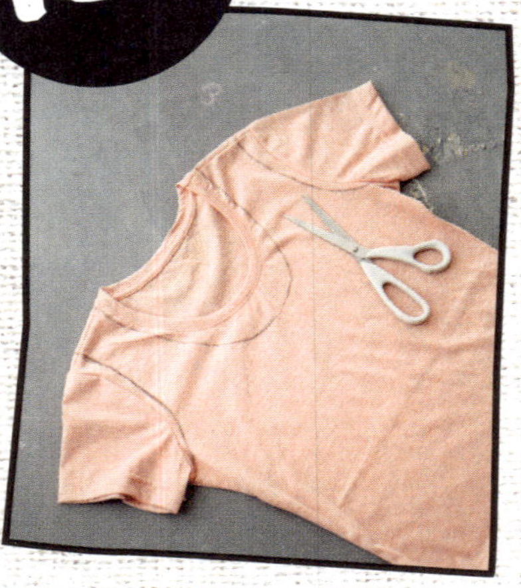

1 Schneide von einem normalen T-Shirt beide Ärmel ab.

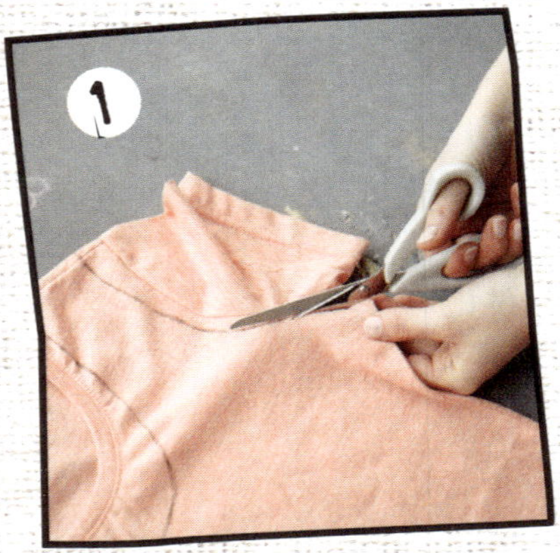

2 Schneide den Saum am vorderen Halsausschnitt weg. Für ein tiefes Dekolleté kannst du den Halsausschnitt dabei auch gleich vergrößern.

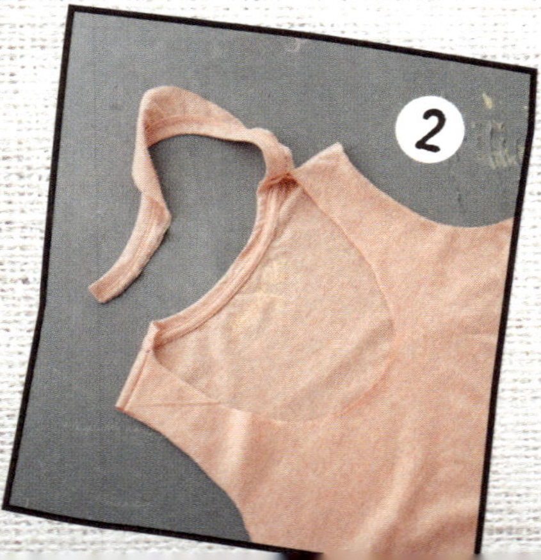

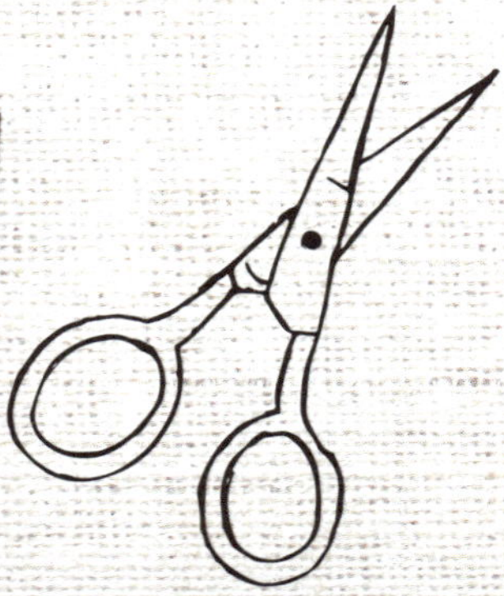

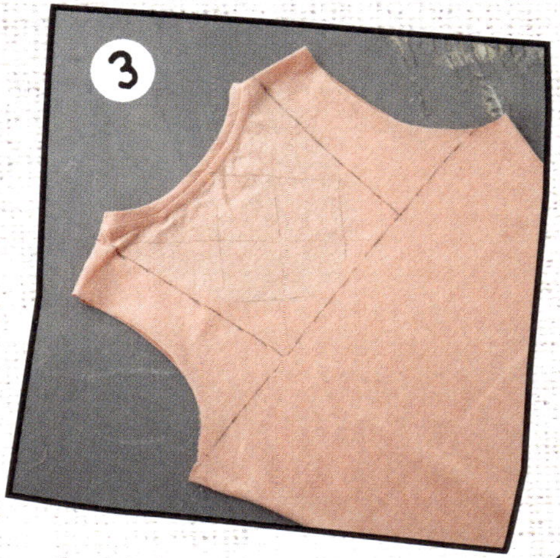

3 Drehe das Shirt um und mache nur am Rückenteil (!) einen waagerechten Schnitt von Achsel zu Achsel, danach zwei Schnitte ab Schulterbeginn senkrecht nach unten bis zum eben ausgeführten waagerechten Schnitt.

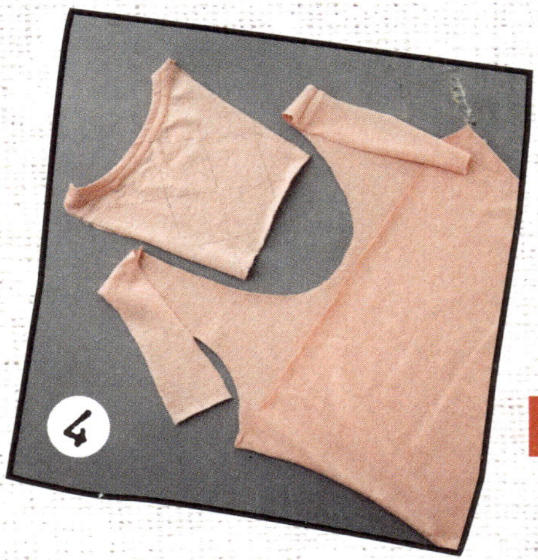

4 Heraus kommen ein Vorderteil mit langen Trägern und ein fast viereckiges Rückenteil – Letzteres wirfst du weg.

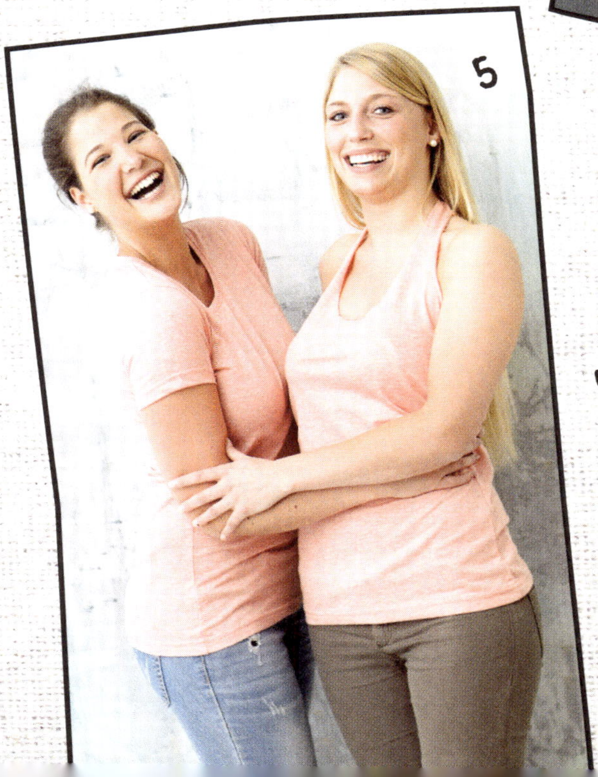

5 Jetzt nur noch einen Knoten im Nacken machen und fertig ist dein neues Top! Hier siehst du die beiden Shirts – vorher und nachher – glücklich vereint.

Sieht das nicht einfach lässig aus?

Aha!

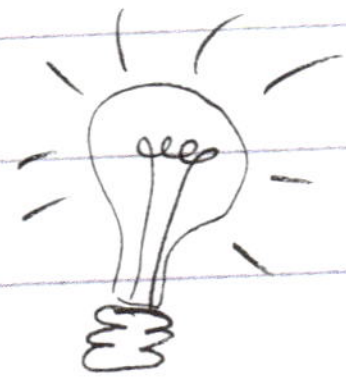

Eine Variante des Änderns und Aufpeppens fehlt noch: die Farbveränderung! Du kannst Kleidung aus Naturfasern, also Baumwolle, Leinen oder Viskose, Wolle oder Seide färben, außerdem Mischgewebe aus mindestens 60 % Naturfasern. Ein Blick auf das Wäscheetikett hilft weiter. Färbeprodukte gibt es in jeder Drogerie – einfach nach Packungsanweisung in der Waschmaschine färben.

Vorab: Färben geht immer nur in eine Richtung: dunkler und farbintensiver. Heller färben geht nicht.

Welche Farbe soll's denn sein?
Schau dir deine Haut an: Hast du einen eher beigefarbenen oder einen rosa Grundton? Bei ersterem überwiegen die Gelbanteile in deiner Haut. Ein weiteres Indiz ist, wenn dir Goldschmuck besser steht als Silber. Fazit: Greife eher zu warmen Farbtönen. Eher rosa Haut hat, wessen Haut überwiegend Blauanteile aufweist und wem kühle Farben und Silberschmuck gut stehen.

Klamotten aus Polyester, Polyacryl oder Microfaser nehmen keine Farbe an!

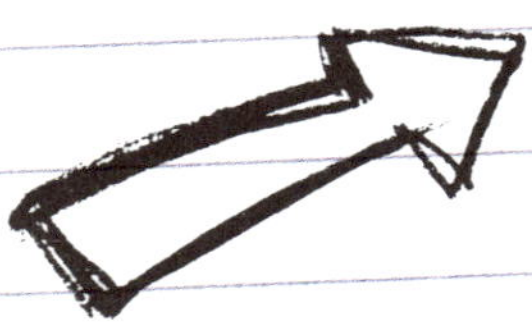

Notizen

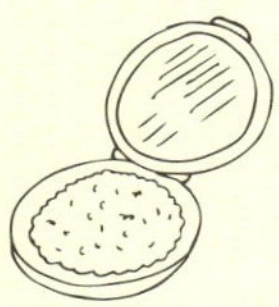

Gönn dir einen Besuch beim Profi: Passen warme Farbtöne zu dir, bist du wahrscheinlich ein Frühlings- oder Herbsttyp. Kühle Farbtöne stehen dem Winter- oder Sommertyp. Welcher Farbtyp du genau bist, kann eine professionelle Farbberatung klären, hier bekommst du auch eine Palette „deiner" Farben zum Mitnehmen. Oder du probierst einen der zahlreichen kostenlosen Farbtypen-Tests im Internet aus.

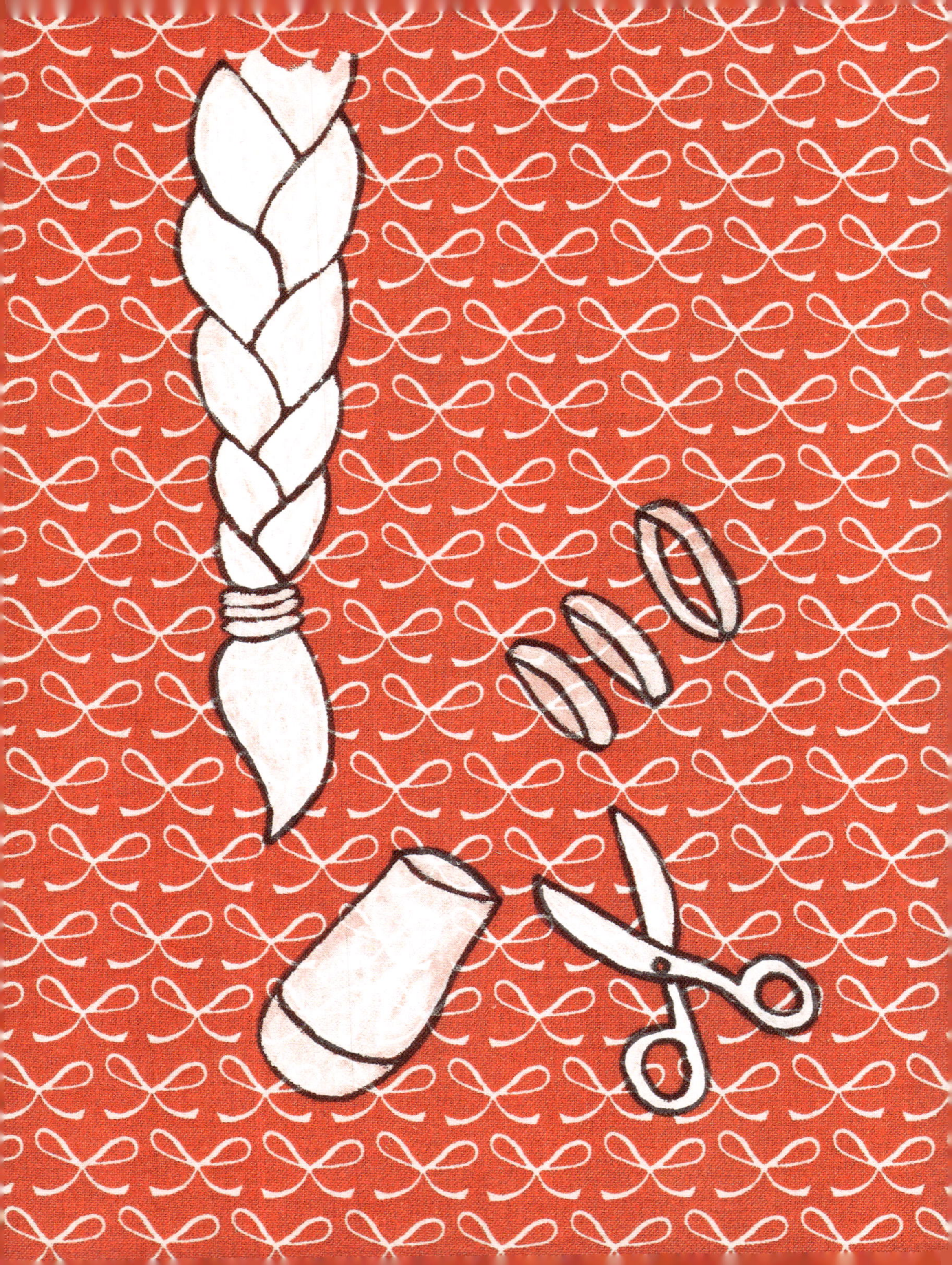

Recyceln & Zweckentfremden

Ein Stück vom Fein-
strumpfhosenbein
ist ein super Haar-
gummi – und auf
blondem Haar
fast unsichtbar.

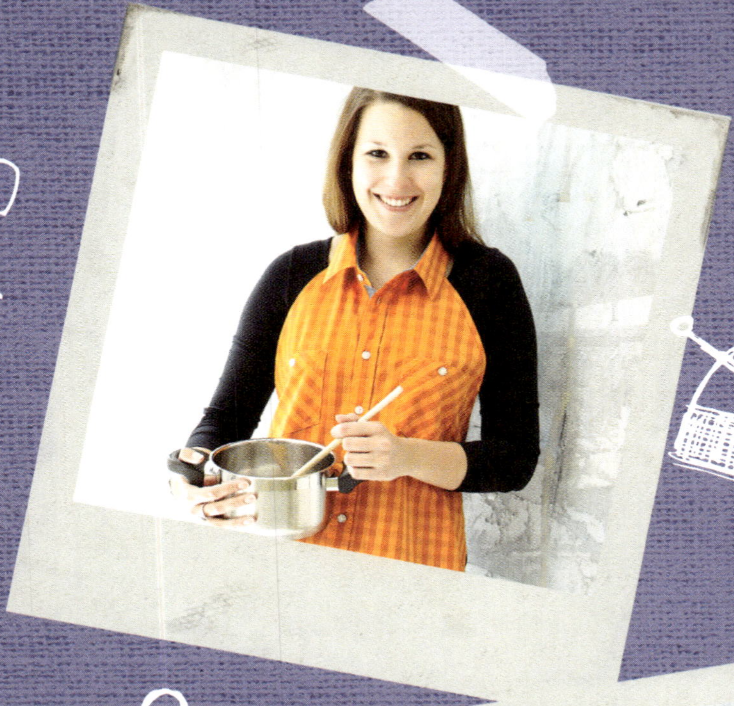

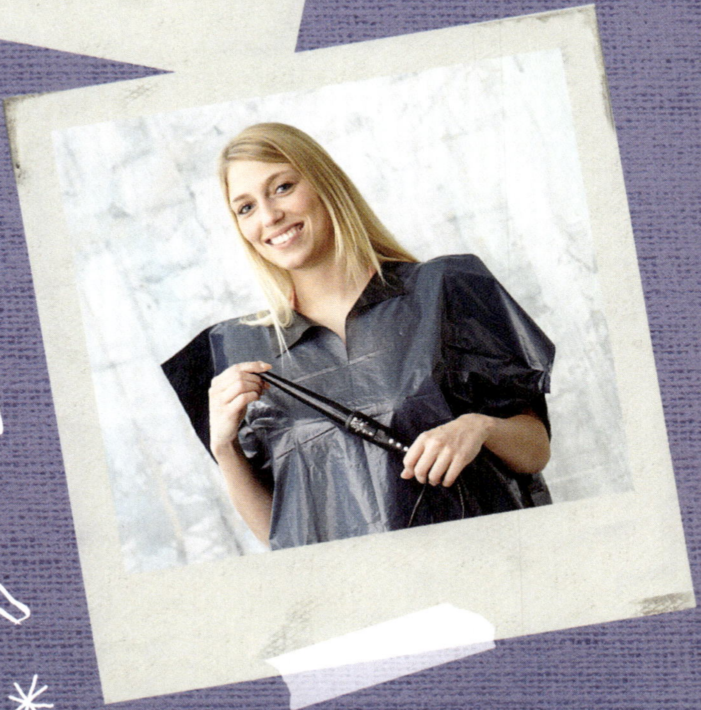

Viele Dinge, vor allem Kleidungsstücke, sind irgendwann nicht mehr angesagt, eventuell auch kaputt oder passen nicht mehr – zu schade zum Wegwerfen sind sie aber dennoch. Dieses Kapitel möchte dich inspirieren, dir diese kleinen Rohdiamanten vorzunehmen und aus ihnen etwas völlig anderes zu kreieren. Da werden alte Oberteile und kaputte Nylons zu Taschen, Untersetzern, Handschuhen, Halsschmuck oder Haargummis. Und auch mit der alten Zahnbürste ist noch etwas anzufangen!

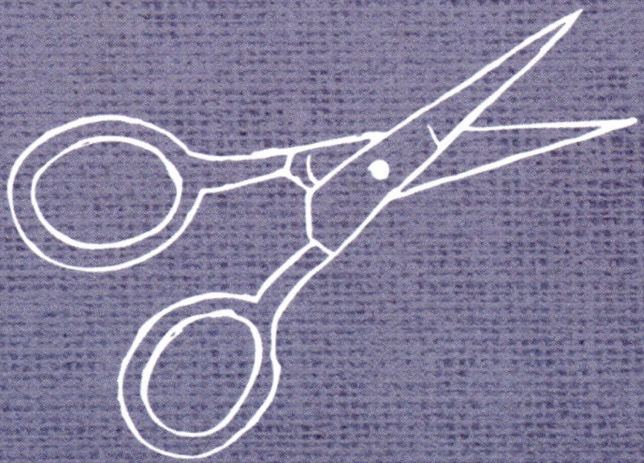

Held am Herd ...

189

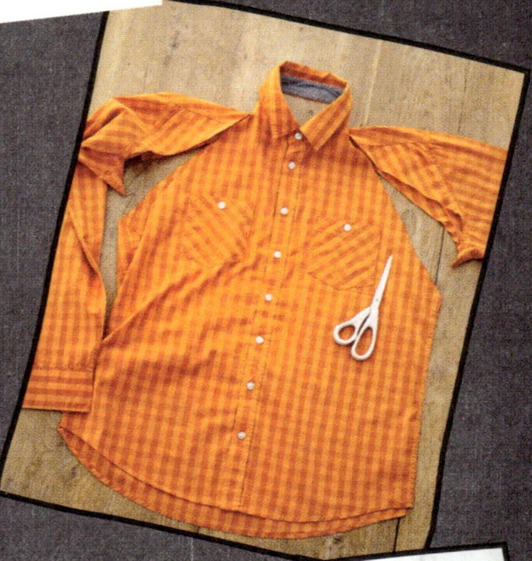

... ist ganz klar derjenige, der die coolste Schürze trägt. Diese ist in einer halben Stunde aus einem Herrenoberhemd gemacht. Im Grunde besteht sie nur aus dem Hemd-Vorderteil und dem kompletten Kragen.

Mache einen geraden Schnitt von der Achsel schräg nach oben zum Kragen – die Ärmel sind jetzt ab. Schneide dann am Rückenteil (!) um den Kragen herum – der gesamte Kragen muss mit dem Vorderteil verbunden bleiben. Nun schneidest du noch die Seitennähte auf und nimmst das Rückenteil heraus.

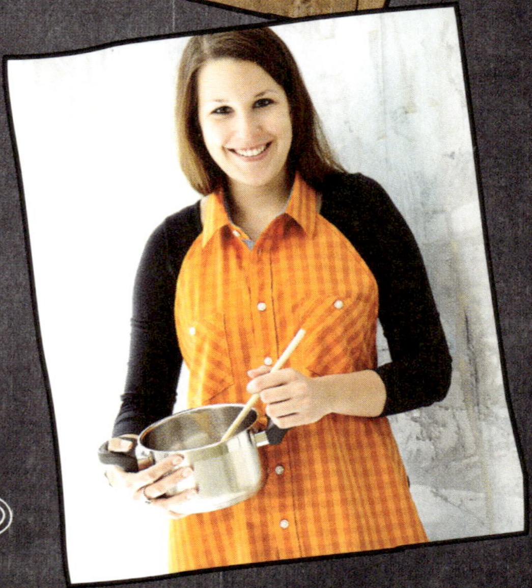

Aus den Ärmeln kannst du zwei Streifen als Bindebänder schneiden. Diese längs zusammenfalten und zu einem Band nähen (oder du kaufst fertiges Zierband und nähst es seitlich an die Schürze).

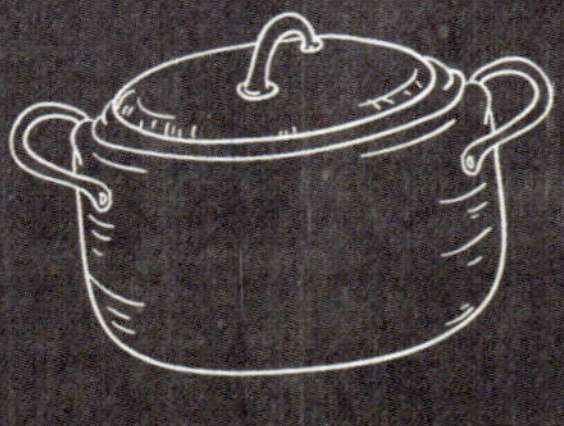

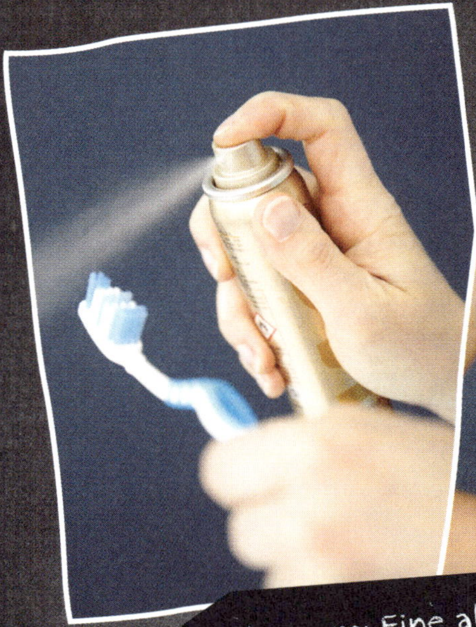

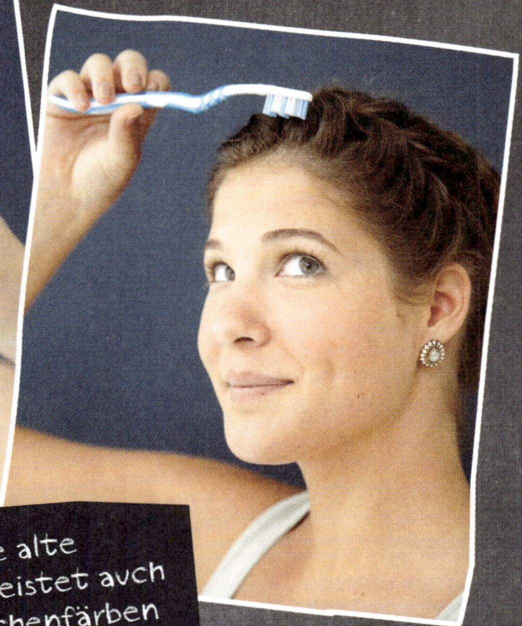

Übrigens: Eine alte Zahnbürste leistet auch beim Strähnchenfärben gute Dienste!

190

Wenn die Haare zu Berge stehen

Zopf gemacht und am Oberkopf stehen kleine Härchen ab? Sprühe etwas Haarspray auf eine Zahnbürste und kämme damit die Haare an den Kopf. Das geht perfekt und punktgenau!

191 KUSCHELKISSEN

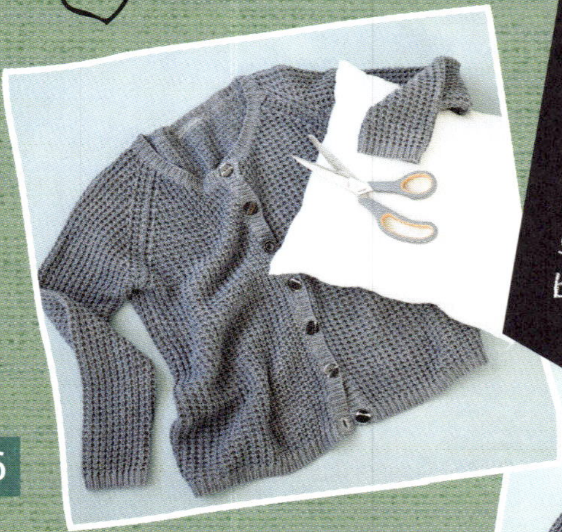

Wenn du clever zuschneidest, nämlich eine Kissenkante genau an der Seitennaht der Strickjacke anlegst, sparst du dir eine Naht beim Zusammennähen.

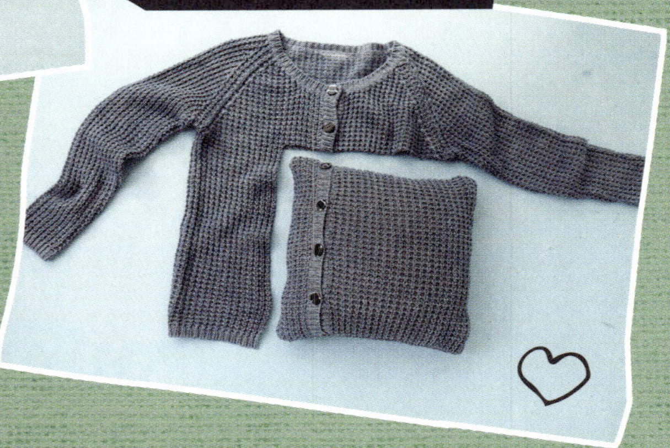

Knöpfe die Strickjacke zu und lege sie gerade vor dich hin. Schneide die Maße deines Füllkissens plus ringsherum ca. 2 cm für die Nahtzugabe aus der Strickjacke. Beziehe den Jackenverschluss mit ein, er dient dir auch beim Kissen als Verschluss. Überlege, ob er zentral in der Mitte oder außermittig sein soll.

Zuschnitt auf links drehen und die Kanten zusammennähen (mit 2 cm Nahtzugabe). Kissen wenden. Fertig!

Selbst gemachte Zopfgummis

192

Schneide das Bein einer Feinstrumpfhose in Streifen, dehne sie etwas aus – fertig sind die Zopfgummis. Sie sind besonders schonend zum Haar, denn sie haben keine Metallclips, wie viele gekaufte Haargummis, die das Haar strapazieren. Hautfarbene Nylons passen gut zu blondem Haar, da sind die Zopfgummis fast unsichtbar. Witzig sehen Haargummis aus bunten Kinder-Wollstrumpfhosen aus.

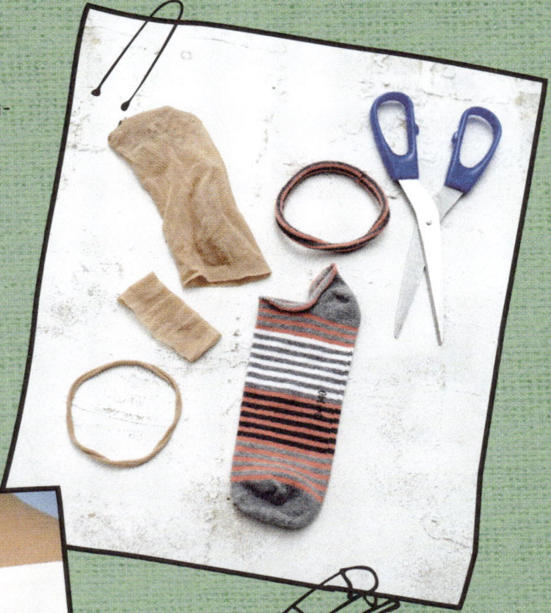

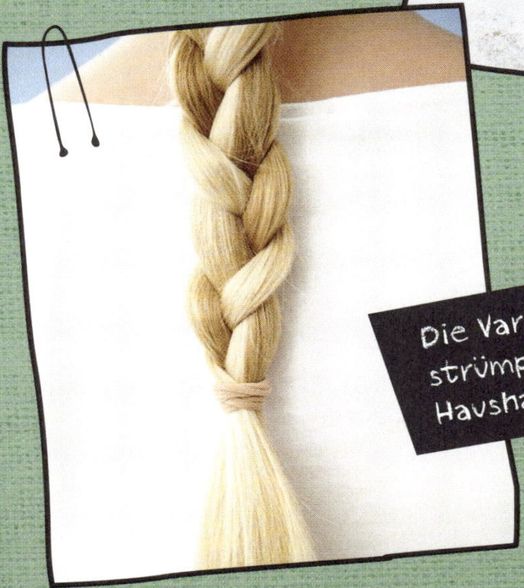

Die Variante aus Feinstrümpfen ist auch als Haushaltsgummi geeignet.

193 Mug-Rug gefällig?

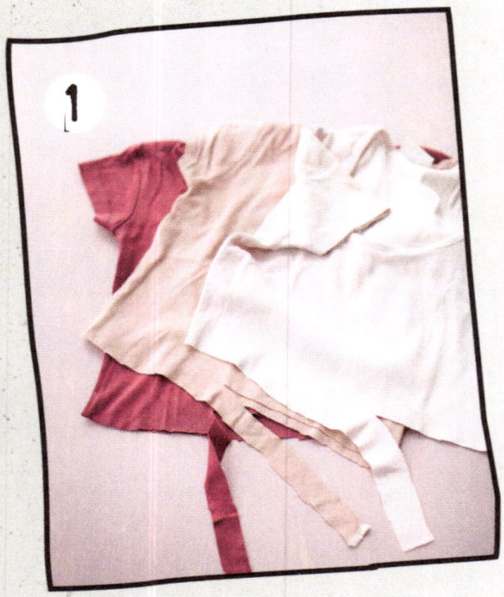

1 Schneide alte Shirts spiralförmig in Streifen, sodass du pro Shirt einen langen Streifen erhältst. Du brauchst sechs Streifen.

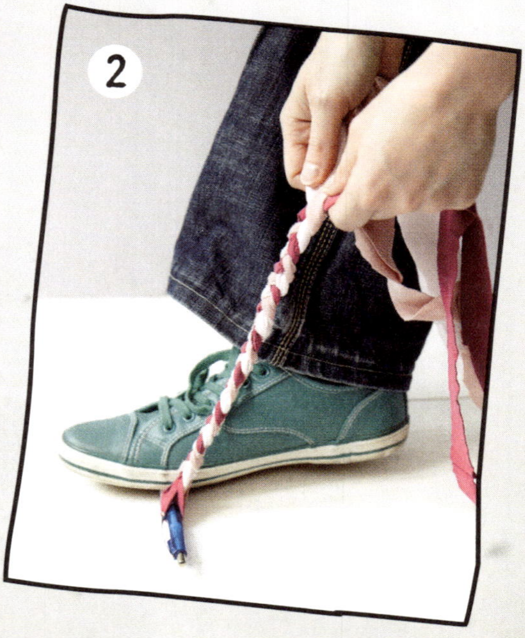

2 Knote alle Streifen zusammen, dann teilst du sie in drei Stränge à zwei Streifen und flichtst sie zu einem festen Zopf. Am leichtesten gelingt das Flechten, wenn du den Anfang um einen Stift legst und darauf trittst oder ihn an einer Türklinke befestigst.

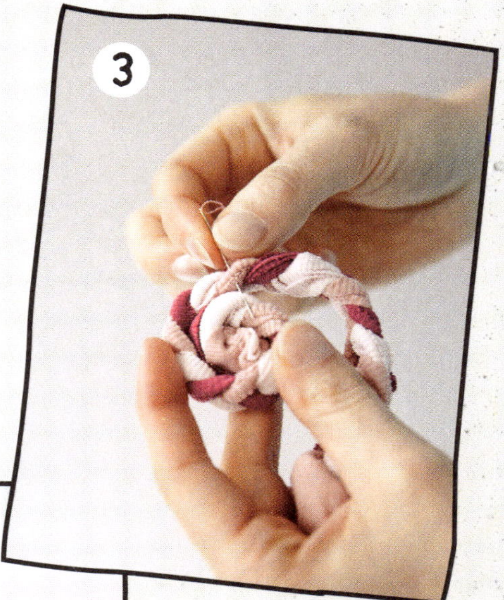

3 Rolle den Zopf zu einer festen Schnecke und nähe ihn dabei fest.

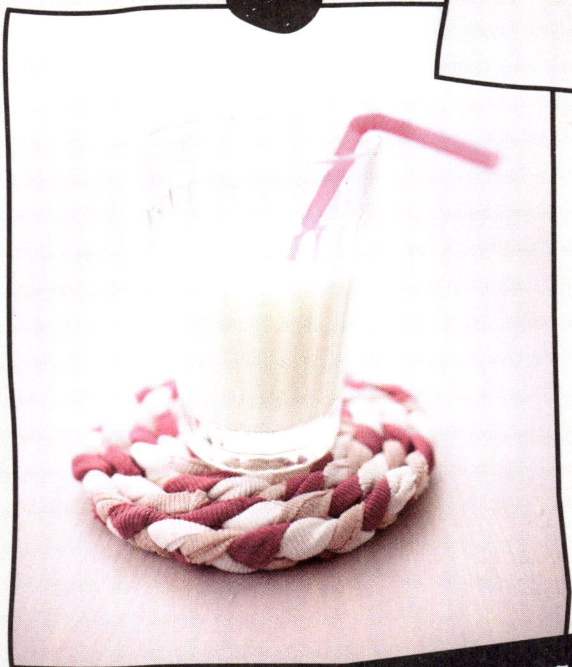

Da die Shirts zu Streifen und diese zu Zöpfen verarbeitet wurden und somit das Material sehr komprimiert ist, erhältst du recht hohe, schön robuste Untersetzer für Tassen oder Töpfe.

Besonders schön wird der „Tassenteppich", wenn du Shirts in verschiedenen Farben miteinander kombinierst.

Loop-Collier

194

Ist es ein Loop? Eine Statementkette aus Stoff? Ein Collier mit Kuschelfaktor? Entscheide du!

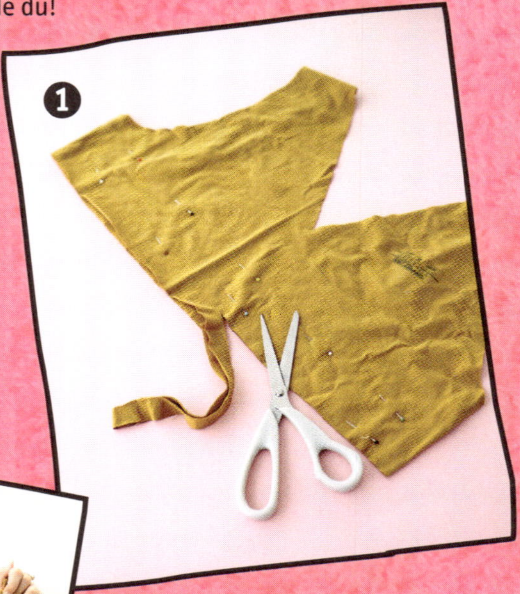

1 Schneide aus einem XXL-Shirt ca. 1 cm breite Streifen von Seitennaht zu Seitennaht (deine Streifen werden also so lang, wie dein Shirt breit ist).

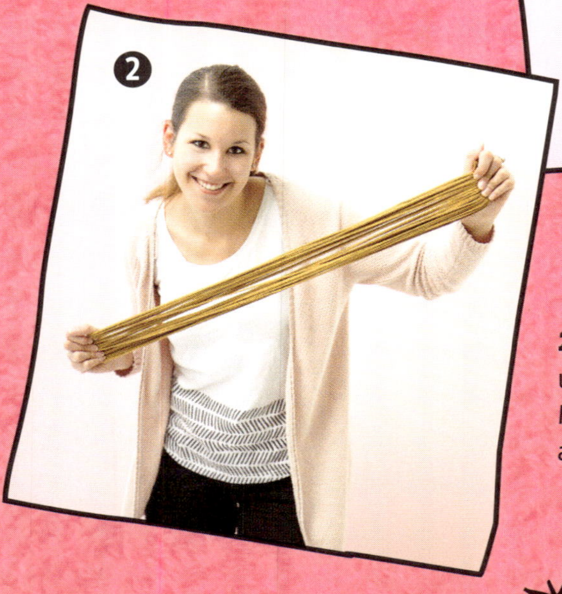

2 Nimm alle Streifen zusammen und dehne sie: Sie sehen jetzt aus wie Makkaroni. Gegebenenfalls die Enden auf eine Länge kürzen.

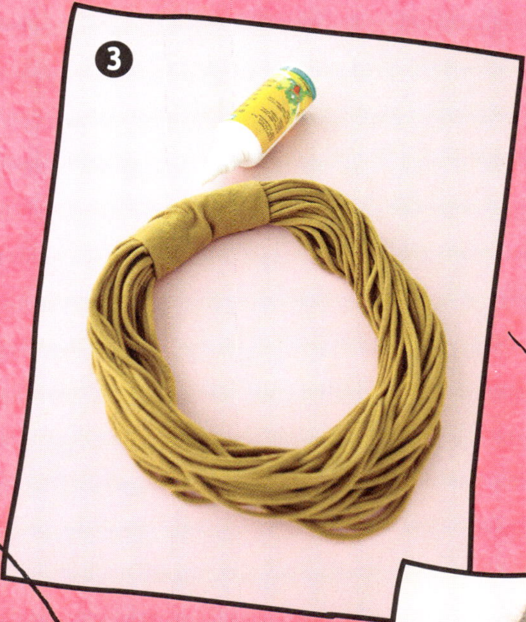

3 Anfang und Ende der Streifen zusammenführen und mit Textil- oder Heißkleber fixieren. Dann ein Stoff-Rechteck über die Stoßstelle kleben.

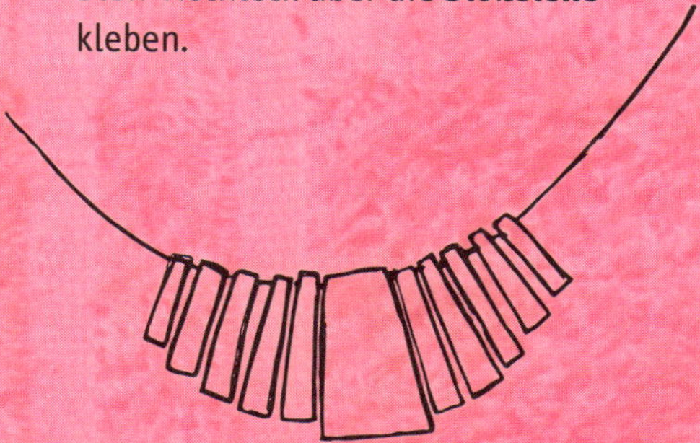

Je nach Stoffdicke und Anzahl sowie Länge der Streifen entsteht so entweder ein Stoffcollier oder ein Loop.

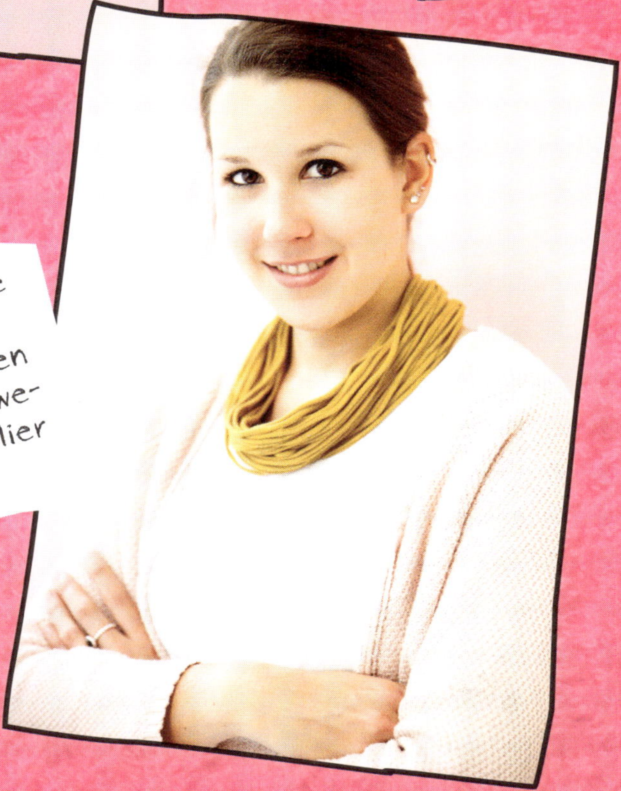

195 SHIRT-TASCHE

Unkompliziert, geräumig, selbst gemacht – so beschreibt man diese Tasche am besten. Du kannst mit ihr alte Lieblingsshirts, die du nicht mehr trägst, zu neuen Ehren kommen lassen.

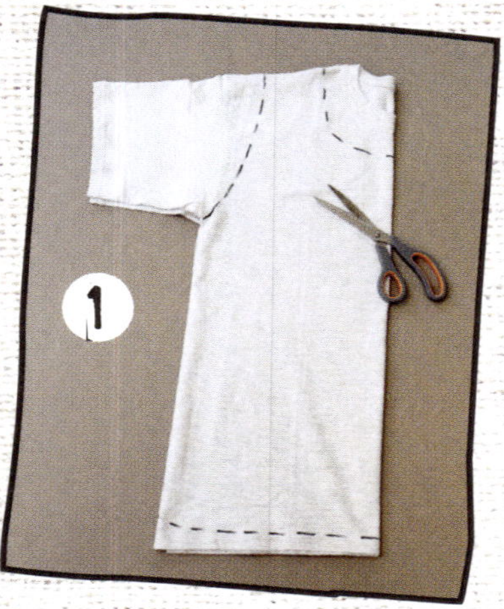

1 Schneide von einem T-Shirt die Ärmel und den Ausschnitt ab – jetzt sieht es aus wie ein Achselshirt (du kannst natürlich auch gleich ein Achselshirt nehmen). Außerdem den unteren Saum abschneiden.

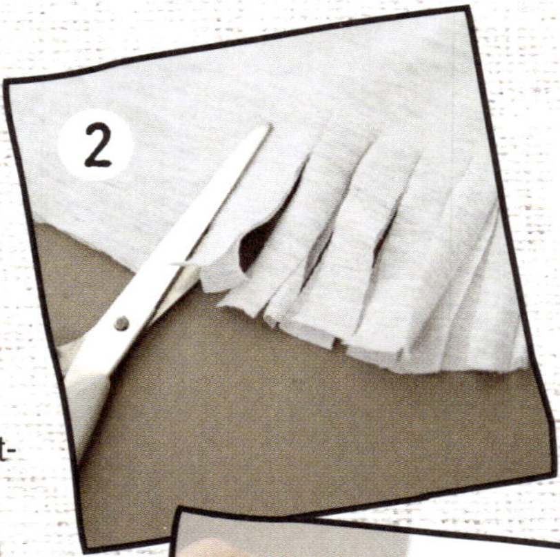

2 Schneide an der Unterkante des Shirts (da, wo du den Saum abgeschnitten hast) etwa 6 cm tief ein, Abstand zwischen den Schnitten ungefähr 1 cm.

3 Verknote immer zwei gegenüberliegende Streifen, einen vom Vorderteil und einen vom Rückteil, beginne an einer Seitennaht. Mache Doppelknoten und ziehe sie fest an, denn dieses Knotenwerk bildet den Boden deiner Tasche.

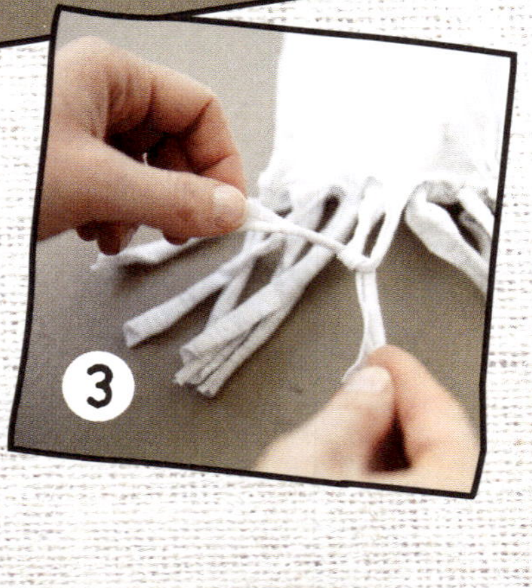

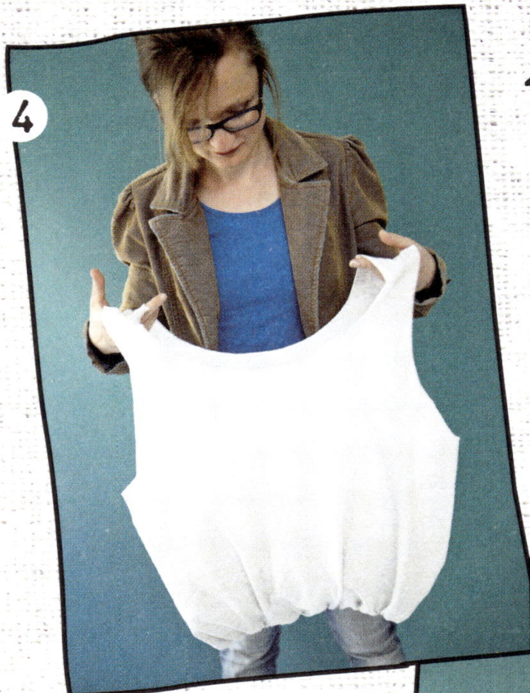

4 Tasche wenden – fertig!

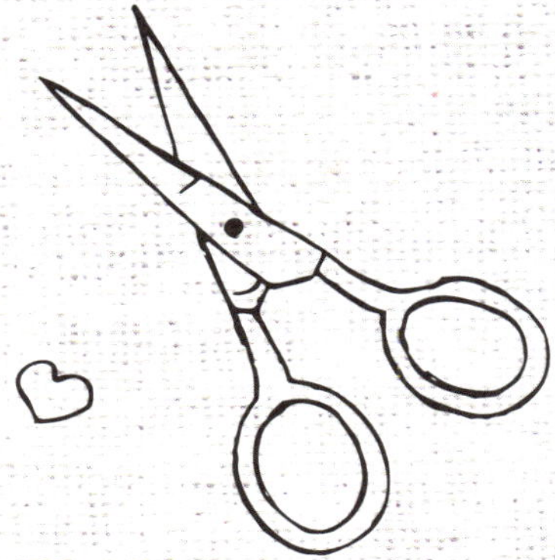

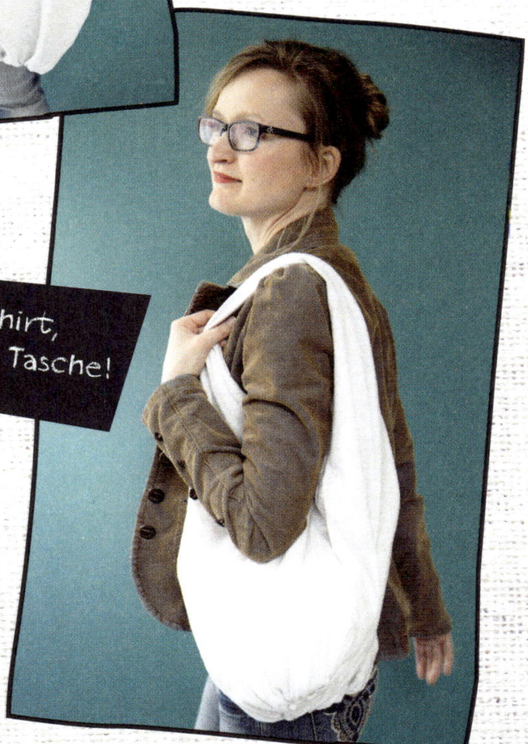

Je größer das Shirt, desto cooler die Tasche!

196 Zugluft-stopperjeans

Schneide einem Paar alten Jeans die Beine ab. Nähe die Hosenbeine an den Schnittkanten aneinander. Krempele dazu ein Hosenbein auf links und schiebe dort hinein das andere, auf rechts belassene Hosenbein. Jetzt liegen beide rechte Seiten aufeinander. Krempele nach dem Nähen alles auf rechts.

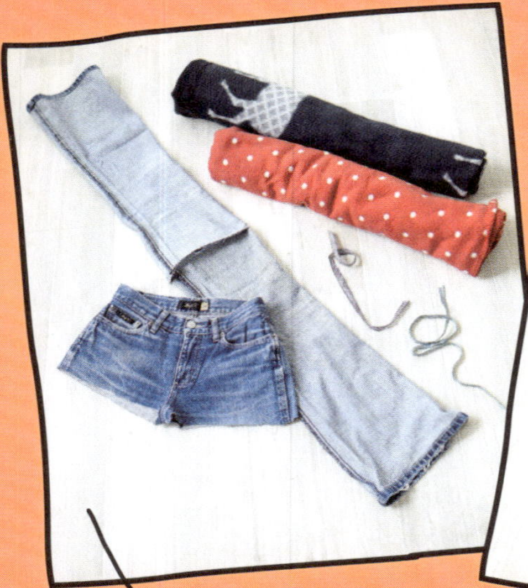

Fülle die Jeansrolle mit aufgerollten dicken Decken. Beide Enden der Zugluftrolle wie bei einem Riesen-Bonbon zubinden.

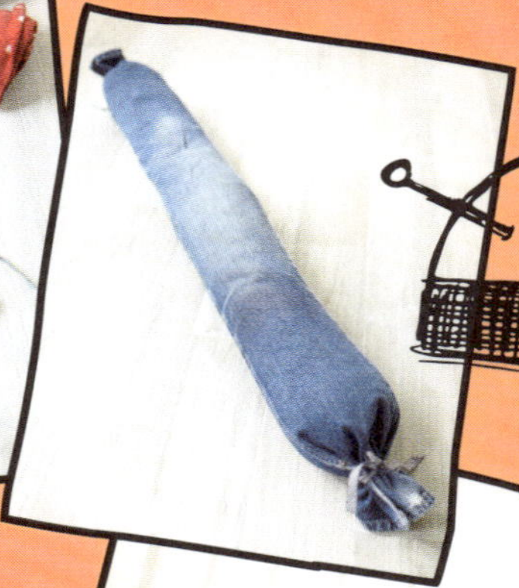

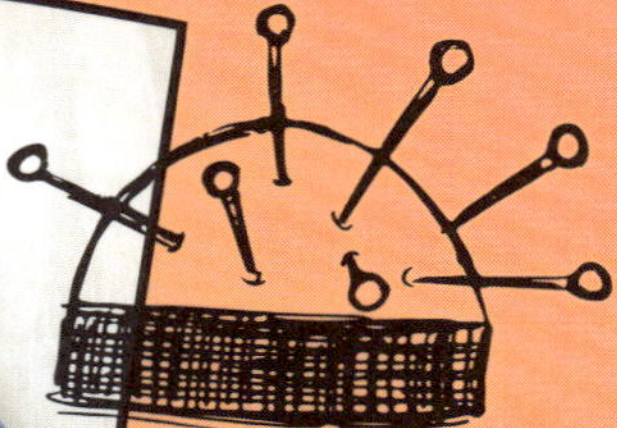

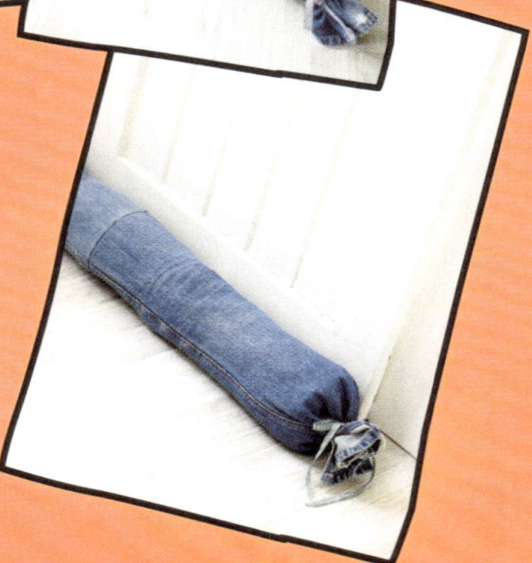

Auf diese Weise kannst du dir auch eine Nackenrolle machen. Dafür brauchst du sogar nur ein Hosenbein.

197

Jäckchen aus Loop

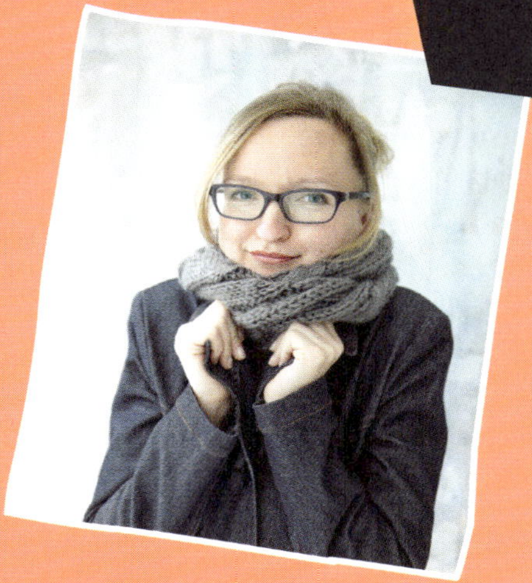

Im Winter klassischer Loop, im Sommer schulterwärmendes Jäckchen.

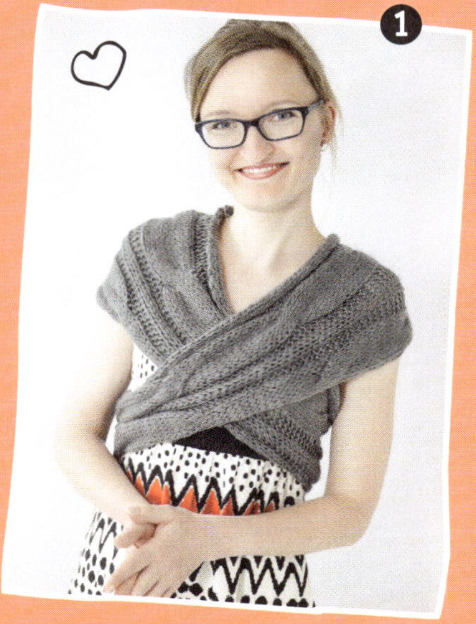

1 Lege dir den Loop um die Hüfte, verkreuze ihn vor deinem Bauch und schlinge ihn um deinen Nacken. Etwas zurechtzupfen und über die Schultern ziehen.

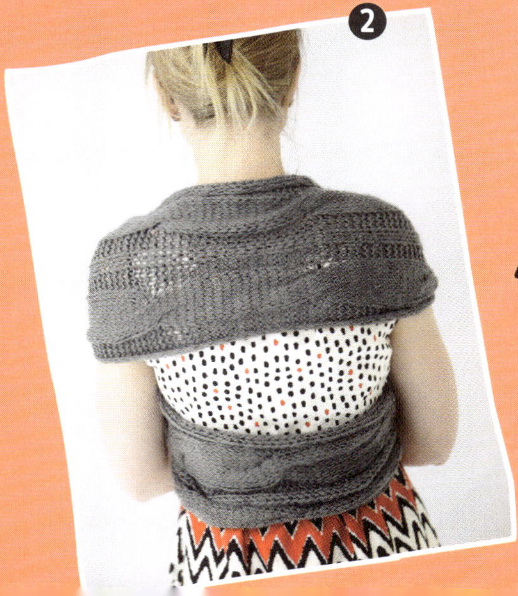

2 So sieht das Loop-Jäckchen von hinten aus.

Ladestation

198

Schneide aus einer alten Jeans die Gesäßtasche heraus, lasse oberhalb jedoch den Hosenbund stehen. In diesen Bund schneidest du quer einen Schlitz, in den der Stecker deines Ladekabels passt. Jetzt kannst du dein Handy in die Tasche stecken und bequem aufladen.

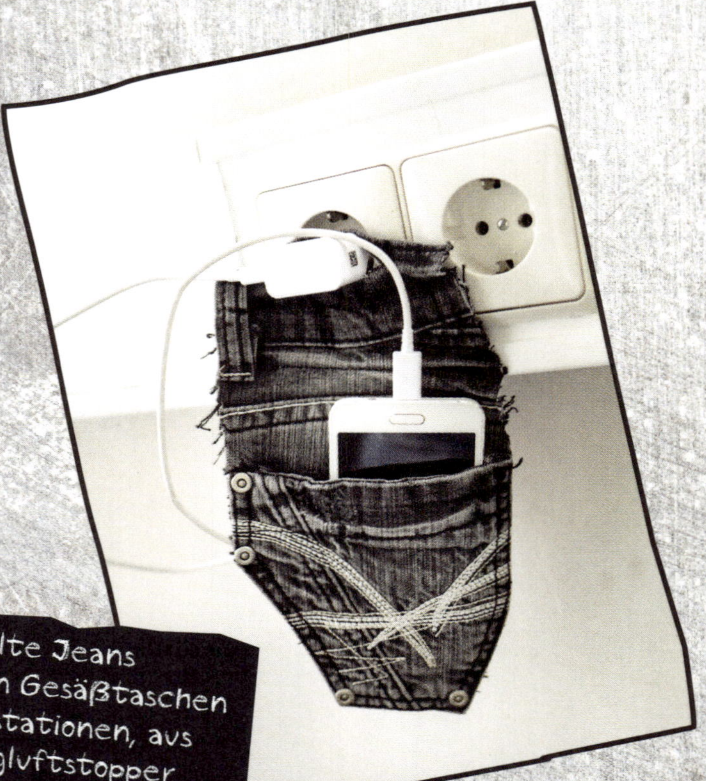

Schlachte deine alte Jeans richtig aus: Aus den Gesäßtaschen werden zwei Ladestationen, aus den Beinen ein Zugluftstopper (siehe Seite 274) und aus den Resten Modeschmuck (siehe Seite 217).

Geschenkt! 199

Wie heißen die Bänder, die im Ausschnitt in Blusen und Strickjacken eingenäht sind, damit die Teile nicht vom Bügel gleiten? Keine Ahnung! Aber wofür man sie noch verwenden kann, ist klar: als Schmuckbänder für kleine Präsente. Viele schneiden die Bänder heraus und werfen sie weg, dabei gibt es sie in allen Regenbogenfarben. Also aufheben!

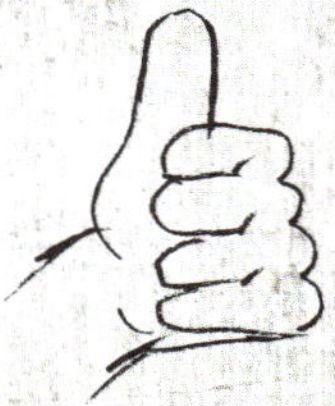

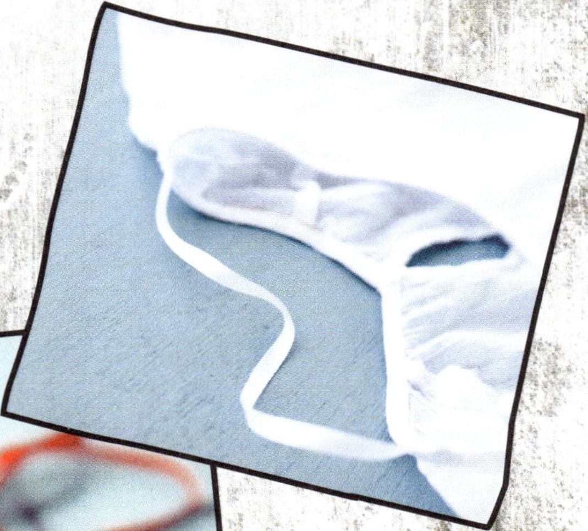

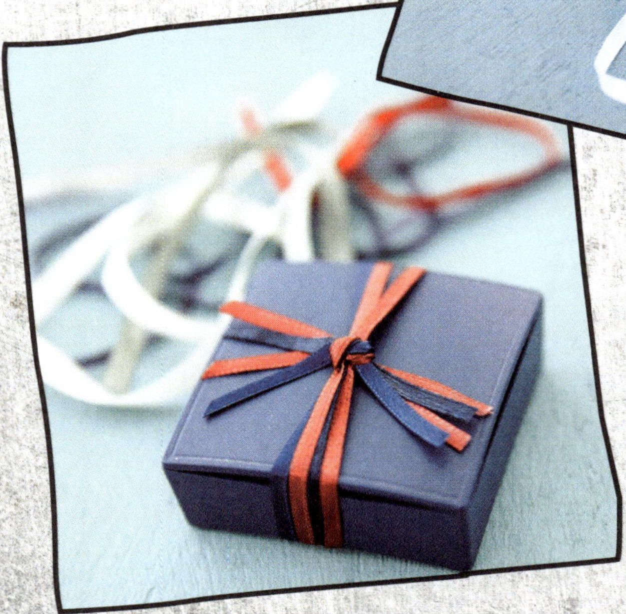

200 Tischset-Tasche

Diese Sommer-Gute-Laune-Clutch ist für wenige Euro gemacht. Sie bewahrt das Nötigste auf: Lippenstift, Handy, Geld und Taschentücher.

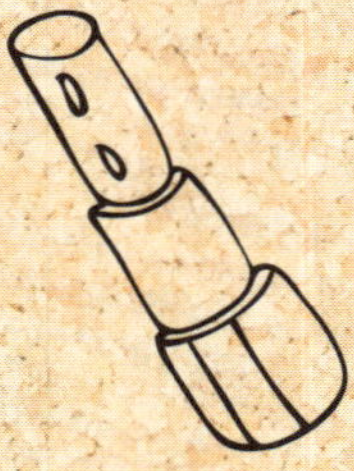

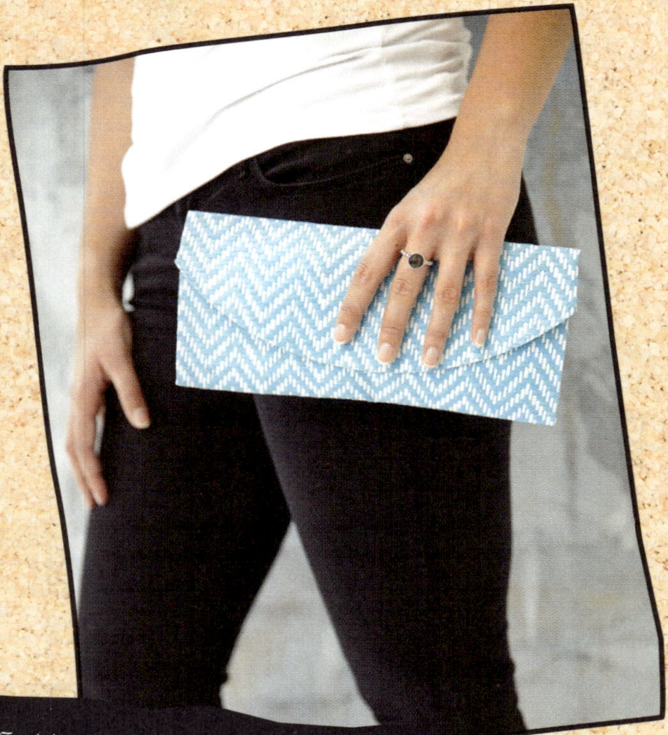

Es klappt auch mit ovalen Tischsets. Probiere die besten Positionen für die Falzungen an einem Stück Papier aus!

1 Man nehme ein hübsches rundes Tischset aus Bast …

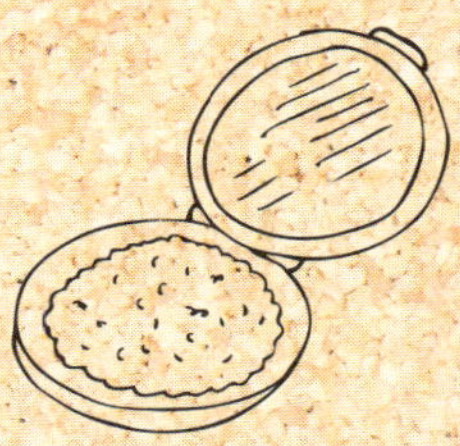

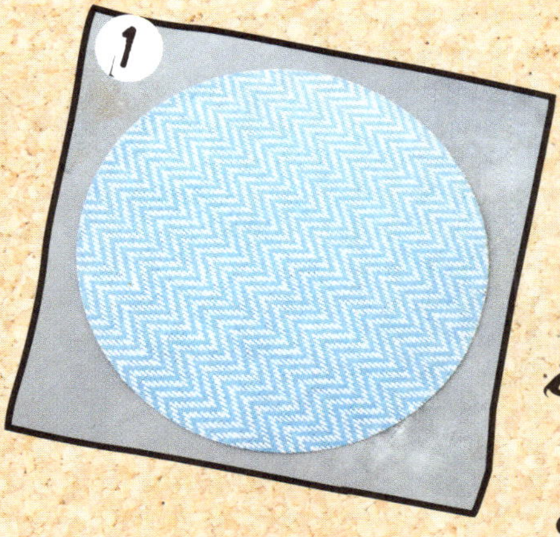

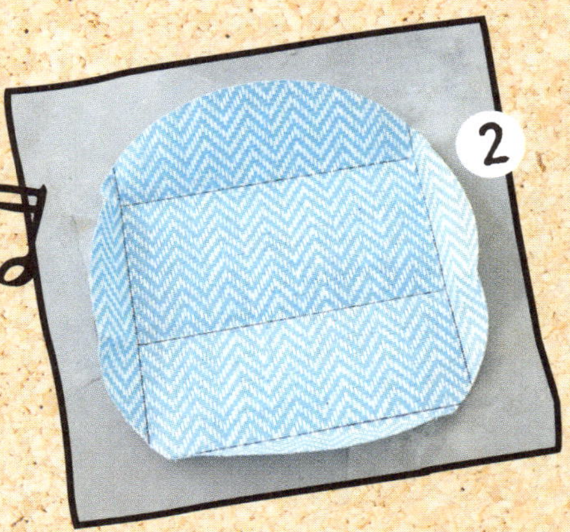

2 … und falte es wie auf dem Bild zu sehen. Wichtig ist, oben ein großes Halbrund als Verschlussklappe umzufalten. Das untere, schmale Halbrund dient nur dazu, den inneren Rand zu begradigen, damit du später besser in die Clutch greifen kannst.

3 Klebe das untere, schmale Halbrund nach oben fest. Klappe dann die seitlichen Halbrunde zur Mitte und benetze sie mit Heißkleber. Falte das Tischset in der Mitte, sodass diese beiden Halbrunde aneinanderkleben. (Die beiden viereckigen Tischsetpartien und das große Halbrund werden nirgends angeklebt.) Die Klebestellen bis zum Trocknen des Klebers mit Wäscheklammern fixieren.

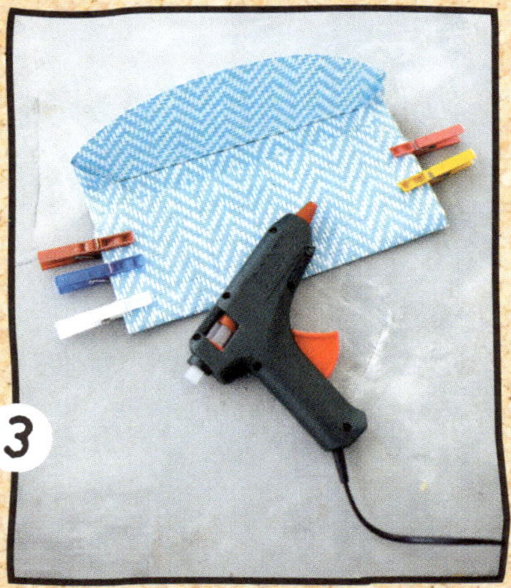

Fäustlinge aus alter Strickjacke 201

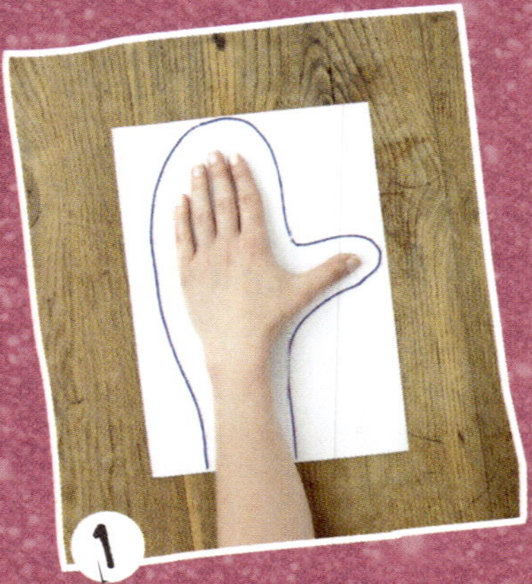

1 Fertige zuerst eine Schablone an: Lege deine Hand mit – Achtung, wichtig! – abgespreiztem Daumen auf ein Stück Papier. Umfahre die Hand mit einem Stift in großzügigem Abstand (mindestens 1 cm). Die Schablone sieht groß aus, aber schließlich soll der Handschuh auch bequem sein. Schablone ausschneiden.

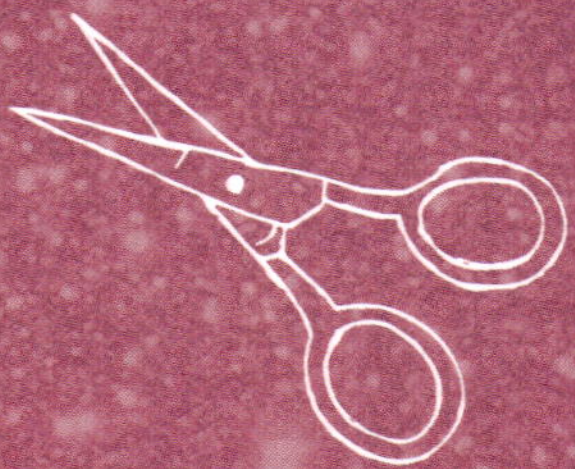

2 Lege die Schablone auf die zugeknöpfte Jacke. Wenn du die Schablone an den unteren Rand deiner Jacke anlegst, sparst du dir das Versäubern des Randes. Schneide die Kontur aus, und zwar durch beide Lagen – Vorder- und Rückenteil. Du erhältst zwei gegengleiche Teile. Diese rechts auf rechts aufeinanderlegen und den Rand (außer natürlich dort, wo du hineinschlüpfst) zusammennähen. Ruhig zweimal nähen, damit die Naht gut hält. Handschuh wenden.

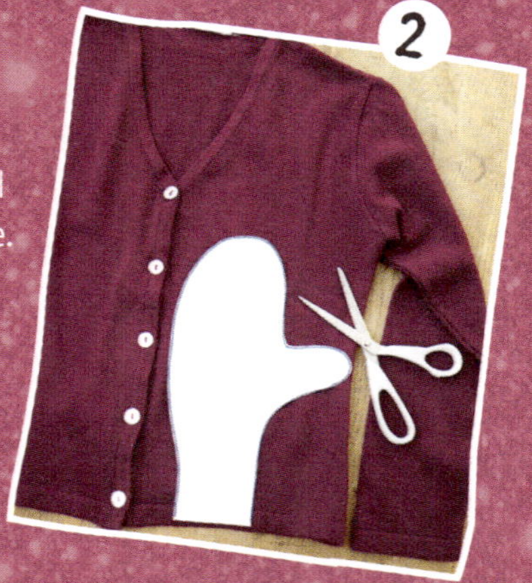

Du kannst Fäustlinge natürlich auch aus einem alten Pulli, einem Strickkleid und anderen Kleidungsstücken machen. Wichtig ist, dass der Stoff warm und leicht dehnbar ist.

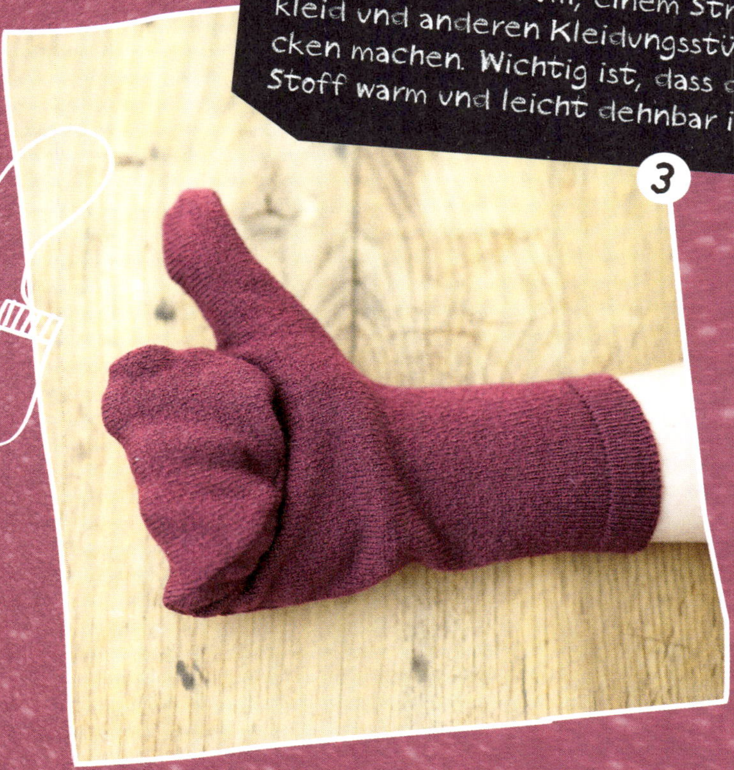

3 Auf dieselbe Art und Weise den zweiten Handschuh fertigen. Falls sich das Vorder- und Rückenteil deiner Jacke unterscheiden, z. B. das Vorderteil ein Muster hat, das Rückenteil nicht, musst du für den zweiten Handschuh die Schablone spiegelverkehrt auflegen. Sind Vorder- und Rückenteil gleich, ist das nicht nötig.

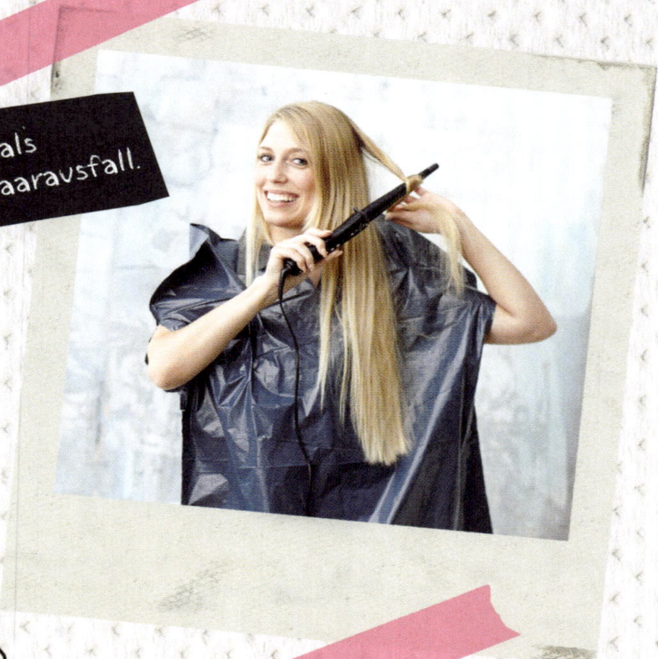

Funktioniert auch als Frisier-Cape bei Haarausfall.

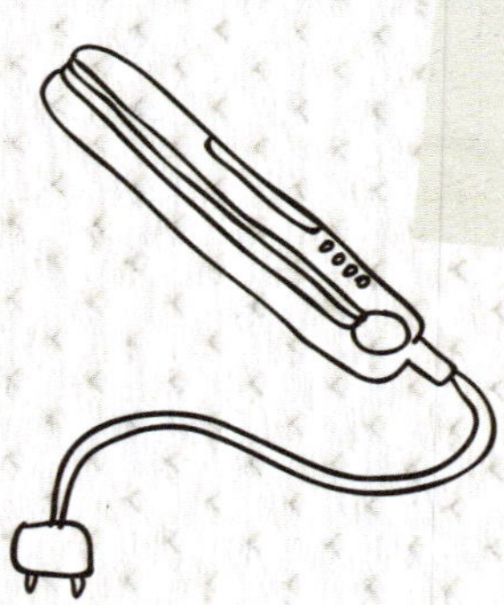

202

Du hast die Haare schön!

Damit deine Lieblingsbluse nach dem Haarefärben kein Fall für den Müllsack ist, kannst du dir letzteren einfach als Schutz überziehen. Lege den Plastiksack hochkant vor dich hin, Öffnung nach unten. Schneide links und rechts oben zwei Schlitze in die Seitennähte – da kommen später deine Arme durch. Oben einen waagerechten Schlitz als Halsausschnitt machen. Damit du bequem mit dem Kopf hineinpasst, noch einen senkrechten Schnitt in der Mitte ansetzen.

Hemdsärmelig

203

Flaschen-Verpackung: Sieht aus wie ein Mini-Hemd, ist aber der Ärmel eines ausrangierten Oberhemds. Einfach den Ärmel in passender Länge abschneiden und über die Flasche Rotwein stülpen. Manschetten zuknöpfen oder offen lassen – ganz wie du magst.

Schau mal auf Seite 264, aus dem Rest des Oberhemds wurde eine Kochschürze. Perfektes Recycling!

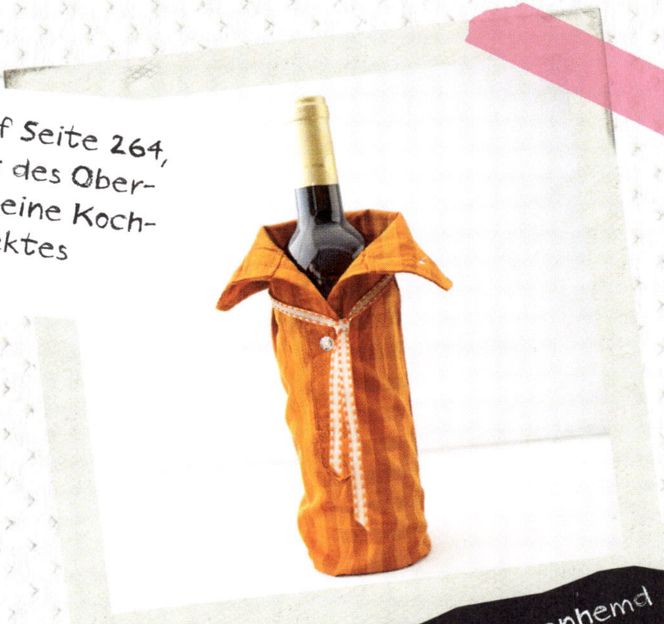

Witzig wird das Flaschenhemd mit einem Zierband-Krawattenknoten. Wie der geht, erfährst du auf Seite 220.

TASCHEN-TUCH

204

Eine Tasche aus einem Tuch? Yep! Und zwar ganz ohne Nähen, versprochen! Die Tasche wird nur geknotet. Alles, was du brauchst, ist ein großes (mindestens 1,40 m x 1,40 m) quadratisches Tuch.

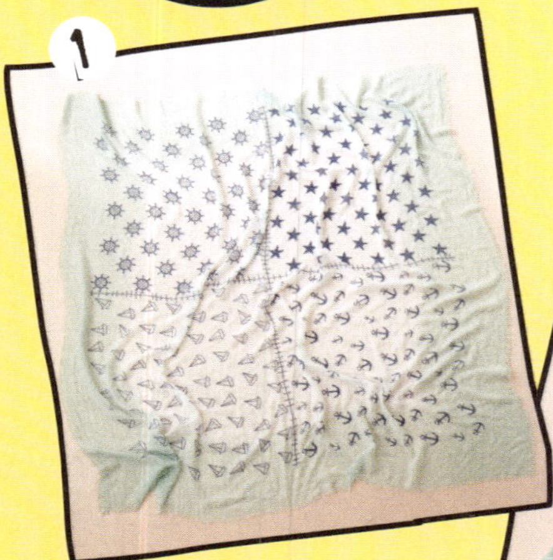

1 Lege das Tuch vor dich hin.

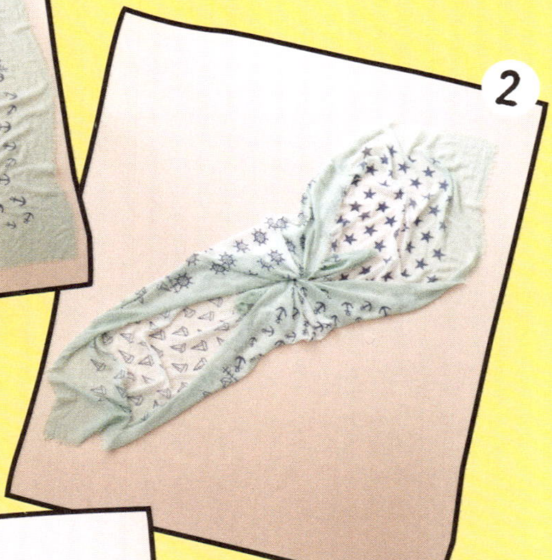

2 Verknote zwei gegenüberliegende Ecken …

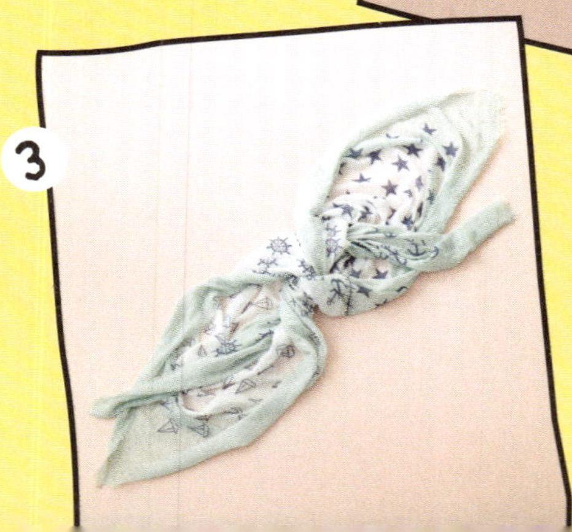

3 … und ziehe die Zipfel dabei so lang, dass sie bis zu den anderen beiden Ecken reichen.

4 Knote nun alle vier Ecken mit einem Doppelknoten zusammen – fertig! Die Tasche bekommt durch diese Falttechnik eine Art Deckel, so kann nichts so leicht rausfallen bzw. niemand unbemerkt reingreifen.

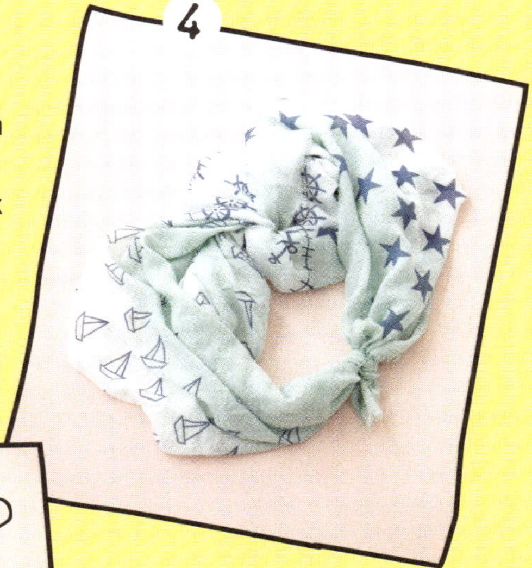

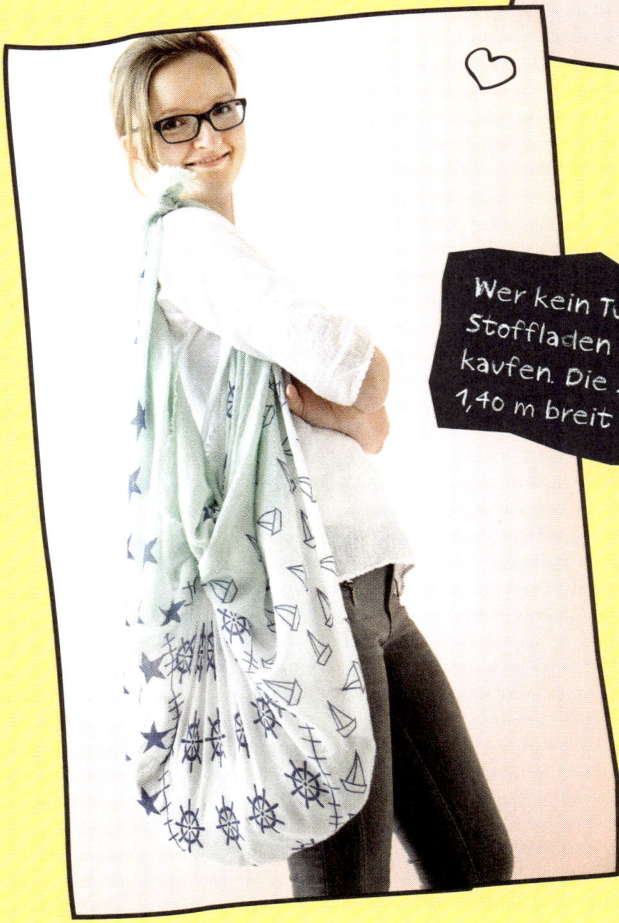

Wer kein Tuch hat, kann sich im Stoffladen auch Stoff als Meterware kaufen. Die Stoffballen sind meist 1,40 m breit – perfekt! ;-)

Notizen

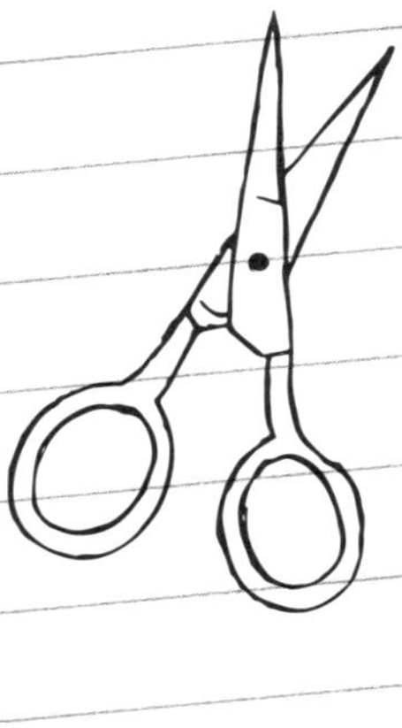

Aha!

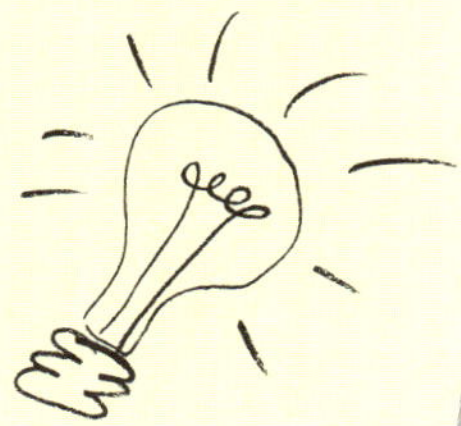

Übrigens sind nicht nur die Bewohner deines Kleiderschranks recyclingfähig. Andere Textilien sind ebenso zu Höherem bestimmt, Bettwäsche beispielsweise. Hochwertige, hübsch gemusterte Satin-Bettwäsche, im Sale günstig erstanden, ist ein wahnsinnig großes Stück Stoff für kühne Nähträume: Wie wäre es mit einem Traumkleid in Maxilänge? Omas weiße Spitzen-Häkeldecke wird mit champagnerfarbenem Futter zum Hingucker-Minirock, ein Frottee-Saunatuch zum Bademantel für die Kids, Geschirrtücher mit provenzalischen Mustern werden zu Kissenbezügen. Also, was recycelst du?

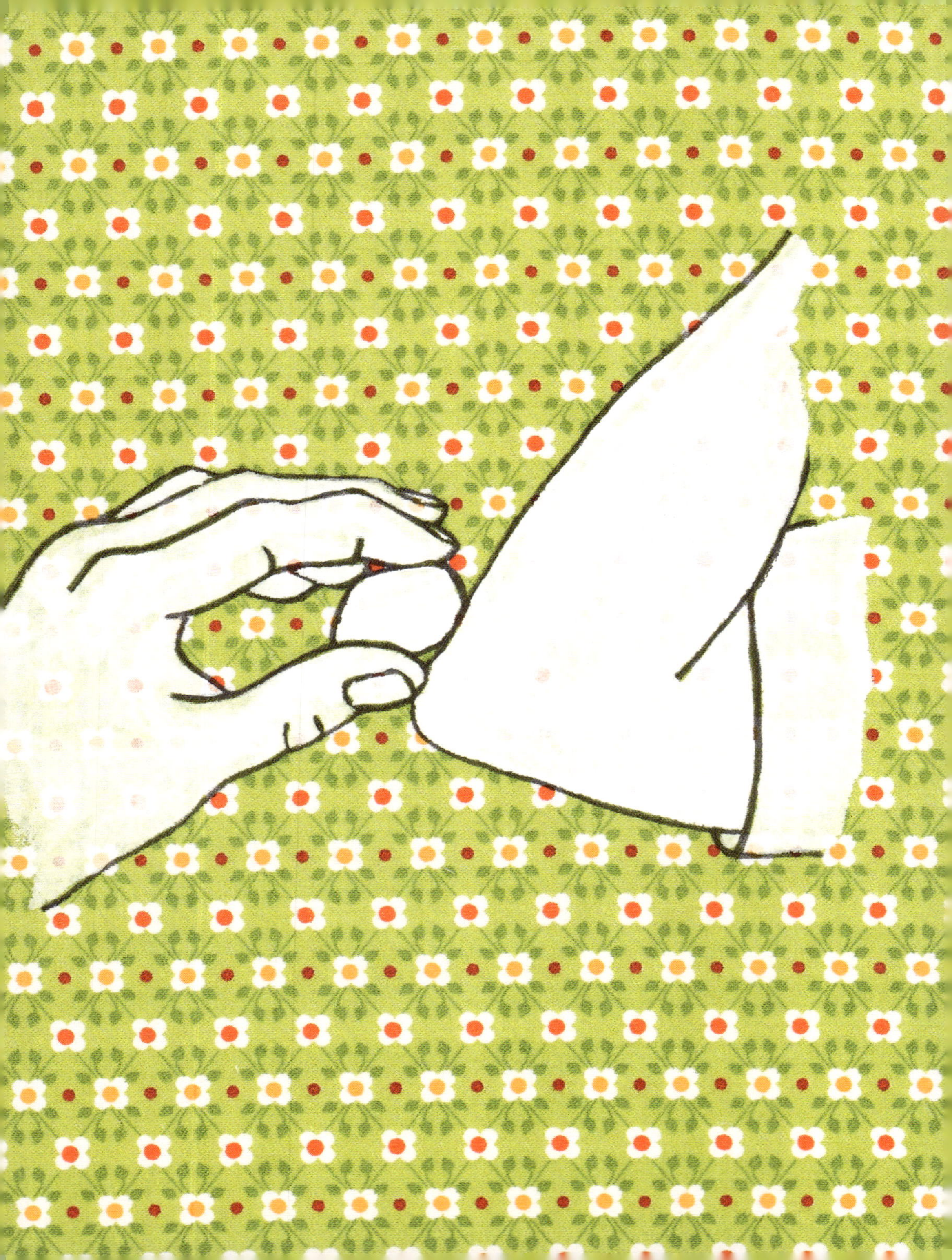

Gesund & munter

Angestoßen? Butter hilft gegen blaue Flecken.

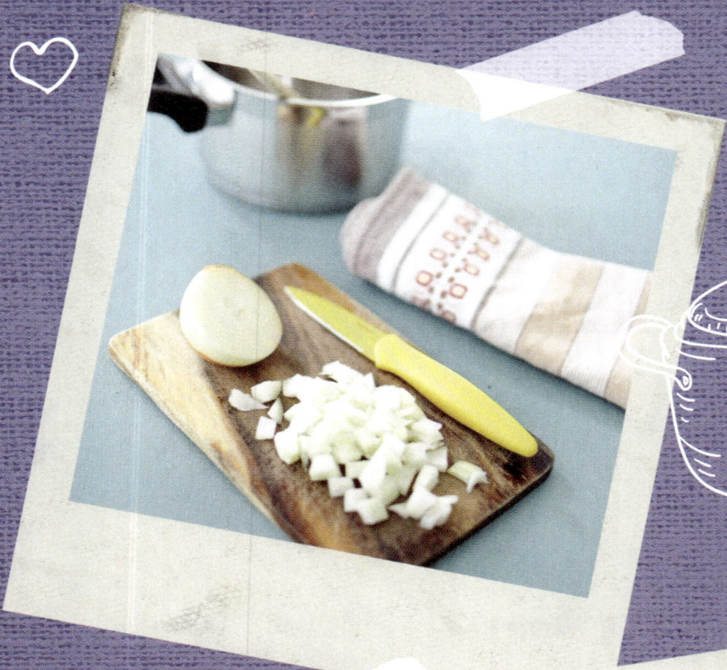

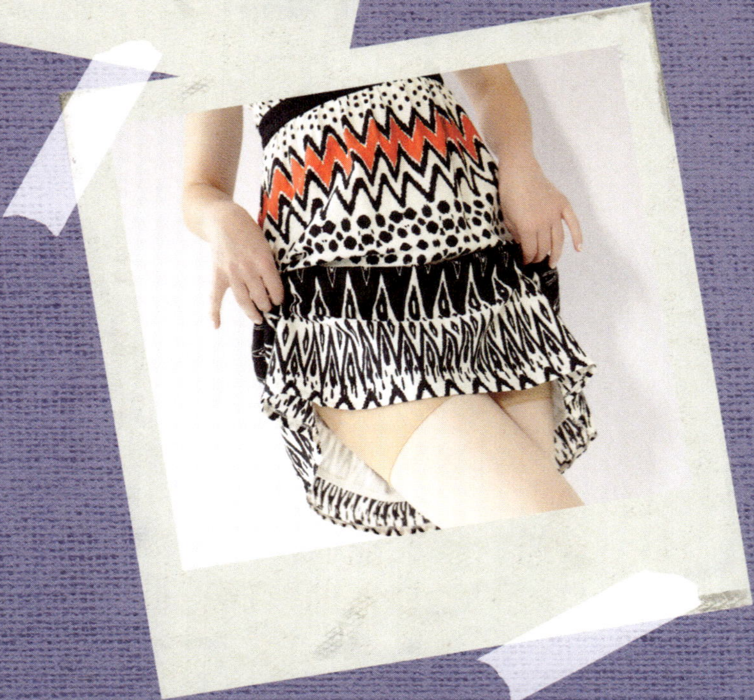

Schön ist, wem es gut geht. Bei kleinen Wehwehchen und körperlichen Unannehmlichkeiten gibt es gute Hausmittel, die du – vorausgesetzt, du bist sonst gesund und hast keine Allergien – ohne Nebenwirkungen ausprobieren kannst. Dieses Gesundheitskapitel zielt auf den ganzen Körper: oben am Scheitel mit Kopf- und Zahnschmerzen angefangen bis hinunter zur Sohle mit einem Tipp gegen Schweißfüße. Wenn die Beschwerden jedoch heftig sind, lang anhalten oder häufig wiederkehren, musst du zum Arzt gehen!

Igitt, Nasenbluten! 205

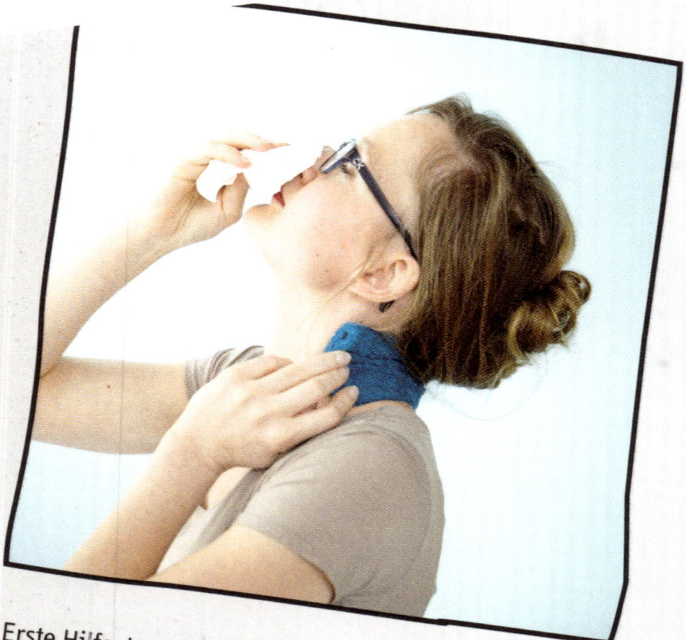

Erste Hilfe: Lege dir einen mit kaltem Wasser getränkten Lappen ins Genick. Das Nasenbluten sollte bald stoppen. Den Kopf ohne Kühlung in den Nacken zu legen, hilft nicht – das Blut läuft dir lediglich in den Rachen.

Das hilft ebenfalls: Lasse kaltes Wasser über deine Unterarme laufen.

206 ÖLZIEHEN

Durch das Ölziehen mit Kokosöl werden Giftstoffe gebunden und im wahrsten Sinne ausgespuckt; schädliche Bakterien werden dezimiert. Dadurch werden Karies und Mundgeruch vermindert und die Zähne weißer!

Wem seine Zähne immer noch nicht weiß genug sind, der sollte für eine professionelle Zahnaufhellung zum Zahnarzt gehen. Hände weg von im Internet empfohlenen Hausmitteln (wie dem Zähneputzen mit Natron). Das kann den Zahnschmelz angreifen!

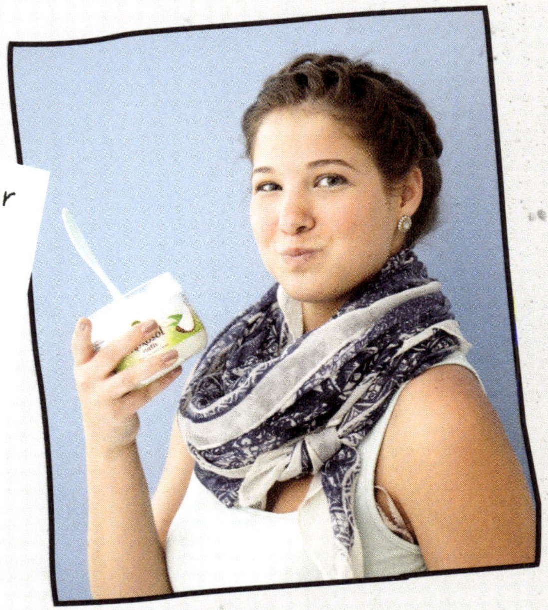

Und so geht's: Nimm morgens noch vor dem ersten Bissen (selbst ein Glas Wasser vor dem Ölziehen ist verboten) mindestens 1 TL, besser 1 EL Kokosöl in den Mund und bewege es 20 Minuten lang hin und her: schlürfen, schütteln, durch die Zähne saugen – Hauptsache, es kommt überall hin. Ganz wichtig: Bloß nicht runterschlucken mit all den gelösten Giften! Zum Schluss ausspucken und den Mund gründlich mit klarem Wasser ausspülen. Danach normal Zähne putzen.

207 Ohne Ziepen

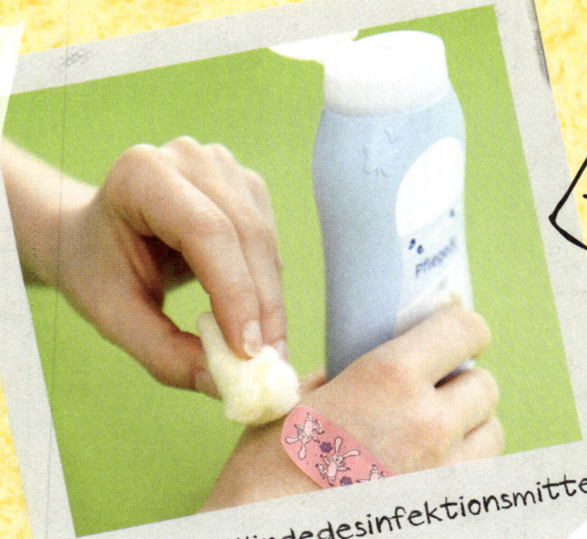

Alternativ Händedesinfektionsmittel verwenden.

Schneller ist besser!

Pflaster von der Haut lösen kann ganz schön wehtun. Babyöl mildert das Ziepen beim Ablösen. Besonders Kinder freuen sich über diese Spezialbehandlung!

Kühler oder warmer Umschlag, beides hilft!

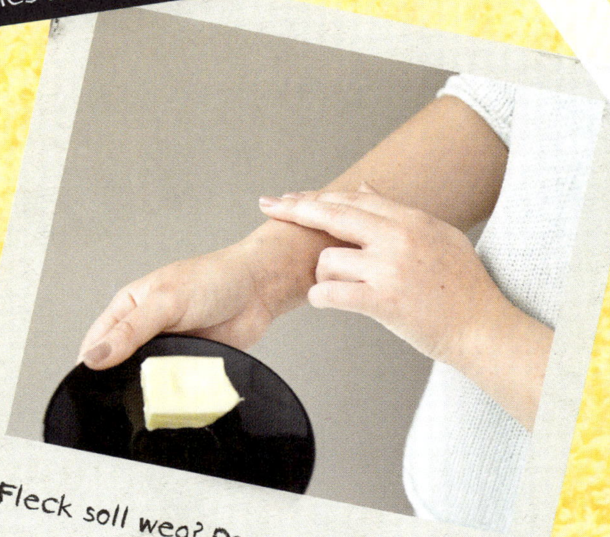

Fleck soll weg? Dann iss viel Ananas!

208

Autsch… das wird blau!

Wenn du dich gestoßen hast und einen Bluterguss befürchtest, streiche so schnell wie möglich etwas Butter auf die Stelle. Der blaue Fleck wird entweder ganz ausbleiben oder sich milder entwickeln.

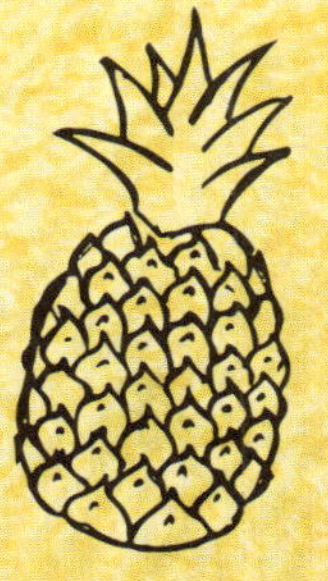

APRÈS SUN

209

Sonnenbrand? Koche grünen Tee und lasse ihn ganz abkühlen. Tauche ein dünnes Tuch ein, wringe es aus und lege es auf die gerötete Körperpartie.

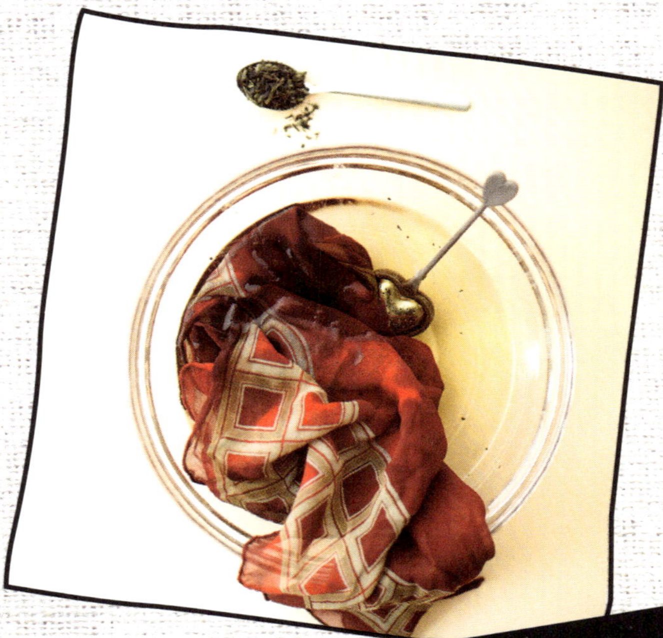

Du kannst den Tee auch in eine Sprühflasche füllen, im Kühlschrank durchkühlen lassen und auf die Haut nebeln – wohltuend!

Mische Apfelessig mit Wasser im Verhältnis 1:4, tränke einen Wattebausch damit und tupfe es auf die sonnenverbrannte Haut.

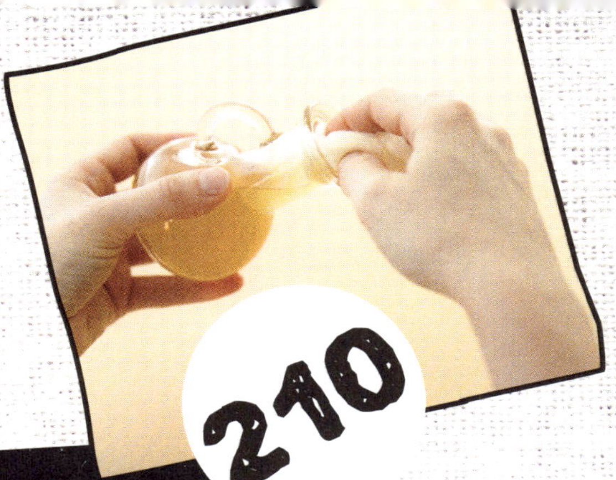

210

Sonnenbrand-alarm

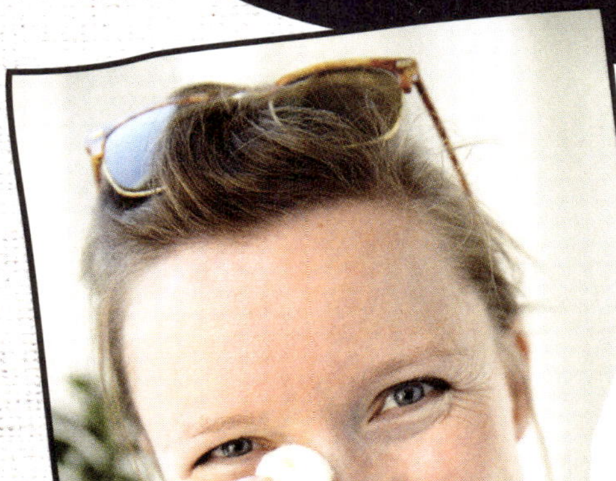

Hausmittel nur bei leichtem Sonnenbrand anwenden. Wenn die Haut sich etwa schält oder Entzündungen und Wunden in der Nähe des Sonnenbrands sind, darfst du keinen Apfelessig anwenden. Er könnte die Bereiche reizen und es würde obendrein brennen. Bei starkem Sonnenbrand musst du ohnehin zum Arzt.

211 AN APPLE A DAY

2x Apfel für die Verdauung: Wie er auf die Verdauung wirkt, kommt auf seine Darreichungsform an.

1 Wer herzhaft in einen ganzen Apfel beißt, regt seine Verdauung leicht an.

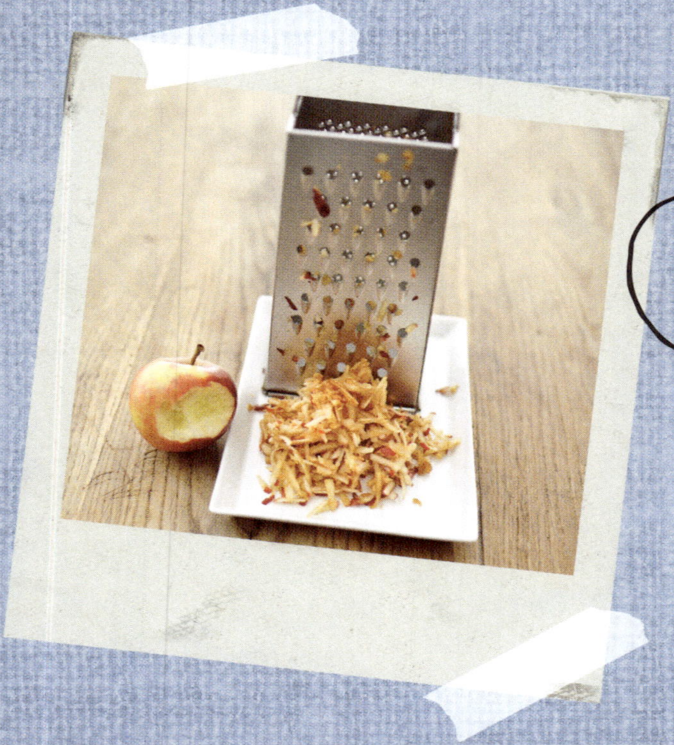

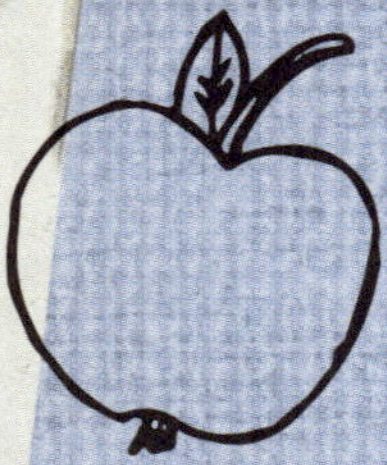

2 Bei Durchfall jedoch solltest du den Apfel (mit Schale!) fein reiben. Lasse ihn so lange an der Luft stehen, bis die Apfelschnitzel braun geworden sind. Dann langsam essen.

212 Kopfschmerz ade!

Kaffee mit Zitrone bei Kopfschmerzen: schmeckt fürchterlich – hilft aber. Koche dir eine Tasse schwarzen Kaffee und füge den Saft einer halben Zitrone hinzu.

Kopfweh? Trinke viel, viel Wasser und tupfe Lavendel- oder Pfefferminzöl auf deine Schläfen.

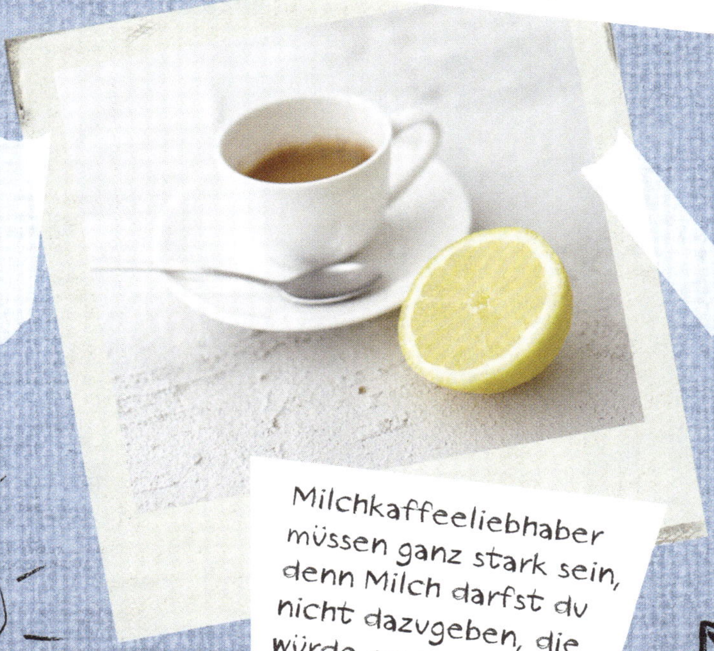

Milchkaffeeliebhaber müssen ganz stark sein, denn Milch darfst du nicht dazugeben, die würde gerinnen.

FRISCHER ATEM

213

Mundgeruch lässt sich durch das Kauen von Anis-, Fenchel- oder Kümmelsamen lindern.

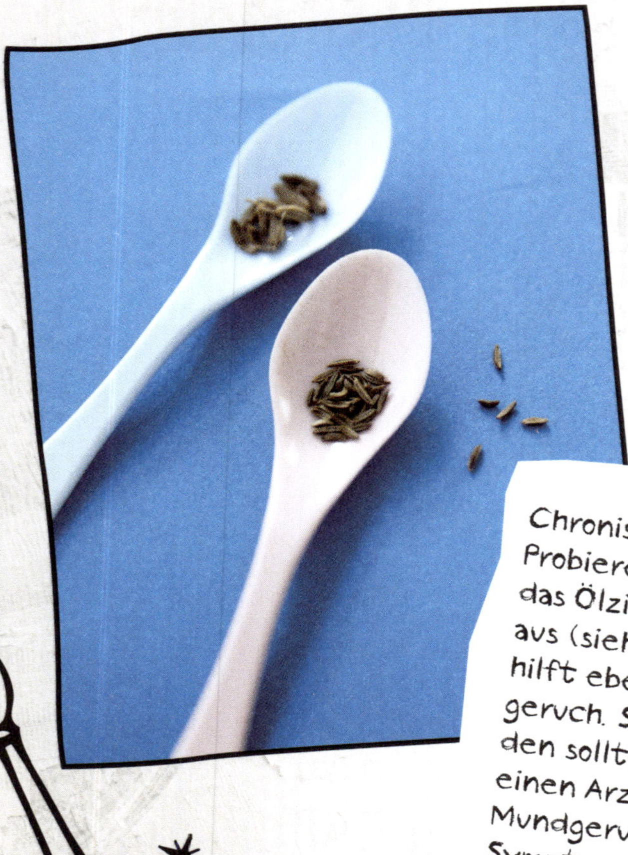

Chronischer Mund-Muffel? Probiere auch einige Zeit das Ölziehen mit Kokosöl aus (siehe Seite 293), es hilft ebenfalls bei Mundgeruch. Starke Beschwerden solltest du durch einen Arzt checken lassen, Mundgeruch ist manchmal Symptom einer ernsten Krankheit.

Schweiß-flecken? 214

Statt teurer Achselpads kannst du Slipeinlagen nehmen. Ja, richtig gehört! Genauso saugfähig wie Achselpads, nehmen sie den Schweiß gut auf und leiten ihn vom Körper weg. Einfach eine Slipeinlage halbieren und jeweils unter die Achsel ins Oberteil kleben (nicht auf die Haut!). Probiere verschiedene Marken aus. Es ist wichtig, dass die Klebestreifen der Slipeinlagen gut am Stoff kleben.

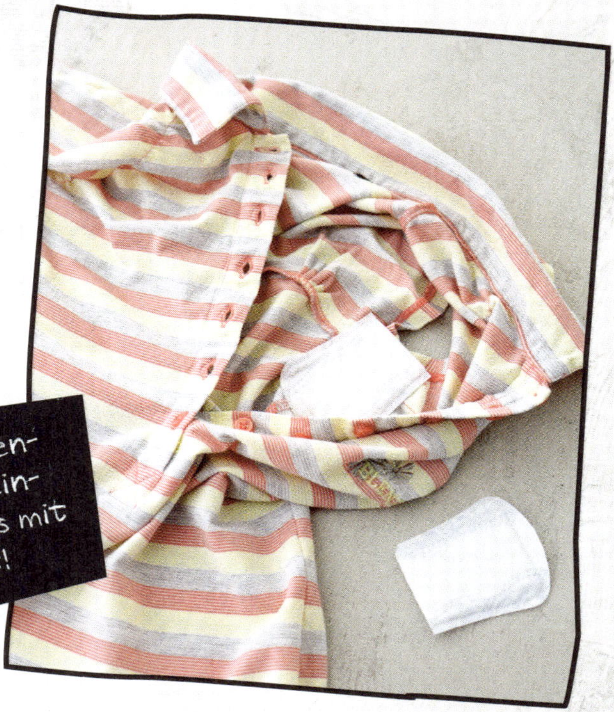

Schöner Nebeneffekt: Slipeinlagen gibt es mit Frischeduft!

Schenkelschutz

215

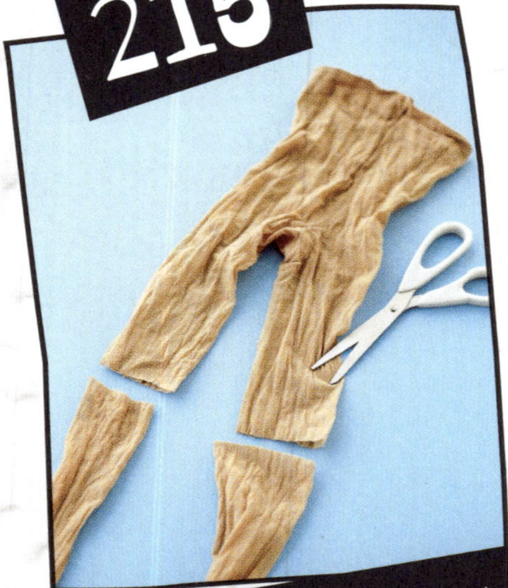

Im Sommer reiben unter Röcken und Kleidern häufig die Oberschenkel schmerzhaft aneinander. Schneide bei einer Feinstrumpfhose unterhalb der reibenden Stelle die Beine ab. Das so entstandene Höschen schützt deine Haut und unterhalb des Rocksaums glänzt du mit nackten Beinen.

Übrigens: Je höher die DEN-Zahl der Strumpfhose, desto weniger löst sie sich an der Schnittkante auf.

Marathonläufer wissen es schon lange: Auch Vaseline kann helfen. An den potenziellen Scheuerstellen aufgetragen, vermindert sie die Reibung. Eventuell ein kleines Döschen Vaseline in die Handtasche stecken – zum Nachcremen.

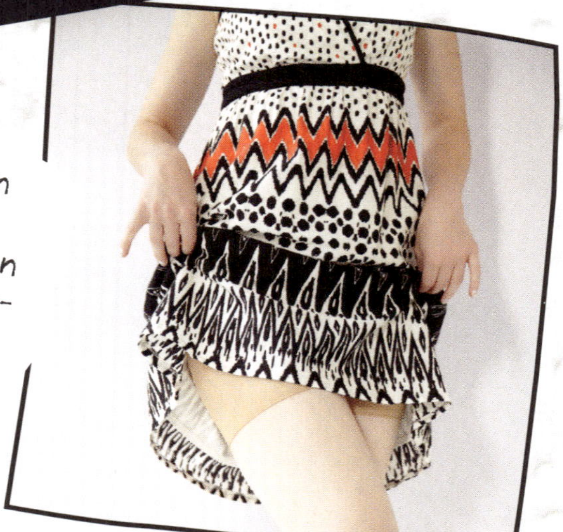

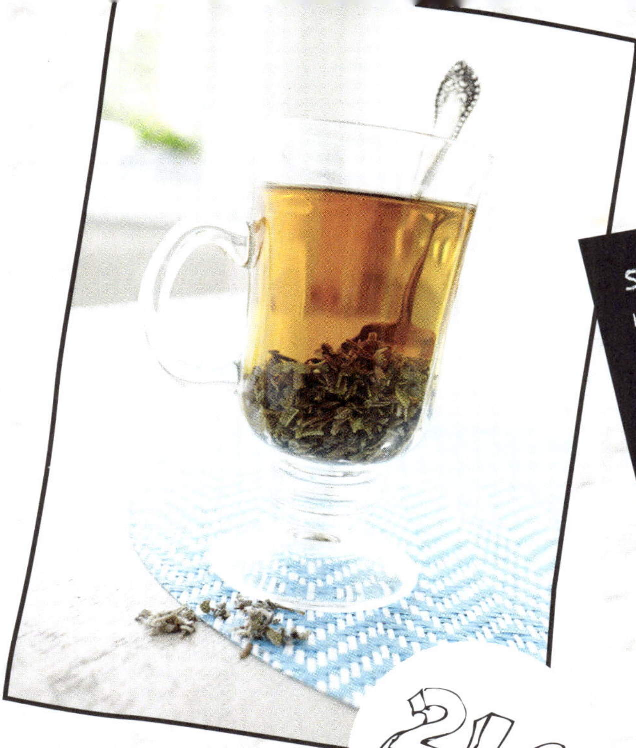

Salbeitee kann noch mehr: Er lindert leichte Entzündungen im Mund, z. B. am Zahnfleisch; spüle ihn dafür eine Weile im Mund hin und her. Und regelmäßige Salbeitee-Fußbäder helfen gegen Schweißfüße.

216

Halsweh-Hilfe

Gieße 1 TL getrocknete Salbeiblätter oder 1 Teebeutel mit 1 Tasse heißem Wasser auf, lasse den Tee 10 Minuten ziehen. Abkühlen lassen, bis es angenehm ist, damit zu gurgeln. Während des Abkühlens kannst du den Salbeidampf inhalieren.

Gurgeln hilft auch ohne Salbei: einfach 1 TL Salz in einer Tasse warmem Wasser auflösen, gurgeln, ausspucken.

217

OH JE, ZAHNWEH!

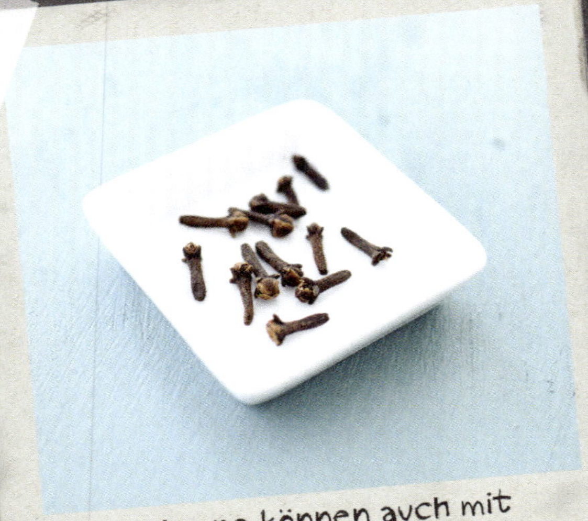

Erwachsene können auch mit Hochprozentigem gurgeln. Ausspucken nicht vergessen!

Du hast Zahnschmerzen, kannst aber erst in ein paar Stunden zum Zahnarzt? Beiße auf eine Gewürznelke, die dämpft den Schmerz vorübergehend. (Die Schmerzursache können Nelken leider nicht beheben, da hilft nur der Doc.)

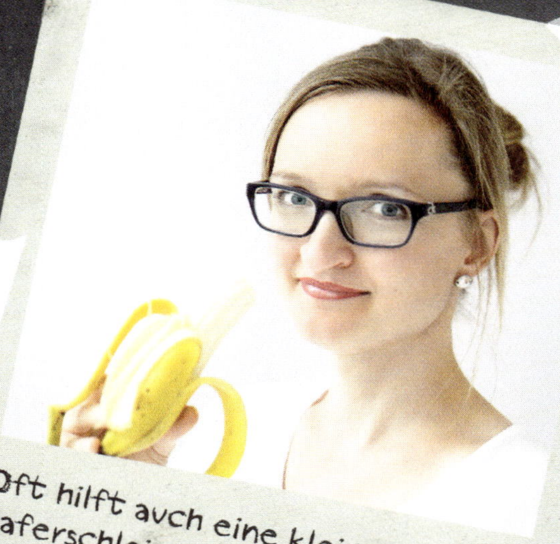

Oft hilft auch eine kleine Portion Haferschleim gegen Magenprobleme.

Nervöser Magen? 218

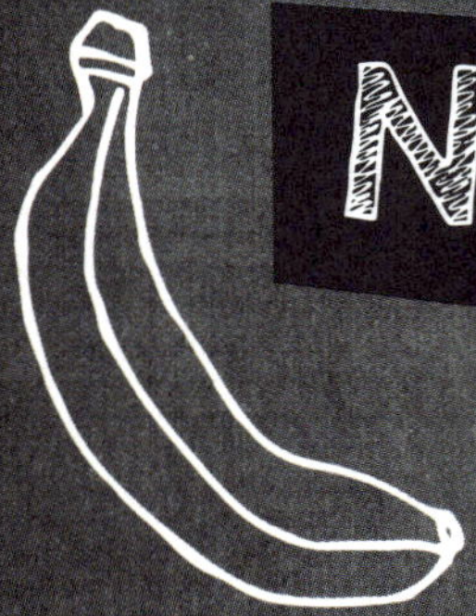

Iss eine Banane! Sie legt sich wie ein Schutzfilm auf die Magenschleimhaut und beruhigt den Magen.

Gewusst? Bananen unterstützen auch beim Einschlafen und können Schmerzen vor und während der Regelblutung lindern.

OHRENSCHMERZ, LASS NACH

219

Schäle eine große Zwiebel, schneide sie in Würfel und erwärme sie in einem Topf. Knote die warmen Zwiebelwürfel in ein Tuch, wie beim Kamillenpäckchen auf Seite 114 beschrieben, und lege es auf das schmerzende Ohr. So lange liegen lassen, bis das Päckchen abgekühlt ist.

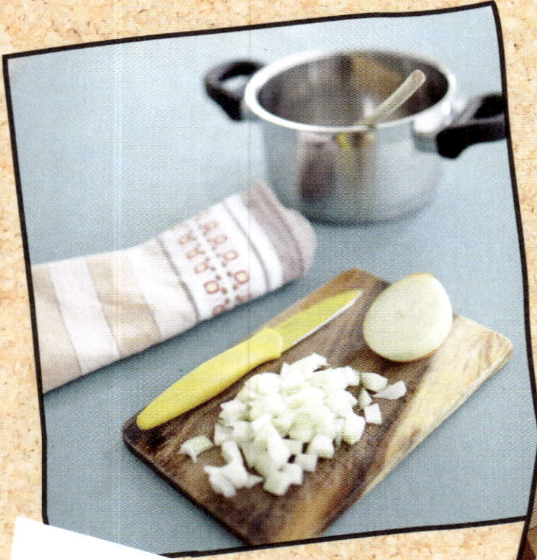

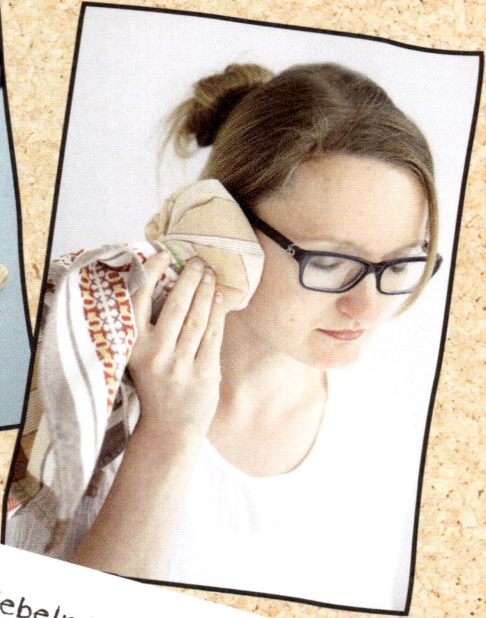

Wusste schon Omas Oma: Zwiebeln helfen gegen Husten! Kleine Würfel einer rohen Zwiebel in ein Gefäß mit Deckel geben, je nach Größe der Zwiebel 2–4 EL Zucker hinzufügen und im Kühlschrank durchziehen lassen, bis sich Saft gebildet hat. Den Zwiebelsaft teelöffelweise einnehmen.

220

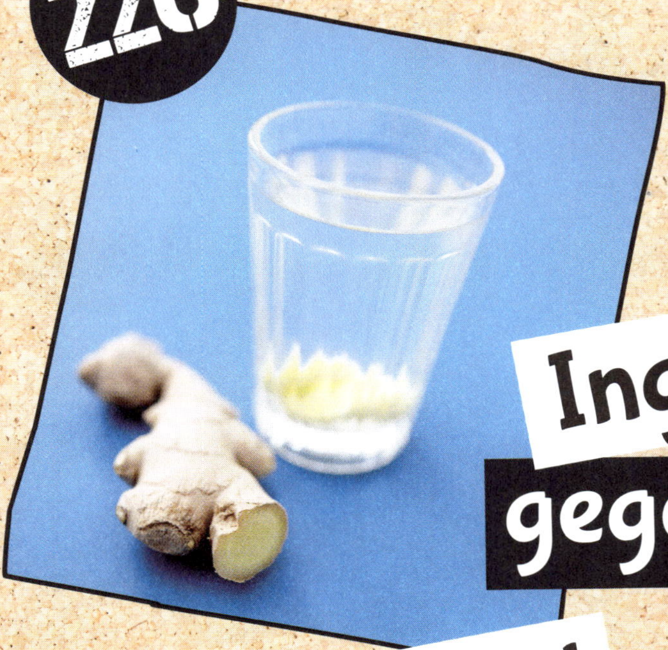

Ingwer gegen Reiseübelkeit

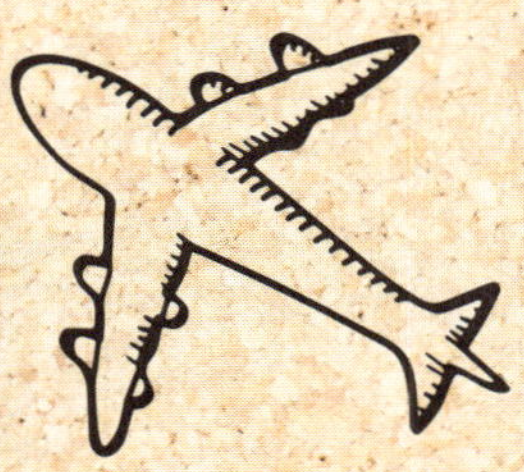

Der Bus schaukelt von links nach rechts, das Flugzeug von oben nach unten, und dein Magen dreht sich im Kreis? Probiere Ingwertee! Trinke ihn eine halbe Stunde vor Reiseantritt.

Wem die Schärfe nichts ausmacht, der kann auch ein kleines Stückchen Ingwer kauen. Schwangere sollten erst ihren Arzt fragen, bevor sie zu Ingwer greifen.

Halswickel 221

... und zwar kalt! In vielen Halsweh-Fällen hilft das Kontrastprogramm zu „Ich muss mir mal einen warmen Schal umbinden" erstaunlich gut. Du merkst in wenigen Minuten, ob dir die Kühle des Wickels Linderung verschafft. Wenn du keine Veränderung merkst oder dich gar fröstelt, weg mit dem Wickel!

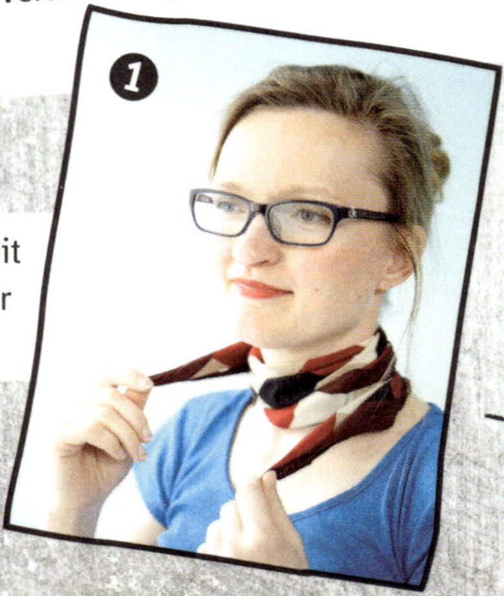

1 Befeuchte ein dünnes Tuch mit kühlem (nicht eiskaltem) Wasser und lege es um deinen Hals.

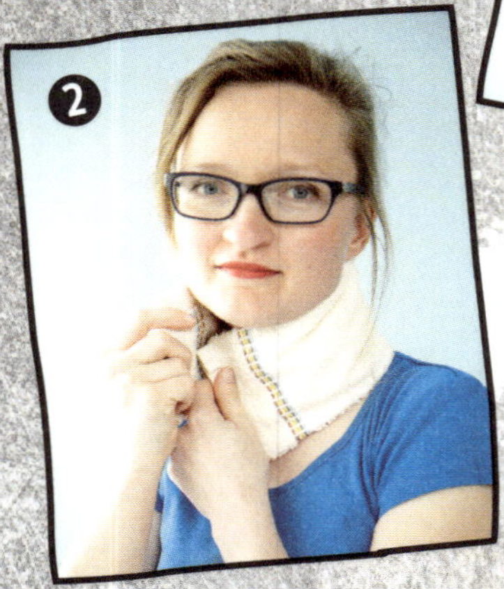

2 Darüber kommt ein kleines trockenes Handtuch

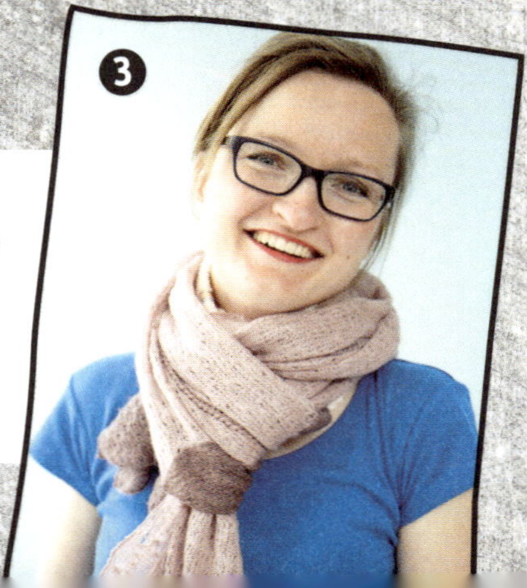

3 Zum Abschluss bindest du einen wärmenden Schal darüber. Behalte die Schichten so lange um deinen Hals, bis das untere Tuch durchgewärmt ist – aber nur so lange, wie es für dich angenehm ist.

Geladen? 222

Immer Ärger mit statischer Aufladung? Wenn dir der Rock an den Beinen „klebt", dir beim Ausziehen die Haare zu Berge stehen oder du häufig eine „gewischt" kriegst, kannst du folgenden Trick versuchen: Befestige an deiner Kleidung eine Sicherheitsnadel. Das kann ganz unsichtbar auf der Innenseite deines Pullis in einer Seitennaht oder im Saum geschehen. Die Nadel aus Metall leitet die aufgebaute Elektrizität ab.

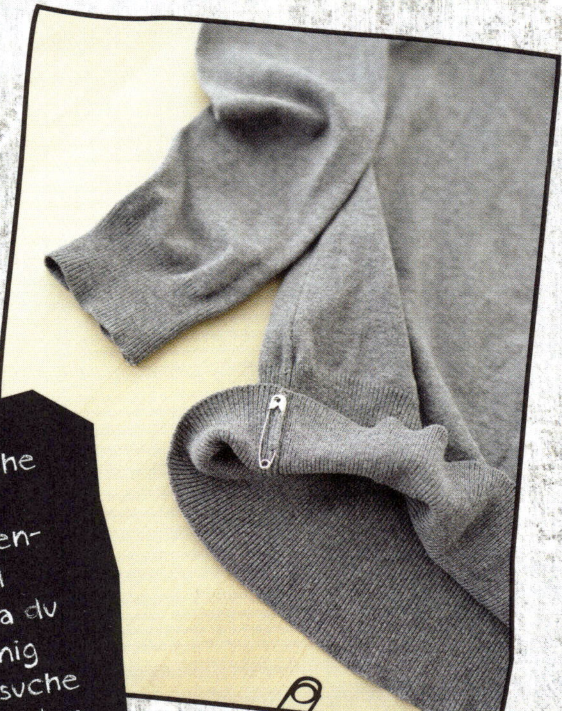

Oft entsteht statische Aufladung durch ein ungünstiges Zusammenspiel von Boden- und Schuhmaterialien. Da du am Boden meist wenig ändern kannst, versuche Schuhe mit Gummisohlen zu vermeiden, Ledersohlen sind besser.

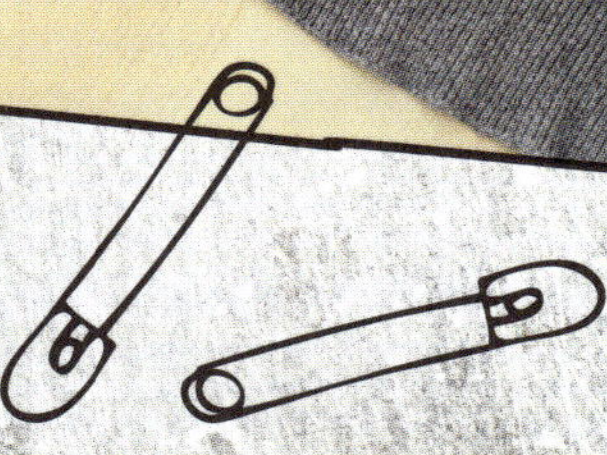

Notizen

Aha!

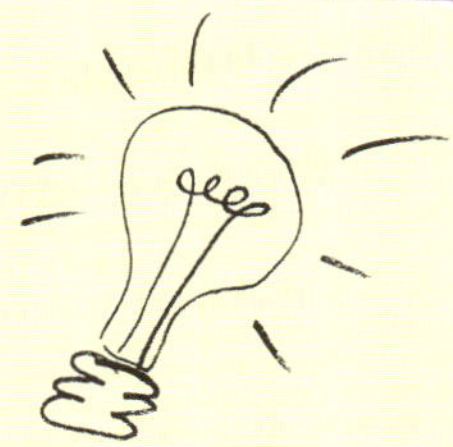

Für unsere Schönheit können wir auch fernab von Masken, Concealer und Haarkur viel tun – durch das, was wir essen! Es steht ja immer dieser berühmte Spruch im Raum: „fünf Portionen Obst und Gemüse am Tag". Aber wie viel sind fünf Portionen? Ganz einfach: fünf Hände voll! Da der menschliche Körper trotz seiner individuellen Unterschiede immer ähnliche Proportionen aufweist, ist das ein guter Rat. Deine Hände passen von der Größe her zu deinem Körper und damit zu deinem Bedarf.

Bei den fünf Portionen sollte das Gemüse gegenüber dem Obst überwiegen, da Obst auch eine Menge Fruchtzucker enthält. Und schau, dass du so viele Farben wie möglich integrierst. Richtig gehört, Farben! Die verschiedenen Obst- und Gemüsefarben werden häufig durch unterschiedliche Inhaltsstoffe mit gesundheitlicher Bedeutung hervorgerufen. Fünf Äpfel erfüllen zwar das Kriterium der „fünf Portionen", besser sind jedoch eine gelbe Banane, grüner Brokkoli, Rote Bete, violettroter Radicchio und ja, sehr gerne auch der Apfel! Also je bunter dein Speiseplan, desto vielseitiger deine Versorgung mit gesunden Stoffen. Is(s)t das nicht schön?

REGISTER

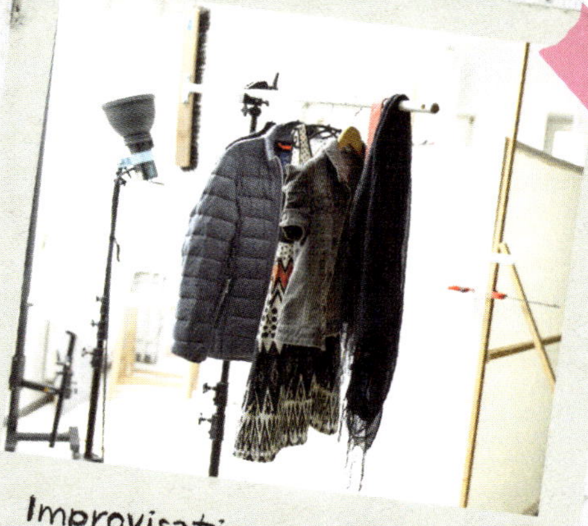

Improvisation ist alles!

REGISTER

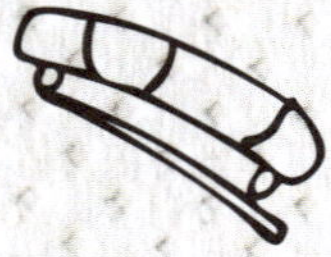

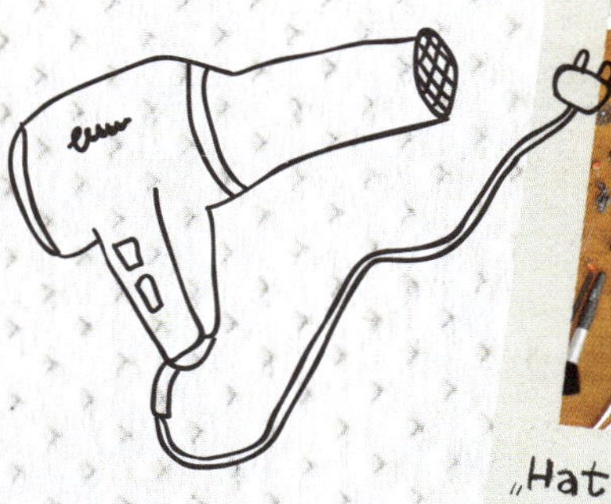

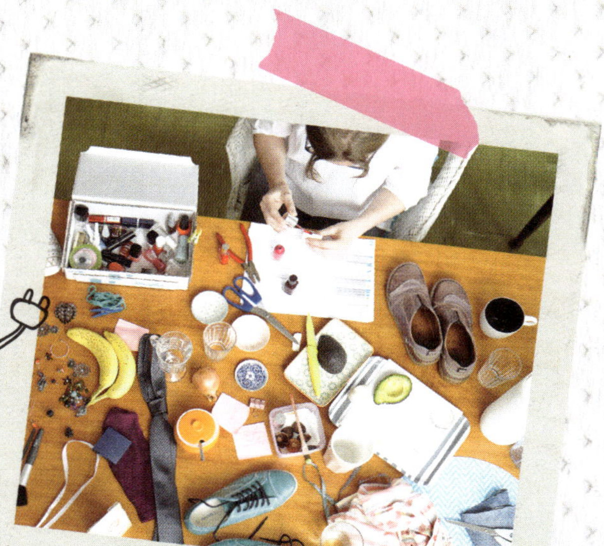

„Hat mal jemand eine Haarklammer?" – „Liegt auf dem Tisch!" – „Grrmpf."

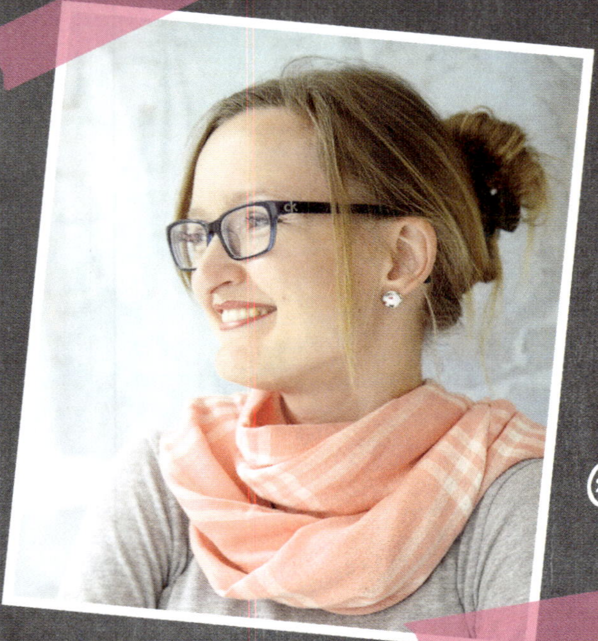

Die Autorin

Für Antje Krause müssen Beauty und Fashion Spaß machen und in den Alltag passen und es sollte nicht viel kosten. Am liebsten experimentiert sie mit DIY-Schönheitsprodukten aus der Küche. Besonders ihre nach eigenen Aussagen „schnittlauchdünnen" Haare profitieren immer wieder von der selbst gemachten Leinsamenspülung.

Und Gesichtsmasken, bei denen man zum Schluss die Schüssel ausschlecken kann, sind sowieso der Renner. Muss man immer für jede Situation ein eigenes Produkt kaufen? Nein, sagt Antje, man kann auch mal querdenken! Das hat sie längst in ihrem erfolgreichen Vorgängerbuch „Trick 17 Garten & Balkon" bewiesen.

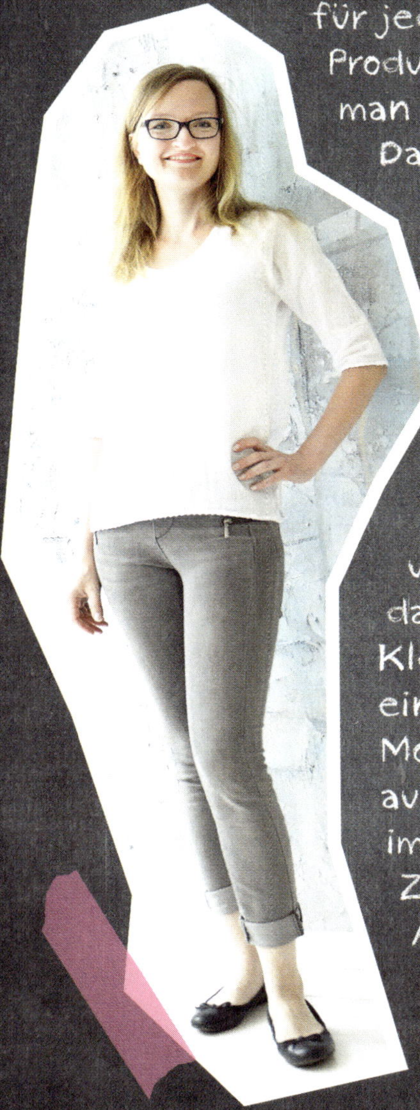

Antje – von Beruf Kreativbuchautorin und -lektorin – schneidert und strickt in ihrer Freizeit, und auch hier hackt sie, was das Zeug hält. Mit aufgemotzten Kleidungsstücken wird der Alltag einfach bunter! Ihr Beauty- und Modemotto: „Ich will das Beste aus mir rausholen und dabei immer noch ich bleiben. Kein Zuspachteln, kein Verkleiden! Aber ein bisschen optimieren geht immer."

Buchempfehlungen für dich

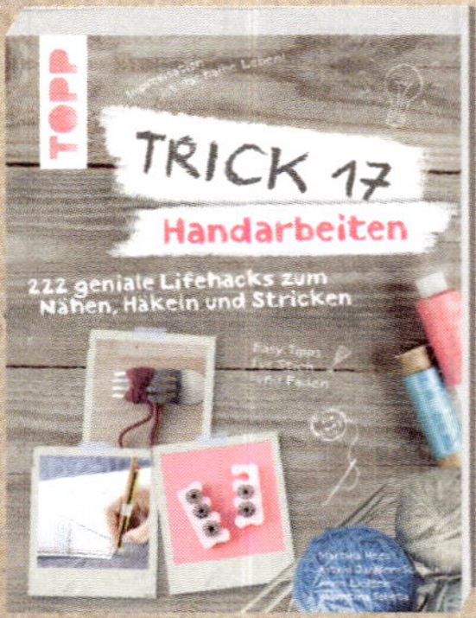

TOPP 6455
ISBN 978-3-7724-6455-3

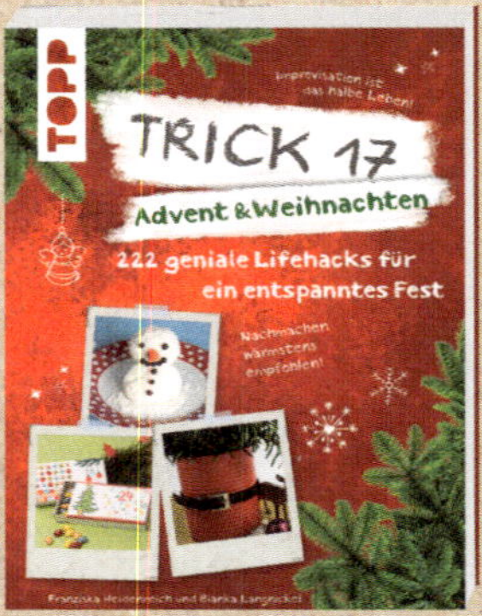

TOPP 7693
ISBN 978-3-7724-7693-8

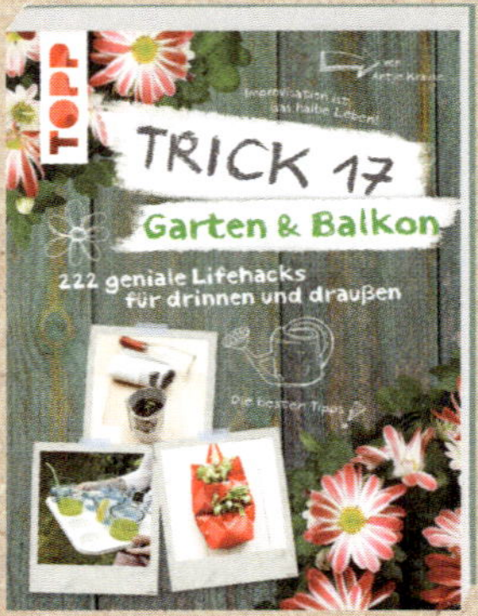

TOPP 7623
ISBN 978-3-7724-7623-5

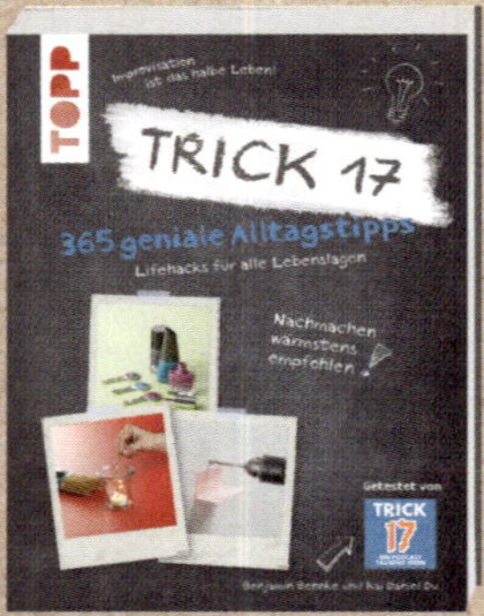

TOPP 7514
ISBN 978-3-7724-7514-6

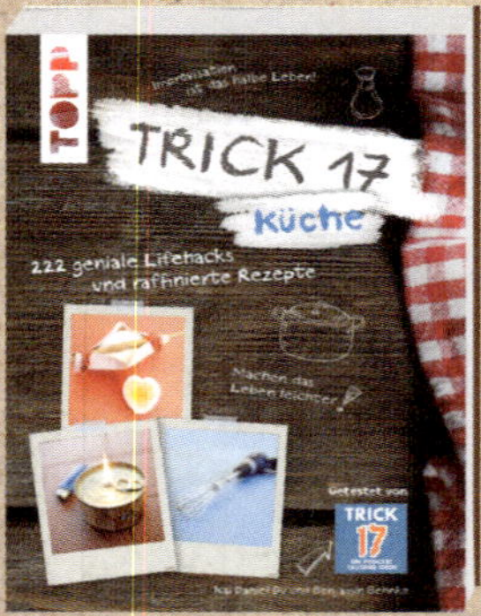

TOPP 7468
ISBN 978-3-7724-7468-2

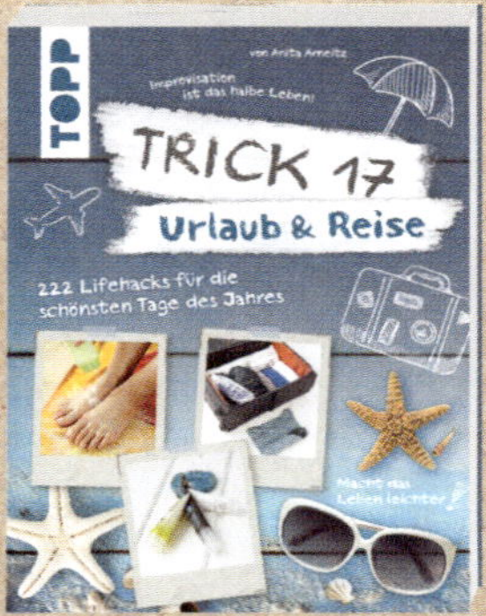

TOPP 7745
ISBN 978-3-7724-7745-4

Mehr zum Thema Lifehacks findest du auf www.trick17-dasbuch.de!

Kreativ-Bücher finden Sie auf www.TOPP-kreativ.de